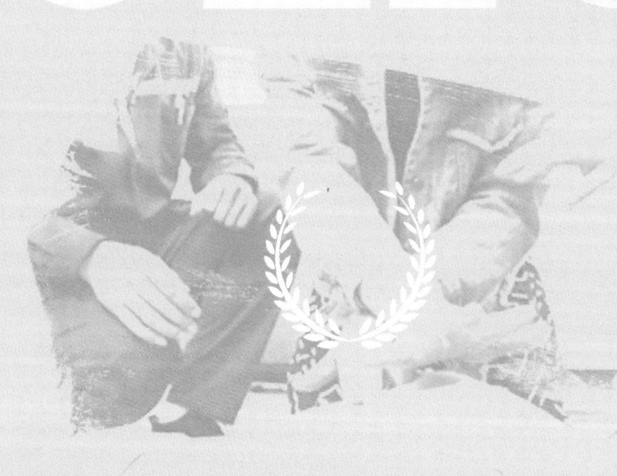

公安理论与实务丛书

警务急救理论与实务

舒玲华 李葭 编著

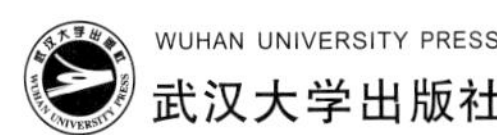

WUHAN UNIVERSITY PRESS
武汉大学出版社

图书在版编目(CIP)数据

警务急救理论与实务/舒玲华,李葭编著.—武汉:武汉大学出版社,2019.12(2024.10 重印)
公安理论与实务丛书
ISBN 978-7-307-21372-2

Ⅰ.警… Ⅱ.①舒… ②李… Ⅲ.警察—急救—基本知识 Ⅳ.R459.7

中国版本图书馆 CIP 数据核字(2019)第 290764 号

责任编辑:胡　荣　　　责任校对:汪欣怡　　　版式设计:马　佳

出版发行:**武汉大学出版社**　(430072　武昌　珞珈山)
(电子邮箱:cbs22@whu.edu.cn　网址:www.wdp.com.cn)
印刷:湖北云景数字印刷有限公司
开本:720×1000　1/16　印张:15.75　字数:283 千字　插页:1
版次:2019 年 12 月第 1 版　2024 年 10 月第 3 次印刷
ISBN 978-7-307-21372-2　定价:49.00 元

前　　言

随着经济的飞速发展和社会节奏的不断加快，各类创伤的发生率和损害程度也日益提高，创伤已经成为高频度、高危害的现代文明疾病之一，对人类的健康、生命以及社会稳定都构成了极大的威胁。因此，如何认识、控制各类创伤，最大限度地降低和减少它的危害不仅是每个个体必须重视的个人保护问题，也是整个社会必须认真对待的公共安全问题。

在创伤防控体系架构中，围绕创伤急救产生的基本理论和应用技术是不可或缺的重要内容。其一，对于个人而言，创伤急救，特别是现场几种简单的急救技术，如止血、包扎、固定、通气、心肺复苏和及时转运等，不仅可以有效维持伤员的生命，而且可防止继发性损伤的发生，并为院内救治提供良好基础，从而大大提高伤员存活率。这就需要在科学的理论指导下，建立一套行之有效的院前急救体系、制度和运营模式，提高院前急救成功率。其二，对于社会而言，在我国现行的社会公共安全体系中，创伤急救是社会救护系统特别是公安民警的一项基本的社会服务项目。在我国 110 服务机制中，警察常常是各类创伤发生后最早达到现场的人员之一，除了常规的调查取证、维持秩序、疏导交通外，急救伤员（包括一般群众、受到违法犯罪侵害的人，实施违法犯罪的侵害者以及警察伙伴等）也是其重要的工作内容。因此，在警务实践中，各类创伤伤员的现场急救和急症人员的处理常常会不可避免地成为警察必须面对的问题，警察必须掌握基本的和必要的现场急救理论与相关技术。其三，警察在警务活动过程中的现场自我急救也是我国院前急救体系中不可或缺的重要环节。当前社会治安形势依然严峻，警察在执行公务中受伤的几率和严重程度还是处在相对较高水平，为了更好地保护公民的人身财产安全，更有效地保存警察的战斗力，切实保障警察的合法权益，警察必须掌握基本的和必要的自救理论与现场急救技术。

本书以警察急救为切入点，在探讨我国院前急救体系建设和改革的基础上，针对警察自身知识结构和警务活动的特点，重点介绍了常用的院前急救基本技能和各种创伤场景及日常生活意外的现场急救方法，语言通俗易懂，具有很强的操作性，可作为警察急救技能培训的教材和公众急救、互救的参考书与技术指南。

目　录

第一章　警务急救概述

第一节　警务急救概念

一、创伤

（一）创伤概念及类型

创伤包括广义和狭义两种理解。广义的创伤是指由于各种因素作用于人体，导致人体解剖结构遭到破坏和（或）发生生理功能障碍。致伤因素多种多样，根据性质不同，可分为机械性因素、物理性因素、化学性因素、生物学性因素和精神因素，相应的创伤也称为机械性创伤、物理性创伤、化学性创伤、生物性创伤和精神创伤。本书所讨论的创伤指的是广义的创伤。

狭义的创伤即机械性创伤，实践中常直接称之为机械性损伤或简单称为创伤，是指致伤物以机械运动方式作用于人体造成人体解剖学结构遭到破坏和（或）生理功能障碍。

机械性创伤是现场急救中最常见的一类创伤，可见于任何场合，如工伤事故、日常生活意外、自然灾害、交通肇事或其他治安灾害事故、犯罪情景及战争中。致伤物可为钝器、锐器或火器，常引起伤者明显的解剖结构改变和功能障碍，因致伤物、作用方式和人体受伤部位的不同，损伤形态不一样，损伤程度也轻重不一，后果也不相同。机械性创伤多因治安案件、刑事案件或治安灾害事故引起，也多见于日常生活意外场景，因此机械性创伤是警务急救的最主要对象。

物理性创伤，是指因温度、电流、异常气压、辐射等物理性因素作用于人体导致的创伤。常见的物理性创伤包括高温引起的烧伤、烫伤；低温引起的冻伤；电流引起的电击伤和雷击死；还有其他因异常气压、辐射引起的物理性创伤。这类创伤多因意外所致，伤者有明显的结构破坏，如高低温和电流作用引起创伤者体表有明显物理因素作用的痕迹；部分物理性创伤如异常气压和辐射引起者，伤者解剖结构破坏不明显，主要表现为生理功能障碍，实践中需要结合现场环境和伤者表现进行综合分析与诊断，并尽快采取相应的急救措施。

化学性创伤，是指化学性因素，包括药物、毒物和其他化学试剂等作用于人体导致的创伤。这类创伤只有少数可以观察到明显的结构破坏，如强酸、强碱等腐蚀性化学物质作用于人体可导致接触部位出现明显的结构破坏即化学烧伤，多数化学性创伤者体表无明显结构破坏表现，而主要表现为各种生理功能障碍，需要结合接触史、现场环境、遗留物和伤者全身表现进行综合判断。

生物性创伤是指生物学因素作用于人体引起的创伤，包括有毒的动植物、病原微生物作用于人体引起的结构破坏和功能障碍等，如临床各种感染性疾病、部分食物中毒和各种毒虫咬伤、蛰伤等。

精神创伤是指强烈的精神因素作用于人体导致的以各种精神症状为突出临床表现的大脑功能障碍。现场急救中这类伤者可伴有一定程度的机械性、物理性损伤。

（二）机械性创伤的分类

机械性创伤的分类方法很多，从不同角度可以将机械性创伤分为很多种类型。实践中常见分类方法有：

1. 按受伤部位划分

根据创伤发生的部位不同，机械性创伤可分为头面部创伤、颈部创伤、躯干部（胸部、腹部）创伤和四肢创伤。

2. 按损伤程度划分

由于暴力性质、力量大小、作用方式及人体受伤部位的不同，创伤程度也不一样，根据创伤程度可将机械性创伤分为轻、重、危重伤。

轻伤主要指以体表软组织损伤为主，无生命危险，多数不需要手术治疗的损伤。如擦伤、皮内皮下出血、小的皮下血肿、表浅的划伤和小创口等。

重伤是指伤者需要手术治疗但目前生命未受到明显威胁的损伤，如胸腹部贯通性损伤但目前没有明显的呼吸障碍和休克表现。

危重伤是指伤者需要马上进行手术处理的损伤，如活动性大出血、严重的通气障碍、颅脑损伤导致的颅内压升高和各种原因导致的休克等。

3. 按体表有无伤口划分

根据体表是否完整，可将机械性创伤分为开放性创伤和闭合性创伤。

开放性损伤多由于锐器、枪弹和爆炸物所致，体表结构破坏明显，有不同形态的创口，伴外出血。闭合性损伤者的损伤部位体表结构破坏不明显或仅达到表皮层，没有创口和外出血，仅可见表皮损伤，但伤者可能伴有深层组织的结构破坏和功能障碍，如皮内皮下出血、血肿、肌肉挫伤、闭合性骨折、血管损伤、神经损伤和内脏破裂等。

4. 按致伤物种类不同划分

机械性损伤根据致伤物种类不同可分为钝器伤、锐器伤和火器伤。

钝器伤是指没有刃口和尖端的致伤物，如手足、棍棒、砖石、斧背锤面、地面、交通工具等作用于人体引起的损伤，多数形成闭合性损伤。锐器伤是指具有刃口或尖端的致伤物作用于人体引起的损伤，主要表现为开放性损伤，根据作用方式的不同可以进一步划分为切割、砍击、刺入和绞剪伤。火器伤主要指能发火的武器，如枪弹、爆炸物作用于人体引起的损伤，常引起人体出现严重的结构破坏与生理功能障碍，以开放性损伤为主，损伤程度多较严重。

5. 按脏器组织损伤多少划分

根据损伤累及的组织脏器的多少，机械性损伤可分为单个伤、多发伤及复合伤。

单个伤是指只涉及单个系统组织或脏器的创伤；多发伤为涉及两个系统以上的组织或器官的严重创伤；复合伤为两种或两种以上原因引起的创伤，如爆炸案中现场伤者的损伤原因既有机械性暴力所致，还可能由烧伤、中毒等因素引起。

现代机械性创伤多为多发伤与复合伤，特别是大型灾害事故中所受创伤，伤情严重而复杂，不及时采取有效救治措施，伤员死亡率和伤残率都高，因此必须重视现场急救，提高救治成功率。

二、急救

（一）急救概念

急救也有广义和狭义两种理解。广义急救是指针对所有伤员、病员采取的紧急医疗措施，旨在抢救生命、改善病况和预防并发症。急救是急诊医学的主要内容，包括院前急救、院内急诊和重症监护三个阶段，主要针对不可预测的急危重症病人、创伤伤员进行初步评估判断、急诊处理和治疗以及精神心理救助。狭义的急救是针对狭义创伤而言，主要指对机械性损伤伤者施行的紧急救护措施。本书探讨的急救主要指广义的急救，即施救的对象包括各种创伤引起的急危重症者，但限于篇幅和本书适用对象的选择，本书涉及的急救是指广义急救体系中的第一部分，即院前急救，而且是院前急救体系中最基础性的现场自救与互救。

（二）急救的意义

近年来，创伤发生率不断增高，因创伤而死亡的人数也逐年上升。从地理环境上看，我国地处自然灾害高发区，加上人们对生态环境的破坏，导致各种自然灾害频繁发生；同时，随着社会经济的发展，工业化、城市化进程加快，农业机械化程度提高，交通运输业迅猛发展，人口基数不断增加，人们生活节奏逐渐加快；随着人民群众生活水平的提高，人们相互交往愈加频繁，人们在运动方面的兴趣日益增强；以及暴力犯罪在一定时期内不断增长等因素的影响，不仅使得创伤（包括自然灾害、意外事故、突发事件包括恶性案件）的发生率不断增加，而且常常造成十分严重的物质财产毁损和重大人员伤亡，因此，创伤正日益成为危害公众健康的一大公害。创伤是 45 岁以下人群死亡的第一位原因。据相关文献报道，每年全球因创伤致死达 100 余万人，致伤达千万人以上；每年我国单纯因交通事故死亡人数就有 10 余万人，伤数百万人。由于医学的飞速发展，抗感染药物不断问世，感染性疾病已不再是导致人类死亡的第一因素。在发达国家和地区，创伤已经成为威胁人类生命的首要因素，如何减少创伤发生以及提高对创伤伤者救治成功率是各国亟待解决的问题。

大量的创伤急救实践证明，创伤发生后，从生存时间上看，严重创伤伤员死亡有一定规律性，多数伤员死亡在三个高峰期内：其一为受伤后几分钟内，多因严重脑、脑干、高位脊髓、心、主动脉及其他大血管损伤等致命伤而死在现场或运送途中；其二为伤后数分钟至数小时内，其中创伤后第一小时为“黄金一小时”，主要因颅内血肿、血气胸、肝脾破裂、股骨骨折及引起的大出血与多发伤等重伤因救治不及时或不当致死；其三为伤后数天至数周，多在创伤后期因感染与多脏器功能衰竭致死。

从上述三个死亡高峰可见，伤后尽快开始处理伤员对伤员存活至关重要。尤其是重大交通事故、治安灾害事故、塌方、地震等灾害及战争条件下，常有成批伤员产生，这就需要有一个机动而有效的创伤急救系统，才能提高创伤的救治成功率即挽救生命并提高伤员日后生活质量。

三、警务急救

警务急救是指警务人员在创伤现场及转送医院途中对创伤伤者进行的紧急

救护。警务急救为院前急救的一部分，旨在抢救生命、现场排险，避免继发性损伤，为专业急救创造条件。从业务范围及救护技能上讲，警务急救也是一种非专业急救，主要是公安干警在出警、处警等警务活动中对创伤伤员进行必要的现场救护活动和在大型灾害、事故急救中配合医护急救人员进行辅助性救护工作。从急救进程上看，警务急救属于预急救，是在专业医护人员接诊之前对创伤伤员进行的最基本的必需的救护工作，其目的和任务是为后续的医疗专业急救赢得时间和创造条件，从而提高院前急救的成功率。

第二节　警务急救的主要内容和意义

一、警务急救的主要内容

由于警务活动范围的广泛性和公安机关职能的特殊性，警务急救的对象是警务活动中所有创伤伤员，包括受伤群众、民警以及犯罪嫌疑人，特殊情况下还包括某些危、重、急病员。在不同创伤场景或针对不同急救对象时，警务急救的任务和要求与医疗专业急救有很多不同。无论何种场合面对何种伤病员，医疗专业急救工作的展开主要是针对生存的伤病员而言，一旦伤病员急救无效死亡，或尚未从险境如火场、废墟下、水中等脱离，医疗急救活动便停止；而警务急救则不同，除了针对生存的伤病员外，还涉及现场排险救险，即排除现场危险隐患，并在其他专业人员帮助下把伤病员从危险环境中救出，同时还经常涉及因外伤或疾病死亡人员的处置工作。因此警务急救工作涉及面远比医疗急救要宽而杂。除了人外，与人身安全有关的很多物品（易燃易爆、有毒物品）以及事件（如终止犯罪行为、打捞落水者、灭火排爆等），都是其现场急救的内容。从这个意义上看，警务急救是全局性的，医疗专业急救是局部性的。但从抢救生命的进程和效果看，由于现场客观条件和警务急救人员急救知识的限制性，警务只能是预急救和辅助性急救，只是在现场无专业医疗急救人员或现场专业急救人员人手紧张时进行某些急救活动，目的是为后续医疗急救创造条件。警务急救的内容和任务具体包括：

（一）机械性暴力造成的创伤

机械性暴力造成的创伤多因治安案件或刑事案件引起，是警务急救的主要内容。这类场景中警务急救主要任务是抢救生命，防止继发性损伤，将伤者进行初步处理后转送医院，在抢救伤员的同时进行案件查破工作。

（二）自然灾害

我国地处自然灾害高发区，由于人口密集以及自然灾害本身的强大破坏性，除了导致巨大物质财富毁损外，还常常造成大量人员伤亡。此时的急救工作除针对创伤伤员外，常涉及人员的疏散、撤离、对遇难者解救等救援工作。

（三）治安灾害事故

查处治安灾害事故是公安机关的经常性工作，交通肇事、燃烧、爆炸等灾害事故常造成大量人员伤亡。此时，现场急救工作应放在首位，包括排险、解救被困者，与医疗急救人员对创伤者进行止血、包扎、通气、固定、心肺复苏等急救措施后在医疗监护下把伤员转送医疗单位。在保障伤员及时得到有效救治前提下做好现场勘验、调查取证等工作，尽快查清事故原因。

（四）中毒急救

中毒多因意外事故引起，也可见于自杀、他杀案件中。中毒者多少不一，中毒程度也不尽相同。无论是中毒案件或意外中毒事件，现场警务急救除了抢救中毒者外，还必须收集现场可疑物品等，进行鉴定，查清毒物种类、中毒原因。

（五）日常生活中意外伤害、急症

日常生活中意外伤害及急症发作较常见，可见于工作、运动中或居家、旅行游玩中，如高坠、电击、溺水、中暑、毒虫咬伤、呼吸道异物、癫痫发作、昏迷、休克等，伤情、病情相对而言大多简单，但严重程度不一，严重者也可因救治不及时或无效而死亡。由于大多不涉及法律问题，警务活动中偶有涉及，这类场景中警务急救的任务与医疗急救相同，即主要是抢救生命，有自杀、他杀嫌疑者应注意同时进行现场勘查和调查取证。

二、警务急救的意义

（一）警务急救能最大限度地保障公安干警生命安全

面对暴力犯罪事件数量增多及恶性程度增强，公安干警在执行公务中受到伤害以及导致死亡、伤残时有发生。如何在严峻的斗争环境中，既有效打击违法犯罪分子，又保障警员生命安全，是各级公安机关必须解决的重要课题。事实上，除极少数干警因绝对致命伤无力救治外，多数干警在现场所受损伤虽然严重但并不复杂，很多为单个损伤，如锐器刺伤、砍伤、枪弹射击伤、钝器打击伤等，死亡原因多为失血性休克、血气胸、颅脑损伤，几种最基本的现场急救技术就能为后续院内手术救治创造良好条件，从而大大降低死亡率。所以，除了提高公安干警在警务活动中自身的技术、战术水平外，基本的急救知识也是每个公安干警必备的技能之一，警务急救是警务活动中保存自身战斗力的一种重要手段。

（二）警务急救是110体制下警务工作的新内容

“危难时刻显身手”是对警务工作的高度概括和对人民警察形象的准确刻画。各种突发事件、灾害事故及伤害案件发生后，最先到达现场的常常是警察，除常规性现场排险、终止犯罪嫌疑人的违法犯罪行为、缉拿犯罪嫌疑人以及调查取证等主要业务活动外，急救伤者也是其中心内容，但因多数警察对急救知识了解不多，现场的急救措施仅限于转送医院或再呼叫医疗急救，从而延误了最宝贵的抢救时机，影响急救成功率。特别是大型灾害事故发生后，常常短时间内在同一地点出现大批伤员，常规的医疗急救系统应急能力有限，现场急救中急救力量有限与需急救的伤者众多的矛盾愈加突出，此时，警察除了维持现场秩序，保障生命通道畅通外，必须主动承担预急救责任，并在必要与可能的情形下分担相应的辅助性急救任务，如检伤分类、伤员有序分流、转运等活动，保证急救效率。

110报警服务体制的运行，不仅对公安机关办案效率提出了新的要求，而且对公安干警自身业务素质提出了新的挑战。“有困难，找警察”的庄严承诺在重新赢得了人们对公安机关的高度信任和对公安工作大力支持的同时，也使得警察工作的范围日益扩大，很多110报警求助多因日常生活中意外伤害甚至急病、重病突发需要急救引起，这固然反映了我国急救系统本身不够健全的现状，但公安机关在“有警必接，有难必帮，有灾必救，有求必应”的压力下只能仓促上阵，因急救知识的缺乏，常常只能充当“二传手”的尴尬角色，而且可能会使伤病员丧失急救时机，降低急救成功率。所以，警务急救是新形势下公安机关更好地为民服务的重要手段。当前，很多公安机关提出了一线干警必须经过急救培训取得初级急救员合格证的要求，正是对此认识的认可和回应。

（三）警务急救有利于案件及时查破

查破案件是公安机关的专职工作和主要业务活动。案发时以及案件侦破过程中常常会遇到伤亡情况（包括群众、警员以及犯罪嫌疑人的伤亡）的出现，为了及时查清案情，缉拿犯罪嫌疑人，接警干警必须尽快到达现场。此时，现场急救伤员与调查取证、追缉、堵截活动均不可偏废。在人力有限的情况下，必须先保证伤员能够得到及时而妥当的救护，不可因现场其他缉查活动置伤员特别是危重伤员于不顾，造成不必要的死亡。首先，公安工作的出发点和归宿都是保护人民生命财产安全，若因缉查需要放弃伤员的人身安全维护，则有悖公安工作的初衷；其次，从查破案件角度看，伤员往往能够最直接地了解相关的案件事实，如案发经过、犯罪嫌疑人身份或特征等重要线索，特别是随时可能死亡的危重伤员，其可能是了解犯罪嫌疑人情况的唯一人员，一旦死亡，很多案情信息便无法获取，导致案件侦破难度加大。另外，即便受伤者是犯罪嫌疑人，在不严重影响缉查进程时也应给予必要救护，这不仅是人道精神的要求，也是查破案件、扩大战果的需要。所以警务急救与查破案件并不矛盾，一般而言，警务急救与案件侦破过程是并行不悖的。

（四）警务急救是我国院前急救系统的重要组成部分

院前急救水平直接反映着一个国家或地区的经济发展水平和文明程度，直接影响着政府形象和投资环境。由于历史的原因，我国目前的急救系统弊端较多，亟待完善，院前急救水平有待大幅度提高。特别是当前社会节奏的加快和经济全球化背景下，各种经济活动逐步与国际接轨的同时，警务活动和急救特别是院前急救活动也必须适应新形势发展的要求，因此探索适应我国当前形势的急救系统也是摆在国家和主管部门的一个课题。目前，各地在探索警务活动以及急救系统的改革活动中积累了很多成功经验，其中达成共识的举措就是急救活动中警察的参与，如 110、120、119、122 联动模式以及大型灾害事故中陆、海、空立体救护模式等，不仅使急救水平和急救效率达到明显提高，而且收到了很好的社会效益。我们相信在不久的将来，必定会有一个法律严格规范的、成熟完善的急救系统。

第三节　我国院前急救系统现状及其改革

一、急救系统概念

急救系统是急救活动中急救主体、对象、目标、程序、技术和方法等多种要素通过院前急救、院内急诊和重症监护三个环节整合而成的急救诊治体系。按急救地点及主要任务的不同，急救系统包括院前急救、院内急诊和重症监护三部分。其中院前急救系统是指在创伤发生的现场以及转送医院途中对伤者进行的紧急救护，是抢救成功与否的第一步，也是关键的一步，其目的是抢救生命，避免继发性损伤，防止伤口污染，减少痛苦，创造运送条件，尽快将伤员搬运到邻近的医疗机构，从而为下一步的院内救治创造良好条件。院前急救系统建设与管理科学与否，直接关系到创伤伤员的救治成功率。院前急救服务体系是否完善和先进，也是衡量一个城市乃至一个国家的社会安全保障、应急救援反应能力、急救医学水平和文明程度的重要标志。

二、我国院前急救系统发展现状

由于各国历史条件和经济发展的不同，院前急救系统模式和水平也不一样。目前我国院前急救水平和发达国家相比还有一定差距，国内各个地区院前急救系统的发展也不平衡，但即便在院前急救发展较快较好的东部地区，院前急救医疗服务还没有统一的医疗规范和服务标准，也缺乏急救人员和技术的准入标准。但随着我国急救医学的快速发展，院前急救日益受到社会的广泛关注并呈现良好的发展态势，包括院前急救专业人员的配置和培训、公民自救互救意识和知识的培养、急救网络建设和管理等都取得了很大的进步。

（一）“120”急救系统

“120”急救系统是随着我国急救医学的发展而逐渐建立起来的，是目前我国急救医疗体系中分布最广、占主导地位的一个急救系统。目前我国各地都建立了不同模式的院前急救机构，行政上基本都属于当地的卫生行政部门管辖，其任务和功能也大致相同。院前急救机构统一使用急救电话“120”，急救中心与下属分站设专线，与医疗机构也设置有专用通信。各大、中城市的救护车内均装备无线对讲机，其覆盖半径与服务区域相一致，各城市实行统一受理、就近派车、按需送院的原则。不少城市车内还配备卫星定位系统（GPS），其车载台可接收短信息，使急救信息传递和指令调度更便捷、清晰。院前急救的经费来源主要依靠各级政府的拨款，同时向病人收取低于成本的救护车费和急救医疗费等，综合其他业务收入，使之成为急救中心日常运作经费的补充；部分地区享受医疗保险的病人，医疗相关费用可由医疗保险部门按比例给付。

按运营模式不同，急救中心分为单纯院前型、单纯调度指挥型、院前院内完善型、依附医院型和联合型。政府拨款是单纯院前型和单纯调度指挥型急救中心主要的经济来源，它直接影响到急救中心的生存情况、正常运作与发展进程，如：急救人员队伍的稳定、发展与提高；急救医疗、通信和车辆设备等的配置以及急救中心的基本建设和业务发展等。院前院内完善型和依附医院型急救中心经济情况相对较好，在急救人员的稳定与发展、提高和急救业务发展等方面具有较大的优势和潜力。联合型的优势是急救中心日常营运成本低，资源共享优势突出（尤其是政府投入部分），包括通信设备、车辆维护管理、人力资源、基本场所（场地）等都可最大程度地实现资源共享，不足方面为医疗能力和急救医学服务质量以及稳定的高级人才方面相当有限，专业化技术服务及发展较弱，因而针对危重病人或高要求的服务能力受限。

（二）“999”红十字紧急救助系统

除了隶属于卫生行政部门的“120”急救系统外，我国还有隶属于红十字会的“999”急救系统。“999”是原邮电部批准中国红十字总会用于“救护救灾救助”的谐音专用号码。“999”紧急救援中心是中国红十字会通过社会单位支持、贷款和自筹资金建立的一个急救系统，自2001年5月18日在北京试行以来，目前已经扩展到全国多个大、中城市，它是对“120”急救系统的补充，大大缩短了急救半径，使我国院前救援网络更趋完善，同时以优质高效的服务与“120”竞争急救市场，有力地促进了我国院前急救医疗服务质量的提高。如北京“999”急救系统的急救中心从接到“999”呼叫电话到发出派车单，仅需用1分钟左右时间。车上还全部装上了GPS卫星定位系统和无线通信系统，不仅大大缩短了到达现场的时间，而且信息传递准确快捷，医生可根据急救车内的终端设备，直接从主控室获取症状判断、紧急救治等各种信息支持，准确与及时地进行现场急救，从而提高急救效率。

“999”紧急救助系统除提供院前急救服务外，还在商场、超市、银行、物业、高等院校等16个行业放置“999”免费急救箱，提供急救设施（包括一副折叠式担架和一个包括速效救心丸等药品的急救包），并在上述单位对“急救志愿者”进行免费急救培训，对提高群众的自救、互救能力起到了重要作用。

（三）“122”交通事故急救系统

“122”交通事故急救系统是专门针对交通事故造成的创伤伤者进行院前急救的一个急救系统，该急救系统属于联动型，现场急救的主体除了急救人员外，还包括警察。

三、我国院前急救体系的改革与完善

目前我国急救体系中多个急救系统、多种急救模式并存的格局，既是历史的产物，也是阶段性的现象。但现有的急救体系弊端众多，不仅浪费卫生资源，而且影响院前急救效率。因此，必须从我国实际国情出发，本着效率优先的原则，在现有基础上对当前急救体系中诸多因素和环节进行改革。重点应做好以下工作：

（一）急救系统和急救模式的统一化

目前我国院前急救体系多系统多模式并存的现象，从表面上看，因多系统交叉分布，缩小了急救半径，有利于缩短到达创伤现场的时间，理论上可以提高急救效率。但因各急救站点分属不同系统，不可能统筹指挥，各自系统中急救半径并无绝对缩小，这种重复建设对有限的卫生资源来说无异于浪费；另外，这种外部竞争方式常导致各系统为了各自利益恶性竞争，造成各自为政的混乱局面，不仅难以提高急救效率，而且妨碍了急救事业的健康发展。所以，必须吸取国际经验，把目前分散的急救系统并入一个体系，既可最大限度利用现有的人力、财力、物力，又便于院前急救中统筹指挥，从而保障急救效率。

就急救组织模式而言，目前我国院前急救中几种急救组织模式各具特色，各有利弊。而对提高急救效益而言，最佳的急救模式就是以最低的成本、在最短时间内取得最高的救治成功率。从发达国家的经验来看，院前急救普遍采用统一的集中性院前指挥型模式，即急救中心为独立的医疗卫生机构，既有院前急救的指挥调度权，又有人、财、物等资源的调配权，按照地理区域，以派车半径为原则，设分站及站点，与有关医院紧密配合，形成院外由急救中心负责，院内由医院负责的急救网络。急救中心接到电话、电台报警救助信息后，创伤中心值班的急救调度员立即通知离现场最近的急救站派急救车（飞机）前往现场，同时指导现场首援急救人员（群众、警务人员）进行自救、互救，急救车（飞机）到达现场后快速估计伤员伤情，向指挥中心汇报现场情况并对伤病员进行现场急救，指挥中心根据伤病情需要、现场地理环境条件决定转送医院，并及时通知医院做好接诊准备，现场医疗救护完毕后由现场急救人员根据指挥中心指示将伤病员直接送至已做好急救准备的医院急诊室。

（二）急救网络的普及化

急救网络是指急救中心及各分站、救护车（船、飞机）及各级医院形成的网络系统。目前大中城市虽然都建立了不同规模的120急救网络，但覆盖面积过窄，急救半径过大，表现为急救分站及救护车数量少，分布不合理，应急能力不能适应社会发展需要和人们对急救服务的需求。按卫生部规定，凡成立120急救中心的城市，每5万人必须配备一辆救护车，省会城市至少配备20辆以上。随着城市化进程的加快，现在的省会城市常住人口达千万，几十辆救护车已远远不能满足院前急救的需要。在急救系统及其网络建设过程中，其规模大小必须以各省市人口（包括固定人口和平均流动人口）数量及分布、地理环境、交通条件等作依据。

急救信息网络是急救网络的重要组成部分。院前急救活动中，信息的畅通是前提，故建设急救网络必须重点建设好信息网络，既要保证急救指挥中心与现场首援急救人员、医疗急救人员及拟接诊医院的纵向联系，还应保证急救中心与公安、消防、安检、行政主管部门、当地政府、疾病控制中心等相关部门的横向联系，综合发挥各类救援力量，确保院前急救活动有序进行。因此，除了有线电话、无线电话等信息传递方式外，急救医疗中心还应建立GPS卫星定位系统和GIS地理信息系统，并借助电话网络技术、数据库技术及计算机网络技术等先进技术构建本急救系统的电子地图，将城市电话网络系统与城市地理信息系统联系起来，将急救医院与120急救系统管理机构联系起来，从而实现院前急救报警、接警、出警全程电子化，使出警急救人员能以最快速的方式、最短的路径到达现场，对伤病员实施急救措施。

（三）急救设施现代化

完善的急救网络可以保证伤病员能在最短时间内得到医疗救护，但急救设施的完善程度直接关系到院前急救水平和质量。因此，急救设施的现代化也是急救系统的建设和改革中的重要内容。我国目前急救网络中除急救车数量不足，车辆超期服役、质量老化外，救护车上急救设施短缺、落后，防护能力差也是普遍存在的问题。这些不仅限制现场急救措施的展开，延误伤病员救治时间，影响急救效率，对“非典”类烈性传染病人的救护过程中也使驾驶人员和急救人员生命安全受到极大的威胁。因此，急救车更新换代势在必行，每个急救中心应有针对不同伤病员急救的专用急救车，普通急救车内应配备心电监测、心肺复苏、外伤处理、静脉输液等装备，多种药品和敷料，以及灵敏度很高的通信装置。防护型救护车必须增加多道重复密封措施，将驾驶室与医疗舱彻底隔离（包括隔绝车身、车顶发泡层和各种管道内的空气），前后舱之间有观察窗和对讲机，各自分装独立空调，充分保证驾驶员的安全。而且医疗舱内还需配有220V交流电源，以供呼吸机等抢救设备使用。此外还要配置消毒灯、照明灯、药柜、输液吊钩等设备并符合环保要求。

（四）急救人员的专业化

急救人员是院前急救活动中的主体，其急救技术熟练程度和急救经验直接关系着现场急救的成败。目前，由于大多数救护车内急救设施的落后，导致现场急救内容和任务过于简单，仍以传统的止血、包扎、固定、转运四大技术及心肺复苏等首援急救人员（群众、警务人员）可以进行的内容为主。所以，在优化急救网络建设、更新急救设施的同时，必须对现场急救人员的急救技能加强培训，使其专业水平能适应现代院前急救的要求。由于院前急救的伤病员伤病情涉及临床各学科的内容，故作为专业医疗急救人员必须具有丰富的临床经验，熟悉临床多学科常见病症的诊断和快速处理方法，同时必须熟练掌握现场急救中抗休克、复苏、插管、静脉输液、胸腔引流等基本急救技能。

（五）急救知识的全民化

现代院前急救是全社会成员参加的系统工程，急救知识的普及教育也是急救系统重要组成部分。从院前急救的程序来看，首援急救是院前急救的重要环节，创伤或危急重症发生后，伤病员、群众及警务人员等首援急救人员有效的自救、互救，常能为后续医疗专业救护打下良好的基础。所以为了提高院前急救水平，必须通过各种形式宣传急救知识，各单位应该组织由志愿者参加的急救组织，志愿者经过急救培训后承担本单位的首援急救工作，内容以四大技术和心肺复苏、通气等基本急救技能为主。

（六）院前急救管理的规范化

目前除卫生部有几个有关院前急救的文件外，我国尚无专门针对院前急救的法律法规，导致了多个急救系统、多种急救组织模式并存，各行其是、各自为政的混乱局面。在院前急救系统的设立、急救组织模式的统一、现场急救的操作规程、急救质量保证及收费等方面都亟待从法律层次加以规范，使我国的院前急救能在法律监督下健康发展。

第二章　警务急救基本生理知识

第一节　人体解剖结构与生理

一、人体基本结构单位

（一）细胞

细胞是人体和其他生物体形态和功能的基本单位。人体细胞大小不一，人体最大的细胞即卵细胞直径可达 120 微米，而最小的淋巴细胞直径只有 6 微米。细胞形态也各种各样，主要与其功能以及所处环境相适应。如血细胞在流动的血液中呈圆形或球形，能收缩的肌细胞多呈梭形或圆柱形，接受刺激并传导冲动的神经细胞有长的突起。

细胞从外向内可分为三部分：细胞膜、细胞质和细胞核。

1. 细胞膜

细胞膜又称质膜，是原始生命物质向细胞进化所获得的重要形态特征之一，是生命物质外面出现的一层由脂质、蛋白质和糖类等物质组成的膜性结构。其主要功能是细胞和环境之间的屏障，从而保持细胞内物质相对稳定；也是细胞和环境之间进行物质交换、信息传递的门户。

2. 细胞质

细胞质位于细胞膜和细胞核之间，包括基质和包埋在基质中的各种细胞器，是细胞新陈代谢的场所。基质又称胞浆，是一种均质的胶态物质，除水分外，其主要化学物质是各种可溶性的酶，与细胞代谢有直接关系。细胞器是包埋于基质中的许多具有膜性结构的功能单位，包括核蛋白体、内质网、高尔基体、线粒体、溶酶体及微丝、微管、中心粒等结构。细胞器是细胞内基本的结构和功能单位。

3. 细胞核

细胞核一般位于细胞中央，由核膜、核仁、染色质和染色体组成，是遗传信息传递的中枢，可控制细胞内蛋白质合成的数量和质量，从而调节细胞的各种生命活动。

（二）组织

有机体在生长、发育过程中，细胞不断分化而获得各自不同的形态、结构和功能。结构和功能相同、相似或相关的细胞及其周围的细胞间质组合在一起就是组织。根据结构和功能不同，人体内主要有四种基本组织。

1. 上皮组织

上皮组织由密集的上皮细胞和少量的细胞间质组成。上皮细胞形态较规则，排列整齐，并具有极性。根据分布的部位及功能不同，上皮组织可分为被覆上皮和腺上皮。前者覆盖在身体表面或衬贴在有腔器官的腔面，其功能以保护为主。后者构成腺体，具分泌功能。另外上皮组织还具有吸收和排泄功能。

2. 结缔组织

结缔组织由大量的细胞间质和散在其中的细胞组成。结缔组织中细胞种类较多，数量较少，分散而无极性。细胞间质包括基质、纤维和组织液。基质为无定形的胶体样物质，纤维为细丝状，包埋在基质中。

结缔组织分布广泛，形态多样。如纤维性的肌腱、韧带、筋膜；流体状的血液；固体状的软骨和骨等。结缔组织主要对人体起支持、连接、营养与保护等多种功能。

3. 肌肉组织

肌肉组织主要由具有收缩能力的肌细胞组成。人体内肌肉组织根据其结构和功能可分为骨骼肌、心肌和平滑肌三种。

骨骼肌是随意肌，借肌腱附着在骨骼上，其基本组成成分是骨骼肌纤维，其功能是在躯体运动神经支配下产生收缩和舒张，完成各种躯体运动。

心肌分布于心脏，属于不随意肌，受自主神经调节，在无外来刺激的情况下，能自动产生节律性收缩和舒张，从而给血液循环提供动力。

平滑肌呈梭形，分两种类型：其一分布在内脏（胃肠道、输尿管、子宫）和血管上，具有自动节律性兴奋和收缩，促进胃肠蠕动、尿液运输和子宫收缩；其二分布在睫状肌、虹膜和竖毛肌等器官组织上，无自动节律性，细胞活动受神经支配，类似骨骼肌。另外，小血管壁平滑肌具有轻度自动节律性，但其活动主要由神经来控制。

4. 神经组织

神经组织是由神经元（神经细胞）和神经胶质细胞组成。神经元具有接受刺激、传导神经冲动的作用。神经胶质细胞则是在神经组织内对神经元起支持、联系、营养、保护等作用。

神经元包括胞体和突起两部分，突起又分为树突和轴突两种。每个神经元可有一个或多个树突，能接受刺激，将兴奋传入细胞体。一个神经元只有一个轴突，也可无轴突，其主要功能是将神经冲动从胞体传送到末梢，引起末梢释放化学物质，影响细胞生理活动。

根据胞突数目的不同神经元可分为假单极神经元、双极神经元和多极神经元。根据功能不同可分为感觉神经元、运动神经元和中间神经元。感觉神经元又称为传入神经元，多为假单极神经元，主要位于脑、脊神经节内，与感受器相连，能接受刺激，将神经冲动传向中枢；运动神经元又称为传出神经元，为双极神经元，位于脑、脊髓和自主神经节内，将神经冲动传给效应器（肌肉、腺体）；中间神经元，多为多极神经元，介于前二者之间传递信息。

神经胶质细胞简称胶质细胞，是神经系统的重要组成部分，主要有星形胶质细胞、少突胶质细胞、小胶质细胞和施万细胞等种类，广泛分布于中枢和周围神经系统，对神经细胞起分隔、支持作用，并参与转运代谢物质和神经再生等重要生理活动。

神经纤维是由神经元胞体发出的轴突或长树突及包在外面的胶质细胞组成，其主要功能是传递神经冲动。

（三）器官

人体内功能相关的组织联合在一起，共同完成一定的功能，称为器官。人体各器官都是由上述四种组织组合而成的，如手、足、眼耳口鼻等五官及所有内脏，不同器官因组成的人体四大组织含量不同而形态、功能各异。

（四）系统

人体内功能相同或相关的器官联合起来，共同担负一定的功能，即构成系统。依据生理功能的不同人体内有八大系统，即运动、消化、呼吸、循环、神经、泌尿、内分泌和生殖系统。这八大系统各自担负不同的生理功能，既彼此相互影响又相互协调，使人体能作为一个有机整体完成各种复杂的生理活动和社会活动。

二、人体各系统组成及生理功能

（一）运动系统

人体运动系统主要由骨、骨连接和肌肉组成。骨与骨连接构成人体的支架和基本轮廓，对人体起支持和保护功能。骨骼肌附着于骨，收缩时牵动骨骼，产生各种运动。即运动系统对人体具有支撑、保护和运动功能。

1. 骨

人体共有206块骨，各骨以骨连接互相结合构成骨骼，按部位不同人体骨骼可分为颅骨、躯干骨和四肢骨三部分。

2. 骨连接

人体内骨与骨的连接方式有三种：骨缝连接、软骨连接和关节。

骨缝连接主要见于颅骨之间，使颅骨连接成密闭的颅腔，保护颅内的脑组织；软骨连接见于椎骨之间，使脊柱既相对稳定，保护内部的脊髓，同时又有一定自由度，从而使躯干能够完成一定的活动，如屈、伸及侧弯、旋转等运动；关节主要见于四肢各骨之间，使四肢骨骼既连成整体，支撑体重，又保持很大的活动度，从而完成各种运动。

3. 肌肉

运动系统中肌肉为横纹肌，又称骨骼肌，共600多块，分布于全身骨骼上，是运动系统的直接动力部分，肌肉在神经系统支配下通过收缩和舒张牵引附着的骨骼，带动关节发生位移而产生运动。

（二）消化系统

消化系统由消化道与消化器官两部分组成。其主要功能是消化食物，吸收营养物质，并将食物残渣以粪便形式排出体外。

1. 消化道

消化道是食物进入并在其中消化、吸收后将食物残渣以粪便形式排出的主要通道，包括口腔、咽、食管、胃、小肠（十二指肠、空肠和回肠）、大肠（升结肠、横结肠、降结肠、乙状结肠和直肠）和肛门等器官组成。食物自口腔进入后，经牙齿咀嚼和初步消化后经咽、喉、食道进入胃、小肠，在唾液、胃液、肠液、胰液、胆汁等作用下逐步消化分解成小分子营养物质，经胃肠壁血管吸收入血，食物残渣随胃肠蠕动至大肠储存，而后经直肠、肛门排除体外。

2. 消化腺和消化器官

消化腺和消化器官包括唾液腺、胃腺、肠腺、胰、肝等组织器官。其主要功能是分泌消化液进入消化道，促进食物的消化。

（三）呼吸系统

呼吸系统由呼吸道和肺两部分组成。其主要功能是通过呼吸运动从外界吸收氧气，并将代谢产生的二氧化碳排出体外。

1. 呼吸道

呼吸道又简称气道，是气体进出肺的通道，由口、鼻、咽、喉、气管、支气管及其分支所组成。临床通常把鼻、咽、喉称为上呼吸道，把气管、支气管及其在肺内的分支称为下呼吸道。

2. 肺

肺是气体交换的器官，位于胸腔内，纵隔的两侧，左右各一。肺呈海绵状，富有弹性，内含空气。其主要功能是换气，即通过肺泡周围毛细血管完成从外界吸入的气体和肺血液间气体交换。

（四）循环系统

循环系统是进行血液循环的动力和管道系统，由心血管系统和淋巴系统组成。

1. 心血管系统

心血管系统包括心脏和血管。心脏是血液循环的动力器官，通过心肌有节律性地收缩和舒张给血液提供动力，使血液能在血管内周而复始地循环流动，从而给全身组织脏器运送营养物质和氧气，并将机体代谢产物及二氧化碳运送至肾、肺，以尿液、废气形式排出体外。

血管包括动脉、静脉和两者间呈网状的毛细血管。动脉是将心脏输出的血液运送到全身各器官的管道。静脉是把全身器官血液带回心脏的管道。毛细血管是位于小动脉和小静脉间的微细管道，壁薄，通透性强，是进行物质交换和气体交换的场所。从左心室射出的动脉血经主动脉及其分支动脉到达全身各组织，从而将营养物质和氧气运送至全身组织毛细血管供组织利用，在组织进行物质和气体交换后汇集到静脉，经上、下腔静脉回流至右心房。从右心室射出的含二氧化碳血液经肺动脉及其分支到达肺组织，在肺部完成气体交换后成为含氧血液经左右肺静脉回流至左心房。

2. 淋巴系统

淋巴系统由淋巴器官、淋巴管道及其中的淋巴液组成。

淋巴器官包括淋巴结、脾、胸腺和腭扁桃体等器官。

淋巴管道是收集和运输淋巴液的管道，根据结构和功能特点，淋巴管道分为毛细淋巴管、淋巴管、淋巴干和淋巴导管。

淋巴液系由血浆而来，但比血浆清，水分较多，能从微血管壁渗入组织间隙。淋巴系统没有一个像心脏那样的泵来压送淋巴液。新流入细胞间隙中的组织液挤入淋巴管。动脉和肌肉的张缩也对淋巴液施加向前的压力。呼吸作用则可以在胸导管内造成负压，使淋巴液向上流而回到血液中去，因此淋巴系统是循环系统的重要辅助部分，人受伤后组织会发生肿胀，主要靠淋巴系统来排除积聚的液体，恢复正常的液体循环。除了辅助心血管系统外，淋巴系统能制造白细胞和抗体，滤出病原体，参与免疫反应，因此也是人体重要的防御系统。

（五）泌尿系统

泌尿系统由肾、输尿管、膀胱及尿道四部分组成。其主要功能是生成和排出尿液，排泄人体代谢产物；另外肾对调节机体内环境的稳定和电解质平衡也起着非常重要的作用。

1. 肾

肾为实质性器官，位于腹后壁脊柱两旁，左右各一，形似蚕豆。其主要功能是产生尿液。

2. 输尿管

输尿管是一对细长的肌性管道，长20~30厘米，上端与肾盂相连，在腹后壁沿脊柱两侧下行，进入小骨盆，下端在膀胱底的外上方斜行插入膀胱壁，开口于膀胱，肾脏产生的尿液由此流入膀胱。

3. 膀胱

膀胱位于小骨盆腔的前部，为囊状肌性器官。膀胱空虚时呈锥体形，充满时形状变为卵圆形，顶部可高出耻骨联合上缘。其主要功能是储存和排出尿液。

4. 尿道

尿道为膀胱通向体外的管道。男性尿道细长，约18厘米，除排尿外，还是精液排出的通道；女性尿道粗短，约5厘米，开口于阴道前庭。尿道周围有受意识控制的尿道外括约肌（男性）或尿道阴道括约肌环绕，可控制尿液排放。

（六）神经系统

神经系统包括脑和脊髓以及与脑、脊髓相连的脑神经、脊神经、自主神经及其神经节。主要功能是协调人体各器官系统间的统一与平衡，并使机体与复杂的外环境保持平衡。

1. 脑

脑位于颅腔内，成人脑平均重量约1400克。一般可分为六部分：大脑、间脑、中脑、脑桥、延髓和小脑。其中中脑、脑桥和延髓组成脑干。

大脑是中枢神经系统的最高级部分，由左右半球组成。

间脑位于中脑上方，两大脑半球之间，大部分被大脑半球所覆盖，并与两半球紧密连接。间脑体积小于中枢神经系统的2%，但结构和功能却十分复杂，是仅次于大脑的中枢高级部位。

小脑位于延髓与脑桥的背侧。两侧膨隆的部分称为小脑半球，中间较窄的部分成为小脑蚓。小脑外表为灰质，称为小脑皮质；皮质的深部是白质，在白质内还藏有灰质核团。小脑的主要功能是维持身体平衡，调节肌张力和共济运动。

脑干是脊髓向颅腔内延伸的部分。其下端在枕骨大孔处与脊髓相连，上端与间脑相接被大脑两半球所覆盖，其背侧与小脑相连。脑干自下而上可分为延髓、脑桥、中脑三部分，是人体的生命中枢，即人体心血管中枢及呼吸中枢所在处，一旦受伤或出现病变，常很快导致死亡。

2. 脊髓

脊髓位于椎管内，呈前后略扁圆柱形。上端平枕骨大孔与中脑相连，下端呈圆锥状，在成人圆锥末端达第一腰椎下缘。脊髓内部为大量的神经元和神经纤维，其主要功能是通过脊神经前跟、后跟，脊髓灰质和固有束完成脊髓的反射功能；另外脊髓在脑的各级中枢控制和调节下，通过上行纤维束、下行纤维束完成其传导感觉和运动的功能。

3. 脑神经

脑神经共有12对，与脑相连，主要分布于头面部，其中第X对迷走神经还发出分支到胸腹脏器。脑神经主要功能是支配面部表情肌、咀嚼肌、颈部肌肉、舌肌、心肌和消化道平滑肌运动以及消化腺、泪腺分泌，并形成人体视觉、嗅觉、味觉、听觉和面部皮肤、口腔黏膜、牙龈和角膜的浅感觉。

4. 脊神经

脊神经共31对，由与脊髓相连的前根和后根在椎间孔处合并而成。脊神经主要功能是通过其感觉神经纤维将来自人体的深浅感觉和内脏感觉传入脊髓，并通过其运动神经纤维将神经冲动传导至骨骼肌、平滑肌、心肌和腺体，支配上述肌组织的运动和腺体的分泌。

（七）内分泌系统

内分泌系统是由能分泌激素的内分泌腺（器官）和内分泌组织或内分泌细胞所组成。它具有调节人体的新陈代谢，生长发育和生殖等重要功能。

1. 内分泌腺

内分泌腺包括脑垂体、甲状腺、甲状旁腺、肾上腺、性腺、胰岛、胸腺和松果体等。内分泌腺的特点是无导管，血液供应非常丰富，其分泌的高效能有机化学物质——激素，可直接进入血液运送到身体远隔部位，也可近距离作用于邻近细胞。

脑垂体位于颅底蝶鞍的垂体窝内，呈椭圆形，借漏斗与下丘脑相连。它可分为腺垂体和神经垂体两部分，前者分泌生长激素促进身体生长，还分泌促激素，促进甲状腺、性腺等的发育和分泌作用；后者分泌激素使血压升高，尿量减少，子宫平滑肌收缩等。

松果体位于丘脑的后上方，为椭圆形小体，有抑制性成熟的作用。

甲状腺位于颈下部，喉和气管两侧，呈“H”形，分左右侧叶，中间以峡部相连。其主要功能是分泌甲状腺素促进人体的新陈代谢等。

甲状旁腺位于甲状腺侧叶后缘，有两对，呈椭圆形小体。分泌甲状旁腺素调节体内钙磷代谢，维持血钙平衡。

胸腺位于胸骨柄后方的前纵隔上部，由不对称的左、右两叶组成，其形状不一，呈短粗肥厚或长扁条状，表面包有结缔组织被膜，并伸入腺实质，将其分隔成若干胸腺小叶，每一小叶又分为皮质和髓质两部分。胸腺是人体重要的免疫器官，也是重要的内分泌器官，其分泌的胸腺激素可以调节人体的免疫功能。

胰岛是胰腺的内分泌部分，是分散在胰腺中的不规则的细胞群。可分泌胰高血糖素、胰岛素和生长激素释放抑制激素，通过毛细血管壁渗入血液内，有调节人体糖代谢的作用。

肾上腺位于肾的上端，左右各一，左侧呈半月形，右侧为三角形，分为外周的皮质和内部的髓质。皮质分泌的激素主要调节人体物质代谢，并参与人体应激反应等重要作用；髓质分泌的肾上腺素和去甲肾上腺素主要调节心血管活动。

2. 内分泌组织或内分泌细胞

主要包括散在分布于胃肠道黏膜、脑、心、肺、肾等脏器的内分泌组织或内分泌细胞。它们也可分泌激素参与调节机体代谢及生长发育等活动。

（八）生殖系统

生殖系统由内、外生殖器官组成，其重要功能是繁衍人类子代，同时性腺还可分泌激素调节人体生长发育和新陈代谢。

1. 内生殖器官

（1）男性内生殖器官包括睾丸、附睾、输精管和射精管、精囊和前列腺。

睾丸呈卵圆形，左右各一，位于阴囊内。其主要功能是生成精子，另外可分泌雄激素调节男性生长发育及生殖活动。

附睾呈新月形，紧贴睾丸的上端和后缘。分附睾头、睾体和睾尾三部分；主要由附睾管盘曲而成，其主要功能是储存精子和分泌液体供给精子营养并保持其活力。

输精管长约 50 厘米，起于附睾尾部，沿睾丸后缘上升入精索后经腹股沟部进入腹腔，走行至膀胱后面与精囊的排泄管汇合成射精管。射精管长约 2 厘米，开口于尿道前列腺部。

精囊为一对囊状腺体，长椭圆形，位于膀胱后部，精囊分泌的液体参与组成精液。前列腺形似栗子，位于膀胱下方，是一个肌性器官，由腺体和大量的平滑肌纤维所组成，结构坚实。尿道贯穿于前列腺，当其肥大时，压迫尿道，导致排尿困难。前列腺的排泄管也开口于尿道前列腺部，其分泌物参与组成精液，有稀释精液和利于精子活动的作用。

（2）女性内生殖器官包括卵巢、子宫、输卵管、阴道等器官。

卵巢呈卵圆形，灰白色，左右各一，位于盆腔内子宫两侧。其主要功能是产生卵子，并分泌雌激素调节女性生长发育与生殖活动。

子宫为前后略扁的倒置梨形的壁厚肌性器官，位于直肠与膀胱之间，两侧上方与输卵管相连，下与阴道相接。其主要功能是胎儿生长发育的场所及分娩时胎儿娩出的主要动力器官。

输卵管连于子宫底两侧，是输送卵子进入子宫的弯曲管道，长 10~12 厘米，其末端开口于腹膜腔，开口的游离缘有许多指状突起，成为输卵管伞，覆盖于卵巢表面。

阴道为一肌性管道，长约 6~8 厘米。位于骨盆中央，子宫下方，前邻膀胱、尿道，后邻直肠。上端包绕子宫颈下部形成阴道穹隆，下端开口于阴道前庭。阴道是性交的器官和胎儿娩出的主要通道。

2. 外生殖器官

(1) 男性外生殖器官包括阴囊、阴茎。

阴囊为一皮肤囊袋，位于阴茎的后下方。其皮肤薄而柔软，有少量阴毛，色素沉着明显。阴囊自正中线由肉膜分为左右两部，分别容纳两侧的睾丸和附睾。

阴茎呈圆柱形，由两个阴茎海绵体和一个尿道海绵体构成，外包以筋膜和皮肤。可分为头、体、根三部分。前端膨大部分为阴茎头，头尖端处有矢状位的尿道开口。阴茎是排尿和性交的主要器官。

(2) 女性外生殖器官包括阴阜、大阴唇、小阴唇、阴蒂和阴道前庭。

阴阜为耻骨联合前隆起，富有脂肪，成年女子上有阴毛。

大、小阴唇为两对纵长隆起的皮肤皱襞，位于阴阜下方，阴道两侧。

阴蒂位于阴道前庭上方两侧大阴唇之间，有大量的感觉神经末梢分布，对刺激十分敏感。

阴道前庭位于两侧小阴唇中间的裂隙，前部有尿道外口，后部有阴道口。阴道口两侧有前庭大腺的开口，可分泌液体滑润阴道。

第二节 人体生命体征及其检测

医学上生命体征主要包括呼吸、体温、脉搏和血压，简称为四大体征。它们是维持机体正常生理活动的支柱，缺一不可，是人体生命的基础，不论哪项异常都可导致严重或致命的疾病，同时某些疾病也可导致这四大体征的变化或恶化。在正常情况下，呼吸、脉搏、体温、血压这四大生命体征，互相协调，互相配合，互为作用，来维持人体正常生理活动，维持生命。而在人体异常情况下，它们也会互相影响，互相抵毁，继之发生危险症候群，甚者危及生命。因此，如何判断它们的正常和异常，是每个急救人员的必备知识和基本技能。现场急救中急救人员对伤者四大生命体征认真观察，做出正确判断，对及时发现并判断疾病和外伤的严重程度进而采取针对性的抢救措施具有重要意义。

一、体温

人体正常体温比较衡定，可因种种因素影响而变化，而且其变化有一定规律。

(一) 体温正常值及测量方法

1. 口测法

先用75%酒精消毒体温表，放在舌下，紧闭口唇，放置5分钟后拿出来读数，正常值为36.3℃~37.2℃。此法禁用于神志不清的病人和婴幼儿。嘱病人不能用牙咬体温计，只能上下唇啜紧，不能讲话，防止咬断体温计和脱出。

2. 腋测法

此法不易发生交叉感染，是测量体温最常用的方法。擦干腋窝汗液，将体温表的水银端放于腑窝顶部，用上臂把体温表夹紧，嘱病人不能乱动，10分钟后读数，正常值为36℃~37℃。

3. 肛测法

多用于昏迷病人或小儿。病人仰卧位，将肛表头部用油类润滑后，慢慢插入肛门，深达肛表的1/2为止，放置3分钟后读数，正常值为36.5℃~37.7℃。

正常人的体温在24小时内略有波动，一般情况下不超过1℃。生理情况下，早晨略低，下午或运动和进食后稍高。老年人体温略低，妇女在经期前或妊娠时略高。

(二) 体温的异常

1. 体温升高

一般体温在37.4℃~38℃为低热，38℃~39℃为中度发热，39℃~41℃为高热，41℃以上为超高热。体温升高多见于肺结核、细菌性痢疾、支气管肺炎、脑炎、疟疾、甲状腺机能亢进、中暑、流感以及外伤感染等。

2. 体温低于正常

见于休克、大出血、慢性消耗性疾病、年老体弱、甲状腺机能低下、重度营养不良、在低温环境中暴露过久等。

二、脉搏

脉搏是指心脏收缩、舒张时，动脉管壁发生的节奏性地、周期性地起伏。检查脉搏通常用两侧桡动脉。正常脉搏次数与心跳次数相一致。白天由于进行各种活动，血液循环加快，因此脉搏快些。夜间活动少，脉搏慢些。脉搏的频率受年龄和性别的影响，一般正常成人为60~100次/分；老年人较慢，为55~60次/分；胎儿每分钟110~160次，婴儿每分钟120~140次，幼儿每分钟

90~100 次，学龄期儿童每分钟 80~90 次。

(一) 常见的脉搏异常

1. 脉搏增快（≥100 次/分）

可因情绪激动、紧张、剧烈体力活动（如跑步、爬山、爬楼梯、扛重物等)、气候炎热、饭后、酒后等生理活动引起。也常见于发热、贫血、心力衰竭、心律失常、休克、甲状腺机能亢进等病理情况。

2. 脉搏减慢（≤60 次/分）

主要见于颅内压增高、阻塞性黄疸、甲状腺机能减退等病症。

3. 脉搏消失（即不能触到脉搏）

多见于重度休克、多发性大动脉炎、闭塞性脉管炎、重度昏迷病人等。

(二) 脉搏的计数法

1. 直接测法

最常选择桡动脉搏动处测量。先让病人安静休息 5~10 分钟，手平放在适当位置，坐卧均可。检查者将右手食指、中指、无名指并齐按在病人手腕段的桡动脉处，压力大小以能感到清楚的动脉搏动为宜，数半分钟的脉搏数，再乘以 2 即得 1 分钟脉搏次数。在桡动脉不便于测量脉搏时也可采用颈动脉、肱动脉和股动脉进行测量。

2. 间接测法

用血压脉搏监护仪等测量。

三、呼吸

呼吸是人体最重要的生命活动之一，是人体内外环境之间进行气体交换的必要过程，即通过呼吸，吸进氧气，呼出二氧化碳。正常人的呼吸节律均匀，深浅适宜。

(一) 呼吸正常值

平静呼吸时，正常成人为 12~20 次/分，儿童可达 20~30 次/分，新生儿呼吸频率可达 40 次/分，儿童的呼吸频率随年龄的增长而减少，逐渐达到成人的水平。呼吸次数与脉搏次数的比例常为 1∶4。

（二）呼吸计数法

呼吸的计数可观察病人胸腹部的起伏次数，一吸一呼为一次呼吸；或用棉絮放在鼻孔处观察吹动的次数，数 1 分钟的棉絮摆动次数是多少次即每分钟呼吸的次数。

（三）呼吸方式

人正常呼吸有两种方式，即胸式呼吸和腹式呼吸。以胸廓起伏运动为主的呼吸为胸式呼吸，多见于正常女性和年轻人，也可见于腹膜炎患者和一些急腹症患者；以腹部运动为主的呼吸为腹式呼吸，多见于正常男性和儿童，也可见于胸膜炎患者。

（四）呼吸频率的改变

1. 呼吸增快（>24 次/分）

正常人见于情绪激动、运动、进食、气温增高。异常者见于高热、肺炎、哮喘、心力衰竭和贫血等。

2. 呼吸减慢（<10 次/分）

见于颅内压增高、颅内肿瘤、麻醉剂或镇静剂使用过量和胸膜炎等。

（五）呼吸深度的改变

深而大的呼吸常常为严重的代谢性酸中毒、糖尿病酮中毒、尿毒症时的酸中毒；呼吸表浅多见于药物使用过量、肺气肿、电解质紊乱等。

（六）呼吸节律的改变

1. 潮式呼吸

见于重症脑缺氧、缺血，严重心脏病，尿毒症晚期等病人。

2. 点头样呼吸

见于濒死状态。

3. 间歇性呼吸

见于脑炎、脑膜炎、颅内压增高、剧烈疼痛时等情况下。

4. 叹气样呼吸

见于神经官能症、精神紧张及忧郁症的病人。

四、血压

（一）血压的产生

血压是推动血液在血管内流动并作用于血管壁的压力，一般指动脉血压而言。心室收缩时，动脉内最高的压力称为收缩压；心室舒张时，动脉内最低的压力称为舒张压。收缩压与舒张压之差称为脉压。

（二）血压的正常值

血压分收缩压和舒张压，正常成人收缩压在 90～140mmHg（12.0～18.7kPa），舒张压在 60～90mmHg（8.0～12.0kPa），高于这个范围就可能是高血压或临界高血压，低于这个范围就可能是低血压。在 40 岁以后，收缩压可随年龄增长而升高。

（三）血压测量法

一般选用上臂肱动脉为测量处，病人取坐位，暴露并伸直肘部，手掌心向上，打开血压计，平放，使病人心脏的位置与被测量的动脉和血压计上的水银柱的零点在同一水平线上。放尽袖带内的气体，将袖带缚于上臂，不要过紧或过松，并塞好袖带末端，戴上听诊器，在肘窝内摸到动脉搏动后，将听诊器的头放在该处，并用手按住稍加压力。打开水银槽开关，手握气囊球，关闭气门后开始充气，一般使水银柱升到 21～24kPa（160～180mmHg）即可。然后微开气门，慢慢放出袖带中气体，当听到第一个微弱声音时，水银柱上的刻度就是收缩压。继续放气，当声音突然变弱消失时水银柱上的刻度为舒张压。如未听清，将袖带内气体放完，使水银柱降至零位，稍停片刻，再重新测量。

（四）血压异常

1. 高血压

高血压是指收缩压和舒张压均增高而言的。一般成人的收缩压≥21kPa（160mmHg）和舒张压≥12.6kPa（95mmHg），称高血压。如出现高血压，但其他脏器无症状，属原发性高血压病；如由肾血管疾病、肾炎、肾上腺皮质肿瘤、颅内压增高、糖尿病、动脉粥样硬化性心脏病、高脂血症、高钠血症、饮酒和吸烟等引起的高血压，属继发性高血压病。

2. 临界性高血压

临界性高血压是指收缩压 18.7~21kPa（140~160mmHg），舒张压 12~12.6kPa（90~95mmHg）。

3. 低血压

低血压是指收缩压≤12kPa（90mmHg），舒张压≤8kPa（60mmHg）。多见于休克、心肌梗塞、心功能不全、肾上腺皮质功能减退、严重脱水、心力衰竭和低钠血症等。

第三章 警务急救现场伤情评估

第一节 伤情评估概述

一、伤情评估概念

伤情评估就是评价伤员创伤的严重程度，即判断伤员有无创伤、创伤的轻重以及对人体生命的危急程度。

二、伤情评估的意义

现场急救的主要任务是抢救生命、减少伤员痛苦、预防伤情加重和并发症的发生，正确而迅速地把伤病员转送到医院。具体而言，创伤的现场急救主要解决三个问题：①快速评价危重伤员，找出危及生命之所在并处理，必要时做心肺脑复苏术；②处理休克和缺氧；③经止血、包扎和固定等急救措施后把伤员迅速运送到合适的医疗单位。由此可见，现场快速评价伤员伤情是现场急救的第一步，也是关键的一步，直接关系着急救效率的高低。

伤情评估的意义主要体现在两个方面：

（一）为下一步急救措施的展开提供科学依据

经过现场伤情评估诊断，如果伤员存在出血、骨折、通气障碍、休克及呼吸心跳骤停等伤情后，方可采取针对性的止血、包扎、固定、通气、抗休克和心肺复苏等急救措施。如颅脑损伤中头皮受创的伤员有明显的外出血，需要进行止血、包扎等基本急救措施，但有无颅骨骨折、有无脑组织膨出等详细伤情则直接决定着应采用加压包扎、一般包扎还是保护性包扎。

（二）为伤员的有序分流提供依据

现场急救的最后一步是把经过初步处置的伤员运送到医院，应该采取何种搬运方式；现场伤员众多而急救资源有限的时候，搬运顺序应该如何等都必须建立在对伤员伤情评估的基础上。如躯干骨、骨盆及股骨骨折的伤员都不能徒手搬运，也不能用软担架，必须用脊柱板、四轮担架或现场制作的硬担架等工具进行搬运。

实践中，现场伤员的转运环节常出现两种错误倾向而影响急救效率，其一是追求转运的速度，即采取就近原则，强调把伤员尽早送到医院即可，而忽视了医院的救治能力和应急能力，导致部分重伤伤员二次转运耽误救治时机；其二是舍近求远，只追求运送到最好的医院而忽视转运的速度，导致一部分重伤员尤其是危重伤员救治时机贻误或丧失，轻伤伤员也可能因该医院应急能力的限制被暂缓救治或二次分流。

第二节　现场伤情评估的主要内容和步骤

一、气道情况

气道情况是伤情评估的第一步，也是现场急救中最优先处理的内容。气道不通畅多见于颅脑、颌面部、颈部外伤的伤员以及溺水、醉酒、食物误吸入气道等日常生活意外场景中。评估伤员的气道情况主要是判断气道是否通畅，如果发现不通畅，应根据原因尽快采用适当通气术进行处理。

一般而言，根据伤员呼吸情况、面色、呼吸孔气流大小可以进行初步判断，如伤员呼吸运动急促而口鼻呼吸孔气流无或微弱，伴有明显的呼吸困难及紫绀等表现，常常表示伤员气道不通畅。呼吸运动不明显时应细致检查，具体办法为：让伤员去枕呈仰平卧位，让伤者头尽量后仰，快速检查伤者口腔、鼻腔，看有无异物，如有，应迅速清除干净。检查者脸微侧贴近伤者面部，距离约 3 厘米，用脸颊感觉伤者口、鼻孔有无气流存在，耳朵聆听伤者的呼吸音，同时观察伤者胸腹部有无呼吸运动、伤者口唇及颜面有无紫绀等缺氧体征，发现气道不通畅应及时行通气术。

二、呼吸情况

呼吸是人体最重要的生命体征之一，一刻也不能停止。正常人体呼吸应平稳，成年人 16 次/分左右，双侧对称，无异常呼吸音。现场伤情评估中，判断伤员的呼吸情况应首先检查伤者呼吸是否存在，如果呼吸停止，应在保障气道通畅的基础上尽快进行人工通气；如果呼吸尚存，应进一步判断呼吸是否正常，如出现呼吸频率、节律异常，两侧不对称，有反常呼吸运动以及异常呼吸音等情况，应尽快分析原因并及时干预，防止呼吸停止。具体检查方法上同气道检查，通过直接观察伤者胸腹部呼吸运动和口唇、指（趾）端有无缺氧体征来判断。如果呼吸停止，应马上采取心肺脑复苏术。

三、循环情况

人体循环系统担负着运送营养物质和氧气的重要功能，一旦循环功能障碍或者停止，机体组织会迅速出现缺氧，导致新陈代谢障碍，严重者很快导致生命危险。故现场伤情评估应及时评估伤者循环系统功能状态，及时处理各种异常情况。循环系统常用评估指标以及检查方法如下：

（一）血压估计

血压是人体重要的生命体征，也是临床衡量人体心血管功能的最常用指标之一。现场急救中，若无血压计，检查者可用自己拇指感触伤者体表动脉如桡动脉、股动脉和颈总动脉的搏动情况，从而大致判断伤者收缩压的最低值。如能感触桡动脉搏动，提示伤者收缩压在10.7kPa以上；如果桡动脉搏动消失，可按次感触其股动脉和颈总动脉搏动，如能触及股动脉和颈总动脉搏动，提示伤者收缩压分别在9.3kPa和8.0kPa以上。

（二）毛细血管再充盈时间估计

毛细血管再充盈时间能反映人体组织末梢血液灌注情况。正常人甲床呈粉红或淡红色，受压后甲床毛细血管受压血液被动分布变成苍白色，一般在除去压力后两秒内可恢复正常颜色。如果除去压力后两秒内不能恢复正常颜色，常提示组织灌注不足，是组织缺氧的重要表现。

（三）活动性出血评估

活动性出血是现场急救中必须高度重视和立即处理的重要伤情，尤其是活动性大出血，常常可以导致伤者短时间失血过多而出现失血性休克甚至死亡，故现场急救时必须排查活动性出血的情况。仔细检查伤者体表或者各种腔隙有无活动性出血，如果存在，应立即采取临时止血措施，防止失血性休克发生。

四、神经系统情况

神经系统对人体各大系统功能起着重要的调节作用，神经系统原发性创伤和疾病可以很快出现神经系统症状并引起其他系统出现功能障碍。人体其他系统功能障碍如缺血缺氧也会影响神经系统的功能，即导致继发性神经系统损伤，人体也会表现出神经系统功能障碍。现场急救中主要通过以下指标判断伤者神经系统的功能状态。

（一）意识

意识是人体大脑的主要功能，是人脑对自身和周围环境的感知。在人体所有器官组织中，大脑是人体内耐受缺氧能力最差的器官，大脑原发性损伤或继发性缺氧都容易损伤大脑功能，使伤者表现为不同程度的意识障碍，如意识模糊、嗜睡、昏睡、浅昏迷和深昏迷等。一般意识障碍越重、昏迷时间越长提示伤者大脑损害越重。

（二）瞳孔

瞳孔是人体眼内虹膜中心的小圆孔，为光线进入眼睛的通道。其生理机能为，通过虹膜上平滑肌的伸缩，可以使瞳孔的口径缩小或放大，从而控制进入瞳孔的光线量多少。正常人体瞳孔两侧等大等圆，直径2.5~4.0mm。当瞳孔大小发生明显变化如瞳孔缩小或散大、双侧瞳孔大小不对称或形状发生改变，常常提示颅内有异常病理改变。

（三）神经反射

反射是指在中枢神经系统参与下机体对内外环境刺激的规律性应答，因此，神经反射也是神经系统主要的功能表现形式之一。现场伤情评估中常常通过检查瞳孔对光反射、角膜反射是否存在以及灵敏是否，来检测伤者的神经反射功能。

瞳孔对光反射是指瞳孔大小随光照强度不同而发生变化的一种反应。检测时，用聚光集中的电筒对准两只眼睛的中间照射，观察对光反射，再将光源分别移向眼睛双侧瞳孔中央，观察瞳孔的直接对光反射和间接对光反射。瞳孔在光照下，引起孔径变小，称为直接对光反射。如光照另一眼，引起非光照眼的瞳孔缩小，称为间接对光反射。

角膜反射也是常用的神经反射检测指标，角膜反射的反射弧在桥脑，其传入神经为三叉神经，传出神经为面神经。检查时让被检查者向内上方注视，医师用细棉签毛由角膜外缘轻触病人的角膜。正常时，被检者眼睑迅速闭合，称为直接角膜反射。同时和刺激无关的另一只眼睛也会同时产生反应，称为间接角膜反射。

（四）肢体运动

正常情况下，人体四肢在神经系统支配下能自动随意完成各种肢体动作。神经系统受损后某些神经通路受损，从而影响人体肢体活动，表现为不同程度的瘫痪。现场伤情评估中可通过四肢运动功能检查来判断损伤部位。如偏瘫常常由颅脑损伤引起，截瘫常常由脊髓损伤引起。

五、充分显露

现场伤情评估时，为了避免漏诊误诊，对经过前面的气道、呼吸、循环和神经系统检查未发现明显异常的伤者，可以在充分保暖的基础上，解开伤者衣服，查看伤者体表有无外伤导致的擦挫伤、皮下出血、血肿、皮下气肿和其他畸形，从而进一步明确伤情和做好相应的预后估计。

第三节　现场伤情评估常用方法

现场伤情评估方法很多，每种方法都有各自的优点和局限性。在具体创伤场景中，由于创伤原因、环境、伤员人数的不同，应本着快速、准确、方便的原则，有针对性地采用相应的评估方法。

一、成批伤员的分类法

在战争、严重自然灾害及各种大型灾害事故中，常在短时间内同一地点出现大批伤员，而现场救援力量和可用资源相对薄弱，现场环境也大多不利于久待。此时虽然也可按气道、呼吸、循环、神经系统、充分显露等内容和步骤来进行评估，但时效性不强，而且无法短时间确定伤员伤情轻重缓急情况，影响急救效率。在此类场景中，急救者常用目测的方法，根据伤员损伤部位、损伤性质和生命体征的大致情况将伤者简单分为以下三类：

（一）轻伤

主要指生命体征稳定、意识清楚、不需要手术处理的以体表软组织损伤为主的伤员。这类伤者送一般医疗单位即可，不必强求送急救中心或综合性大医院。

（二）重伤

主要指需要手术处理，但在短时间内无生命危险的伤员，如胸部损伤无呼吸衰竭、胸腹部贯通伤无大出血征象者。这类伤员尽量送医疗条件好的大医院或专科医院处理。

（三）危重伤

危重伤是指因窒息、活动性出血及休克造成伤员有死亡危险，需立即进行紧急手术操作来控制大出血和改善通气功能者，如表现为急性呼吸道阻塞、胸部有吸吮性伤口、出现不易控制的大出血等的伤者。这类伤者生命垂危，应就近送具备手术条件的医院或急救中心处理。

二、创伤现场指数

此办法主要用于现场伤员不多，现场环境安全，急救资源相对较充足时。该方法操作简单，客观性强，准确性高，因此常用于各种创伤场景中。其评估办法是根据伤员的血压、脉搏、呼吸和意识四项指标分别量化打分，然后将各项分值相加即得到其创伤现场指数总分值，根据总分值高低判断伤情严重程度。一般而言，总分 0~3 分为轻伤；4~20 分为重伤，此评分法所谓重伤是指任何在伤后 24 小时之内可能需要手术处理，或在伤后 72 小时之内可能导致死亡的创伤。具体评分方法见表 3-1：

表 3-1　　**创伤现场指数评分标准**

项目	标　准	评　分
血压	>13. 3	0
	11. 5~13. 3	1
	10~11. 5	2
	<10	5
脉搏	>120	3
	51~119	0
	<51	5

续表

项目	标　准	评　分
呼吸	正常	0
	费力或表浅	3
	<10 或需插管	5
意识	正常	0
	烦躁或模糊	3
	言辞不可理解	5

三、格拉斯哥昏迷评分法（GCS）

格拉斯哥昏迷评分法是评价昏迷伤员伤情的一种客观而准确的评分方法。主要根据伤员睁眼（觉醒水平）、言语（意识内容）和运动反应（病损平面）三项指标对应的检查结果来打分，然后根据三项指标打分的总和来判断伤者伤情严重程度，满分 15 分。凡得分低于 8 分，表示预后不良；得 5~7 分表示预后恶劣；得分低于 4 分表示罕见存活。但意识状态正常者应为满分。具体评分标准见表 3-2：

表 3-2　**格拉斯哥昏迷评分法评分标准**

项　目		评　分
睁眼反应	自动随意	4
	遵嘱可以	3
	疼痛刺激	2
	根本不能	1
言语反应	定向力正常	5
	回答不切题	4
	单个字	3
	发 声	2
	不能发声	1

续表

项　　目		评　　分
运动反应	遵嘱运动肢体	6
	疼痛有目的的运动	5
	疼痛肢体回缩	4
	疼痛屈曲反应	3
	疼痛过伸反应	2
	疼痛刺激无反应	1

第四章　警务现场急救基本技术

第一节　止　血　术

一、止血术概念

止血术是控制伤者出血的措施。出血为创伤尤其是机械性创伤伤者最常见的临床表现之一，可见于各种创伤场景中，而且多是各种外伤致死的主要原因。因此，止血术也是创伤现场急救中最常用的急救技术。

成人全身血容量为4000~5000毫升，失血对人体的影响主要取决于总失血量和失血速度，一般急性失血达全身总血量20%以上，就有危险。如心脏或大血管损伤所致大出血，常因来不及救治而很快死亡。中等口径血管损伤出血，可因急性活动性大出血促成或加重休克。对大出血者若未能迅速采取有效的止血和输血措施，伤员可因失血性休克而很快危及生命，因此在创伤现场及转运途中对出血伤员必须做好临时止血措施。

二、出血判断

（一）局部表现

出血有外出血、内出血之分。

内出血是指暴力作用于人体导致人体血管破裂，血液流至皮内、皮下组织或体腔内。内出血一般为钝性暴力作用所致，体表局部看不见明显血液，但可见表皮剥脱、皮下出血、挫伤等软组织损伤表现，皮下出血多时可形成皮下血肿。

外出血是暴力作用于人体导致人体血管破裂，同时体表形成一定形态创口，血液自创口溢出至体外。外出血多为锐器或火器作用所致，强大钝性暴力也可形成创口而出现外出血。外出血局部可见不同形态的创口，同时可见血液自创口溢出，随出血性质不同，血液颜色、出血性状、出血量及后果明显不同。动脉出血多为鲜红色、喷溅状，血柱有力，随心脏搏动向外射出，短时间可造成大量出血，易危及生命。静脉出血呈暗红色，不间断均匀流出，其危险性较动脉出血小。毛细血管出血表现为整个创面血液外渗，创面上出现许多细小血滴，不易找到出血点，常能自行凝血，危险性最小。

（二）全身表现

无论外出血还是内出血，随着时间的延长与伤员失血量的增多，伤员会逐渐出现头昏眼花、面色苍白、出冷汗、四肢发凉、呼吸急迫、口唇紫绀、心慌等症状，重者可陷入休克状态。

三、常用止血方法

（一）一般止血法

一般止血法又称为加压包扎法，主要用于一般小创口出血，如擦、挫伤表面毛细血管损伤或肢体末端小静脉损伤，可用生理盐水或凉开水冲洗局部伤口，然后用纱布盖上，再用绷带包扎紧即可（图 4-1）。

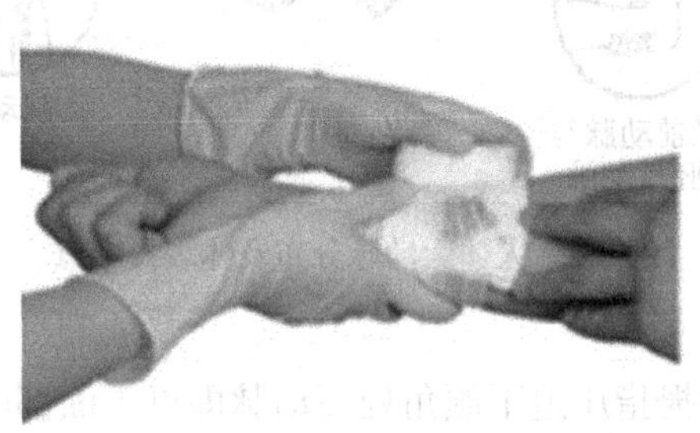

图 4-1　一般止血法

（二）指压止血法

指压止血法是最简单的止血方法之一，方法用拇指压住出血的血管近心端，以压闭血管、阻断血流而达到止血的目的。此法操作简便，不需要任何器械，多用于临时应急使用，压迫时间不宜过长，若现场伤员多或运送路途远，应选择其他更彻底的止血方法。救护人员须熟悉人体各部位血管出血的体表压迫点。

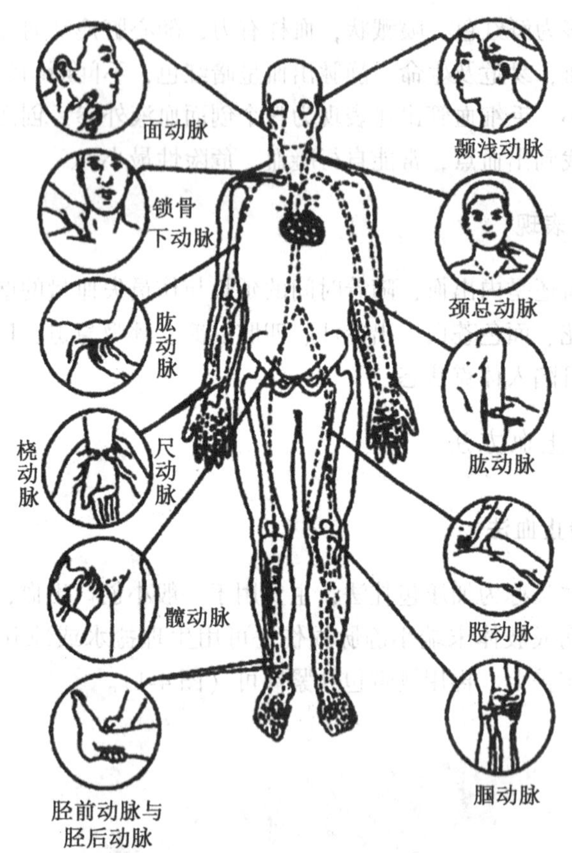

图 4-2　人体大动脉分布及体表投影点

面部出血，可用拇指压迫下颌角处面动脉即可。面部的大出血常需压闭两侧才能止血。

颞部出血，可用拇指在耳前对着下颌关节上着力压闭颞动脉而止血。

颈部出血，可在颈根部、气管两侧摸到跳动的血管即颈动脉，用拇指放在跳动处向后向内压下。(图 4-3)

腋窝及肩部出血，可在锁骨中点对应锁骨上凹处向下、向后摸到搏动的锁骨下动脉，用大拇指将其向后下方压向同侧第一肋骨。

前臂出血，可在上臂二头肌内侧摸到搏动的肱动脉将其压向肱骨而止血。(图 4-4)

手掌、手背出血，可同时压闭分别位于腕关节内、外侧的桡动脉和尺动脉

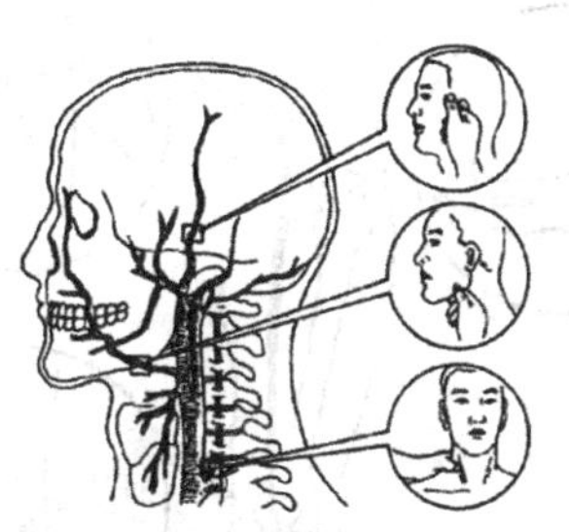

图 4-3 头面部颈部指压止血

而止血。(图 4-5)

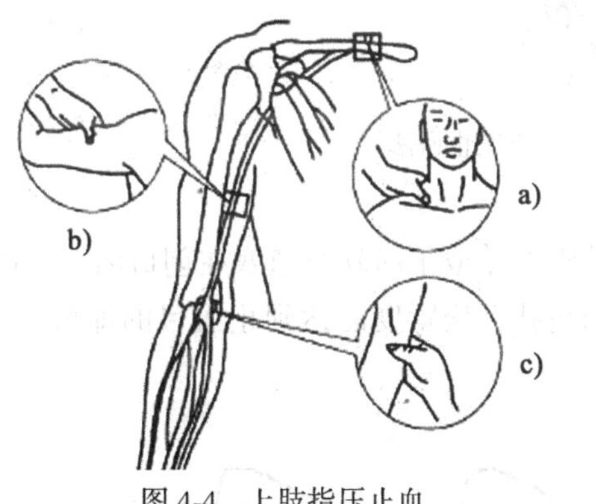

图 4-4 上肢指压止血

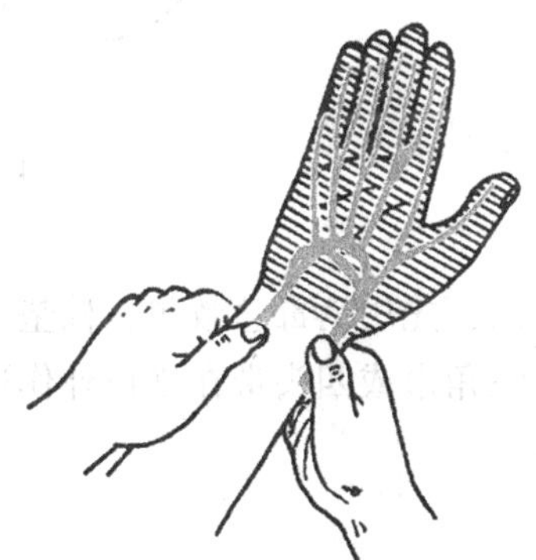

图 4-5 掌心手背指压止血

手指出血，单根手指出血，可用两指分别压住受伤手指两侧指根处指动脉而止血；多根指头受伤出血且不伴有骨折时，可将受伤手指屈入掌内，形成紧握拳头姿势，再用另一只手握紧该手，保持指头之间的压力。

大腿出血，可在大腿根部中间处，稍屈大腿使肌肉松弛，用大拇指或掌根压住搏动的股动脉而止血。

小腿出血，可在腘窝处摸到搏动的腘动脉，将其用拇指向前压迫至股骨下端或胫骨上端即可止血。

脚部出血，可用单手或双手环绕并紧握伤肢踝关节处胫腓动脉即可止血。(图 4-6)

(三) 填塞止血法

此止血法主要适用于体表较大创口或创面，如枪弹、爆炸伤等。伤口表面

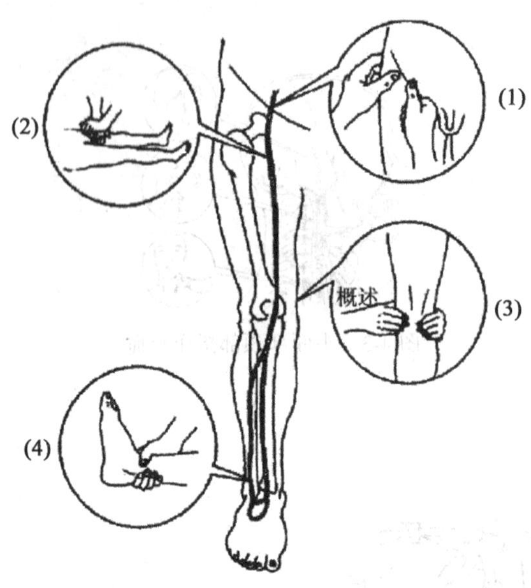

图 4-6　下肢指压止血法

清洁后，先用消毒急救包、棉垫、消毒纱布或干净软布填塞在创口内，再用绷带、三角巾或四头带在创口外作适当包扎，松紧度能达到止血目的即可。（图 4-7）

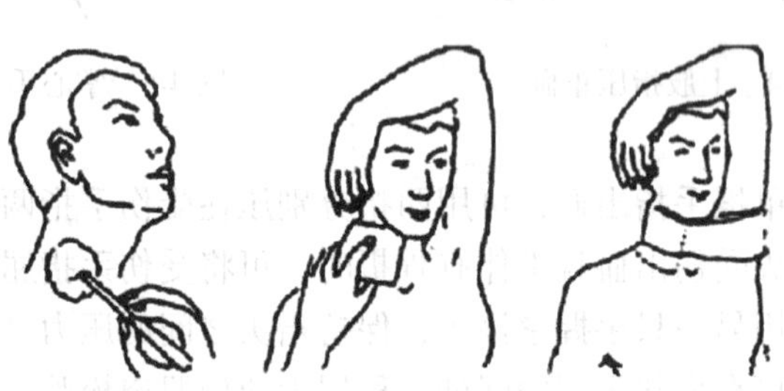

图 4-7　填塞止血法

（四）强屈关节止血法

此法主要适用于四肢远端的大出血，在肢体大关节弯曲处如肘窝、腘窝加垫子（纱布卷或棉垫卷），然后使肢体尽量屈曲，再用绷带或三角巾采用环行或 8 字包扎法加以固定。因采用此法止血时伤员十分痛苦，故一般不宜作为首选。（图 4-8）

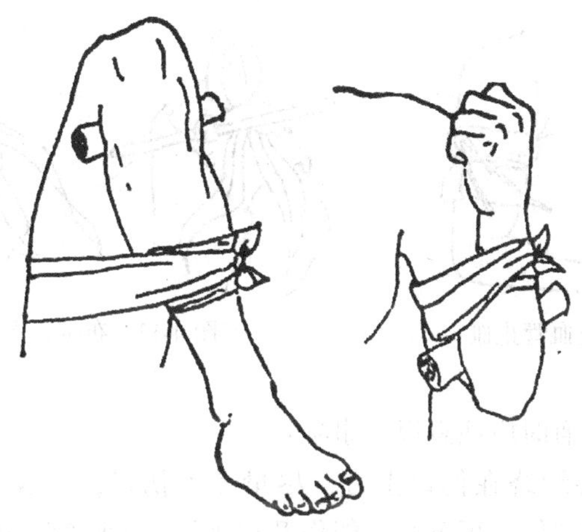

图 4-8 强曲关节法

（五）止血带止血法

此法主要适用于四肢远端较大血管出血，且采用加压包扎止血不能奏效时，如四肢动脉破裂导致难以控制的活动性大出血。其原理是通过捆缚肢体近心端，使肢体动脉压闭而止血。此法止血效果最好，操作也简便，但操作不慎也容易导致不良后果，故现场急救中应慎用。（图 4-9、图 4-10、图 4-11）

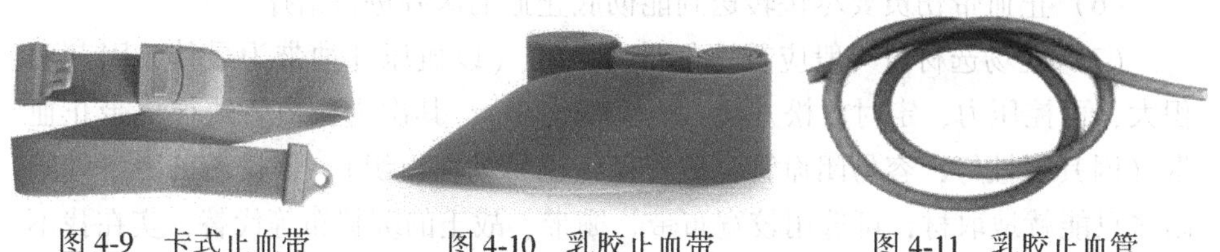

图 4-9 卡式止血带　图 4-10 乳胶止血带　图 4-11 乳胶止血管

上止血带具体操作：先将受伤肢体抬高 2 分钟，使血液尽量回流，然后在扎止血带的局部裹上垫布，止血带第一圈绕扎在衬垫上，第二道压在第一道上面，并适当勒紧，扎到不出血为止。在转运医院途中，结扎止血带处必须有明显的标志，注明上止血带的时间，并向护送人员与伤员本人交待下次应放松的时间，使医院接受病员的医师及时了解止血带已经扣扎的时间，防止肢体发生缺血性坏死。（图 4-12、图 4-13）

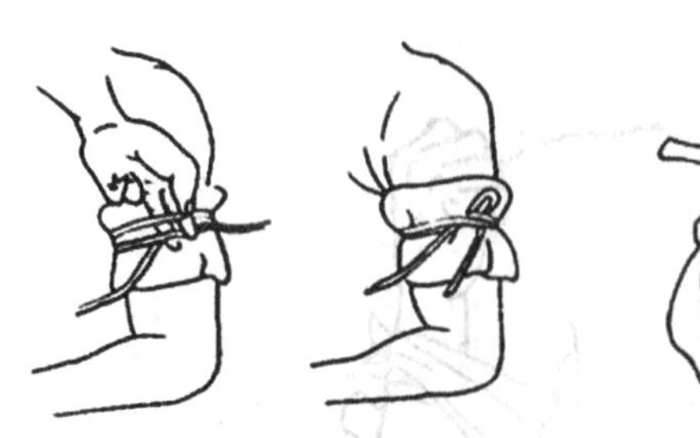
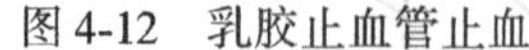
图 4-12　乳胶止血管止血

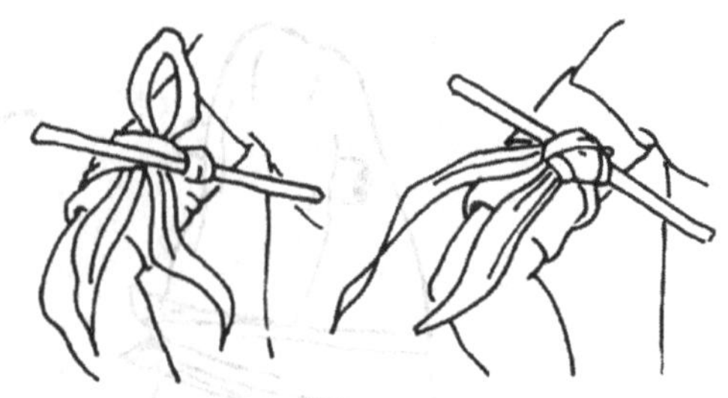
图 4-13　布带止血带止血

应用止血带止血时应注意以下事项：

（1）止血带要缠绕在伤口上方，尽量靠近伤口，一般扎止血带部位是：上臂宜在 1/2 处或略低，再下则可能伤及桡神经；大腿宜在中上 2/3 处或者中下 1/3 处。前臂与小腿双骨部位不可扎止血带，因血管在双骨中间通过，使用止血带不仅达不到止血目的，而且还可能造成局部组织损伤。

（2）止血带不可直接缠在皮肤上，必须要有衬垫物。

（3）止血带松紧度要合适，一般以出血停止，摸不到脉搏为准。

（4）上止血带时间要适当，尽量缩短，每小时放松 1 次，每次半分钟到 1 分钟，放松时如需再上止血带，应用其他方法止血。如转运路途遥远，5 小时后仍未能到达医院，则不必再定时放松止血带。

（5）止血带伤员要有明显标记，说明上带的时间和部位。

（6）止血带伤员要尽快转送到能彻底止血的医院进行治疗。

（7）现场选材时一般应首选气性止血带（以血压计袖带为最佳，因其面积大，可控压力，定时放松方便，组织损伤小），其次为橡皮管或橡皮带止血带（因其弹性好，容易闭血管，但管径细也易勒伤组织）。急救现场因条件限制多只能就地取材，可选用较宽布带、绷带、战士的绑腿布等代替，实在找不到合适止血带材料，可取鞋带、绳索等线材应急，但此时应注意衬垫物应适当加厚。

第二节　包　扎　术

一、概述

包扎术也是创伤现场急救技术中最常用的技术之一。其主要作用为保护创面，同时还有压迫止血、固定骨关节以及敷料作用。

二、包扎方法

包扎根据所用包扎材料不同主要有下面几种：

（一）绷带包扎

绷带是用纱布做成的条形包扎材料，使用方便，可根据伤口灵活运用，用适当的拉力将纱布固定还可达到加压止血目的，故在现场急救中使用较多。但其包扎范围受限，用于胸、腹、臀、会阴等部位时效果不好，容易滑脱。用于胸腹部时包扎过紧还会影响伤员呼吸运动，所以一般用于四肢和头部小面积伤口包扎。

1. 绷带包扎基本原则及要求

（1）遵循无菌操作原则，即使现场条件简陋无消毒条件，也应尽量取干净水冲洗伤口，就地取材时应用尽可能以干净的软布作垫布及绷带使用。

（2）包扎时救护人员应面向伤员，取适宜位置，先在创面上全面覆盖消毒纱布，后使用绷带，左手拿绷带头，右手拿绷带卷，以绷带外面贴近局部，包扎时由伤口低处向上，自左向右，从下到上缠绕。

（3）包扎的绷带松紧应适度，太松易脱落，太紧则易压迫局部血循环导致局部肿胀。

（4）四肢包扎时应让肢体处于功能位，即肘部应弯曲包扎，而腿应伸直包扎。

2. 绷带包扎具体方法

（1）环形法。此法最常用，第一圈稍倾斜，后面各圈环形，并将第一圈斜出角压于环形圈内，最后将尾端撕成两头打结或用胶布将尾端固定。此法最牢靠而简便，主要适用于人体粗细相等的部位，如额部、腕部、腰腹部、四肢等。（图 4-14）

（2）螺旋法。先按环形法缠绕数圈固定，然后向上缠绕，每圈盖住前圈的 1/3～2/3 成螺旋状，最后将尾端固定。此法适用于粗细相差不多的部位。（图 4-15）

（3）螺旋反折法。又叫麦穗法，先作螺旋缠绕，待到渐粗地方就每圈把绷带反折一下，盖住前圈 1/3～2/3，这样由下而上地缠绕即成。此法适用于粗细不等的四肢，如腿部创伤等。（图 4-16）

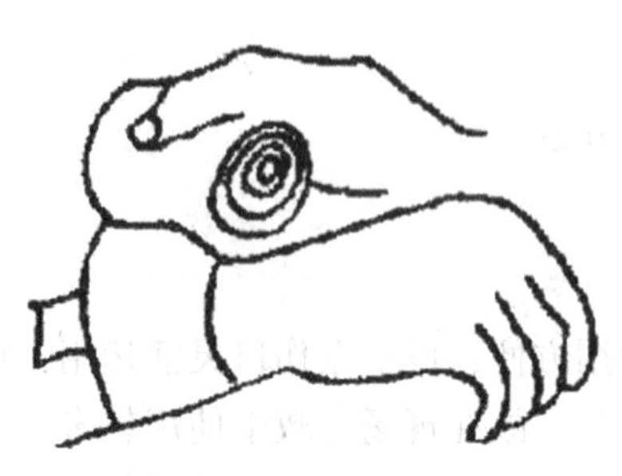
图 4-14　环形包扎法

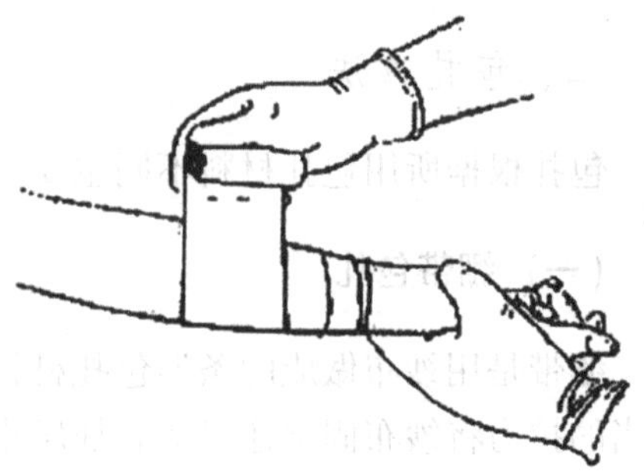
图 4-15　螺旋包扎法

（4）8 字带法。在关节弯曲的上下将绷带由下而上，再由上而下成为 8 字形的缠绕而后固定。常用于肩部及四肢关节处。(图 4-17)

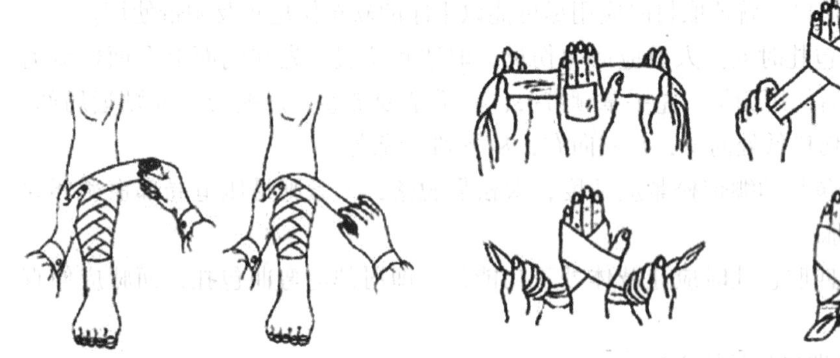
图 4-16　螺旋反折法

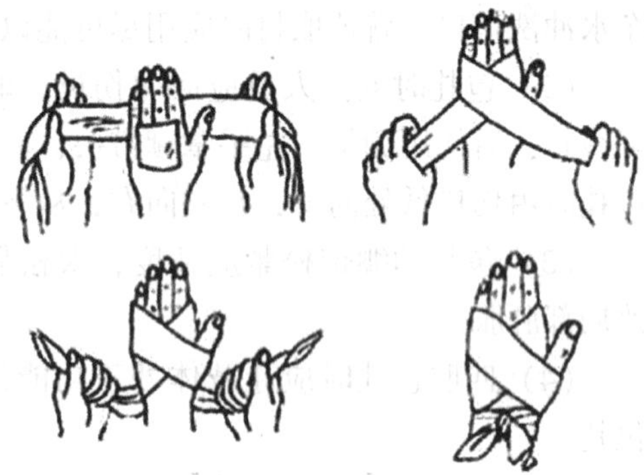
图 4-17　8 字包扎法

（5）蛇形法。与螺旋法相似，但每圈互不覆盖，多用于维持敷料或夹板，松解时较方便。

3. 绷带包扎的注意事项

（1）防止滑脱，绷带包扎要求在活动肢体时不应滑脱。可在开始缠绕时将绷带头压好，然后再缠绕。如需续加绷带，应将两端重叠至少 6 厘米。

（2）包扎四肢时应将指（趾）端外露，以便于观察血液循环。

（3）不要用潮湿的绷带，因干后收缩可造成过紧。

（4）绷带缠绕的各圈应互相重叠，最后在不易受压处打结。

（5）出血伤口应先采取止血措施，再用多量无菌敷料覆盖伤口再进行包扎。

（二）三角巾包扎

三角巾是一种三角形的布巾，因其包扎面积大，使用方便、灵活，可用于身体不同部位特别是较大面积创伤的包扎，故在创伤现场包扎中占重要位置。有些急救包或战士裹伤包中，常用三角巾代替绷带作包扎用。

采用三角巾包扎时根据受伤部位不同有下列具体包扎方法：

1. 头部三角巾包扎

（1）一般包扎法。这是最常用的头部包扎法，适用于一般头皮外伤。其操作是将三角巾底边正中点放在前额眉弓上部，顶角拉到枕后，然后将底边经耳后向上扎紧压住顶角，在颈后交叉再经耳上到额部拉紧打结，最后将顶角向上反折嵌入底边或用安全别针固定。（图 4-18）

（2）风帽式包扎法。将三角巾顶角打结放于额前，在底边中间也打结放在枕部，然后将底边两端拉紧向外反折后，再绕向前面将下颌角包住，最后绕到颈部后在枕部打结。（图 4-19）

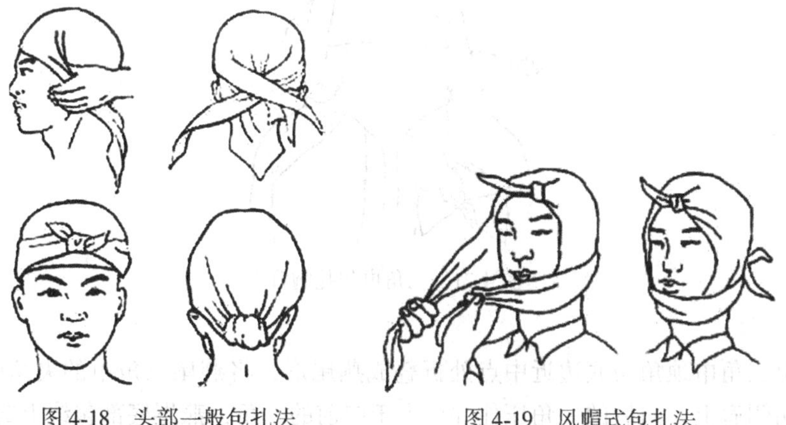

图 4-18　头部一般包扎法　　　　图 4-19　风帽式包扎法

（3）面具式包扎法。将三角巾底边拉向枕部，并上提两底角拉紧并交叉压住底边，再向前绕到颈部打结。包扎后，在眼、鼻、口处各开一小孔，以便护理与观察。常用于面部烧伤或有较广泛软组织损伤时。（图 4-20）

2. 前胸部、背部三角巾包扎

包扎前胸时将三角巾底边向下，围绕胸部于背部打结，将顶角绕过肩部并用一连接的带子与底边打结固定。包扎背部时方向相反即可。（图 4-21）

3. 燕尾三角巾包扎单肩

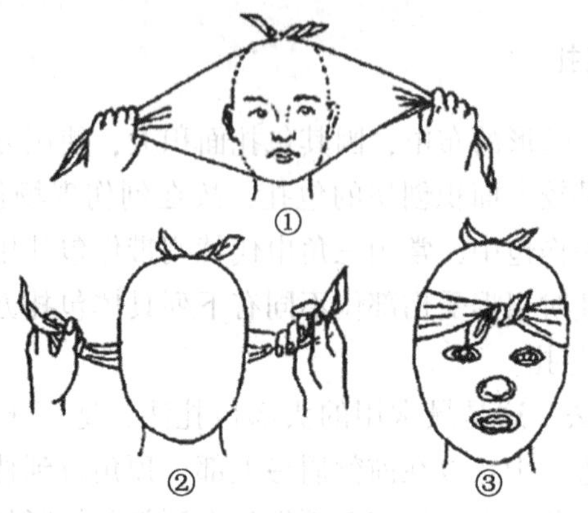

图 4-20　面具式包扎法

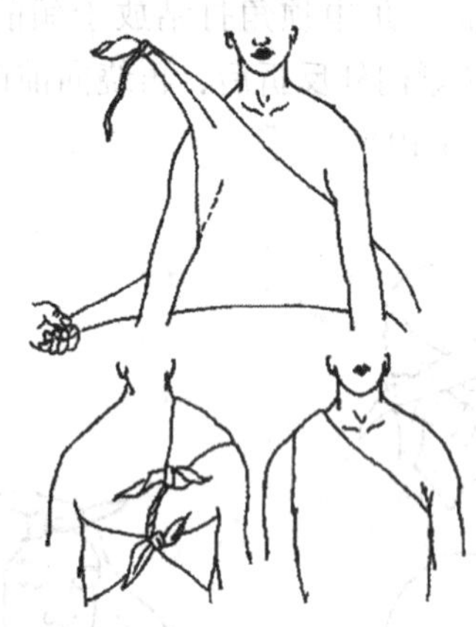

图 4-21　三角巾包扎胸背

由三角巾顶角与底边近中点处折叠成燕尾形，将燕尾三角巾的夹角朝上，放在伤侧肩上，向后的一角压住并稍大于向前的一角，燕尾底部包绕上臂上部打结，然后两燕尾分别经胸、背拉到对侧腋下打结。(图 4-22)

4. 臀部三角巾包扎

将两条三角巾的顶角打结，套于会阴部包住臀部，两三角巾底边分别绕到腰部、腹部打结。

5. 上肢三角巾包扎

将三角巾平铺于伤员胸前，顶角对住肘关节稍外侧，屈曲前臂并压住三角巾，底边两头绕过颈部在颈后打结，肘部顶角反折用别针扣住。(图 4-23)

6. 手、足三角巾包扎

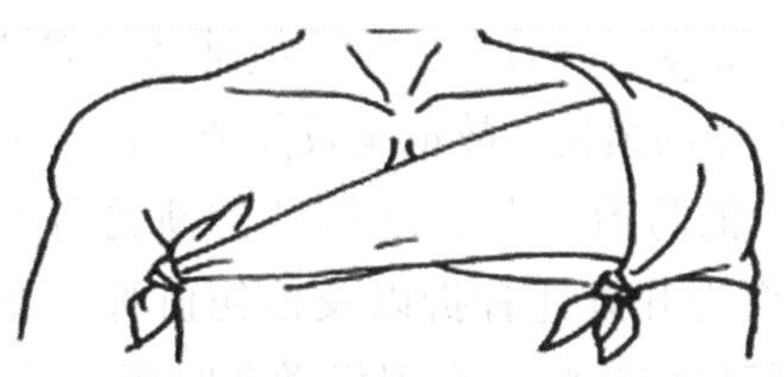

图 4-22　燕尾式单肩包扎

将手或足放在三角巾上，顶角在前拉至手或足的背上，然后将底边缠绕打结固定。(图 4-24)

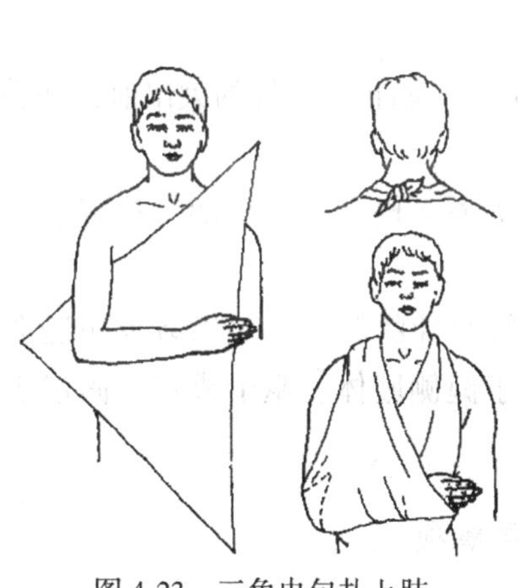

图 4-23　三角巾包扎上肢

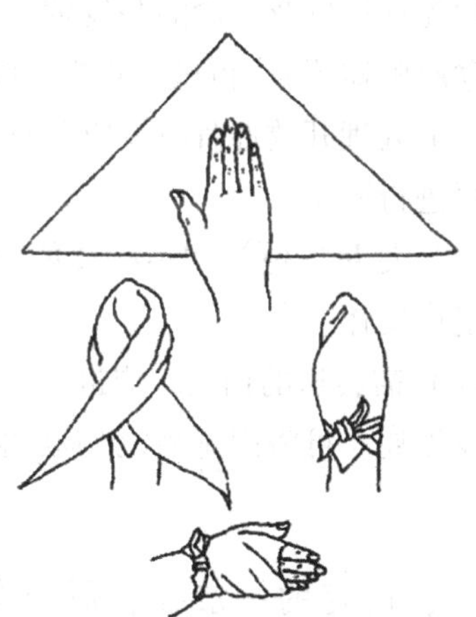

图 4-24　三角巾包扎手足

(三) 四头带包扎

取一长方形布巾，在其两端各剪开一长口，即为四头带，主要用于鼻尖、下颌、外耳、膝盖、肘关节和足跟等小巧、不规则且突出部位的包扎。

第三节　固　定　术

一、概述

固定术是创伤现场急救中常常使用的一种急救技术，主要适用于骨折、关节损伤或怀疑有骨、关节损伤以及大面积软组织损伤者。由于骨、关节损伤后，其周围的软组织，如皮肤、肌肉、血管或神经等多伴有不同程度的损伤，并有全身变化或其他脏器的损伤，故情况较复杂。在创伤的现场急救与治疗过程中，不能忽视并发症的防治。为了使伤员折断的骨质得到休息和正确固定，防止闭合性骨折变为开放性骨折以及损伤血管、神经，减轻伤员痛苦，且便于运送到医院进行彻底治疗，在现场做及时而正确的临时固定是非常必要的。

二、骨折伤员现场急救原则

(1) 迅速了解、简要判断有无危及生命的紧急情况，进行必要的紧急处理。优先处理危及生命的并发症（如大出血、休克）以及内脏伤（颅脑、胸腹及盆腔脏器等），再进行骨折的临时固定。

(2) 处理开放性骨折者应及时彻底清创，制止活动性的大出血，并妥善包扎后再进行固定。

(3) 尽量避免一切不必要的动作，如看到畸形，不可随意拉直或自行做其他复位动作。

(4) 需转送的伤员，应进一步做好暂时性的转运固定以减少搬运造成的损伤及疼痛。可将固定后的伤肢再固定于健侧肢体、躯干或直接固定于担架上。

三、固定的一般操作原则与注意事项

现场急救中多无制式夹板，可采用合适的木制或金属制夹板、可塑性或充气性塑料夹板做临时固定，紧急时可就地取材，用竹竿、木棍、雨伞、树皮等材料固定，但要注意以下几点：

（一）选材

取材时应选择长短、宽窄适合的材料。一般夹板长度应跨骨折处上下两个关节，宽度以能固定且易捆扎为宜。太窄容易在肢体上滑动，太宽则不易捆扎。

（二）夹板位置

固定时夹板应放在伤部的下方或两侧，固定时至少包扎缠绕两处，最好能固定伤部的上下两个关节，以免受伤部位的移动。

（三）衬垫

硬夹板的上面要铺些棉花、软布作衬垫，尤其是骨突处应加厚衬垫，以防皮肤压伤。

（四）先包扎再固定

处理开放性骨折伤者时，应迅速仔细把创口包扎，再上夹板固定。

（五）夹板绑扎顺序

用绷带固定夹板时，应先缠骨折处下部，以免充血。伤肢用夹板固定后，有时还要与健侧肢体或身体绑在一起，用健侧肢体或躯干固定患肢然后转送医院。

（六）松紧度

夹板固定后，应检查是否牢固，松紧度如何，以远端动脉搏动能摸到为准。若伤员伤肢指（趾）端出现发凉或青紫，多提示固定太紧。

（七）功能位

一般上肢骨折者固定时应使上肢保持屈曲状态，下肢骨折固定后应处于直立状态。

四、骨折临时固定方法

（一）上肢骨折固定

用两块临时付木夹板或能适应体形需要的钢丝夹板固定。上臂骨折或前臂骨折均可用付木夹板固定，使用前创口须先妥善包扎。临时付木夹板长度应跨越骨折部位的上下两关节，垫衬垫后用绷带或布带固定夹板与伤肢，并用三角巾或皮带悬吊于颈部，使伤肢肘关节呈约 90°屈曲功能位，也可直接固定于伤员胸壁上。

（二）下肢骨折固定

可用三块付木夹板或钢丝夹板固定，方法同上肢骨折。用夹板固定后再将伤肢与健侧肢体捆绑在一起。小创口者先包扎妥当，天气寒冷时要加厚棉花保温。伤肢的骨突处如后跟、两踝、腓骨头等部位要加厚软垫，以防摩擦或压迫性褥疮。

（三）脊柱骨折的固定

对疑有颈椎骨折者应在颈后枕部垫以软垫，头两旁用软垫固定，头部用绷带轻轻固定平卧于硬担架上。也可用钢丝夹板固定颈部，并使钢丝夹板与双肩绑扎固定，而后安全搬运。

胸腰椎骨折者应平卧在垫有软垫的板床上，不宜用高枕，腰椎骨折者要在腰部垫以软垫，使伤员舒适，无压迫感，同时预防压迫性褥疮。

对疑有脊柱骨折的伤员应严禁随便抱扶、背负、翻身和屈曲等动作，以防脊髓损伤。

第四节　搬　运　术

一、概述

创伤伤员在经过现场初步处理后，就需把伤员从现场送到医疗技术条件较完善的医院，作进一步检查与救治。搬运伤员时要根据伤员具体情况选择合适的搬运方法和搬运工具。搬运转送工作做得及时正确，可使伤员获得全面检查与及时治疗，减少伤员痛苦，否则会加重病情变化，增加痛苦甚至贻误病人的治疗，造成伤残或死亡。如对脊柱骨折无截瘫的伤员，随便抱扶至软担架，动作粗暴，可损伤脊髓造成截瘫。

二、搬运方法

搬运方法很多，现场可因地因人选择合适方法。常用方法有以下几种：

（一）担架搬运法

此法是最常用方法，应作为首选，尤其是针对转运路途较长，伤情复杂、严重的伤员。

1. 担架的种类

根据材料不同有以下几种担架：

(1) 帆布担架：属于软担架，由扣带、负带、横木、木棒各二、帆布一块做成。

(2) 绳索担架：属于软担架，多见于野外现场临时制作而成，主要由木棒、横木各二、绳索若干缠绕而成。

(3) 被服担架：现场临时制作而成的简易软担架，由被套一件、衣服两件或长衫、大衣一件翻袖向内成两管插入木棒，扣上纽扣即成。

(4) 四轮担架：属于硬担架，也是最理想的搬运工具。由轻质合金制成，带四个可任意转向的轮子，可从现场平稳推到救护车、救生艇、飞机内固定好，到医院后可直接推入急诊室，可大大减少伤员痛苦与搬动不当造成的意外。

2. 担架搬运方法

担架搬运时，应由 3~4 人合成一组，将病人平移上担架。病人头向后、足向前，后面抬担架者可随时观察病人。抬担架者脚步行动要一致，前左脚、后右脚，平稳前进。向高处抬时，前面放低，后面抬高，下坡则相反，防止伤员滑落或感到不适。

(二) 徒手搬运法

徒手搬运法即不借助任何工具，直接用抱扶、背负、手抬、拖拉等方法将伤员转运。此法主要适用于现场无条件制作担架、转运路途较近，伤情轻的伤员，如中毒、烧伤等场景中伤员、无躯干骨、骨盆及四肢长骨骨折的伤员，但此法对伤员及搬运者都比较劳累，故不适合病情重伤员。对怀疑脊柱骨折伤者严禁适用徒手搬运法，必须用木板、门板做硬担架搬运。现场条件限制时，应在软担架上伤员脊柱部位垫上木板，以防脊柱骨折后错位损伤脊髓造成截瘫甚至死亡。

第五节 通 气 术

一、概述

通气术又称“防窒术”，是保持伤者气道通畅的方法，也是现场急救常用的急救技术之一，适用于各种原因导致的气道受压和堵塞。

二、窒息原因

外伤引起窒息原因很多，常见原因包括：严重颌面部创伤引起舌喉移位性窒息；颈部气管外伤或气管周围水肿、血肿导致狭窄性窒息；昏迷者咳嗽，吞咽反射减弱或消失所致吸入性窒息和昏迷者舌后坠引起的阻塞性窒息。

三、窒息的表现

（一）缺氧征

缺氧征主要表现为面唇、指（趾）端紫绀、脉搏细快、鼻翼煽动等。

（二）吸气三凹征

由于呼吸道不通畅，伤员极度呼吸困难，吸气时可见锁骨上凹、胸骨上凹、肋骨间隙等深凹。

随着时间的延长，伤者可逐渐出现脉弱、血压下降、瞳孔散大、昏迷、呼吸停止直至死亡。

四、急救措施

对窒息伤员急救成功的关键在于早期发现以及正确处理，根据窒息原因采取对因急救措施。救治时应因地制宜，就地取材，不能受客观条件束缚而贻误时机。常用措施如下：

（一）将移位组织复位

舌后坠引起者，可用舌钳、肠钳牵出或用别针、粗线等在舌尖后 1.5~2 厘米处贯穿舌体拉出，固定于纽扣上或用胶布固定于合适位置。上颌骨骨折引起者，用一木片置于两侧前磨牙部位，两端用绷带上拉固定在头部。

（二）清除口咽腔异物

对于口咽腔异物堵塞引起窒息者，必须尽快将其中的异物清理出来。对比较表浅的异物，可用手指或器械夹出异物。出现嵌顿时可令病人侧卧，用空心拳在其肩胛间猛击 4~5 次，待异物松动后取出或排出。对位置较深或明显嵌顿的呼吸道异物，可以采用海姆里克腹部冲击法进行清理。具体操作：急救者首先以前腿弓，后腿登的姿势站稳，然后使患者坐在自己弓起的大腿上，并让其身体略前倾。然后将双臂分别从患者两腋下前伸并环抱患者。左手握拳，右手从前方握住左手手腕，使左拳虎口贴在患者胸部下方，肚脐上方的上腹部中央，形成“合围”之势，然后突然用力收紧双臂，用左拳虎口向患者上腹部内上方猛烈施压，迫使其上腹部下陷。这样由于腹部下陷，腹腔内容上移，迫使膈肌上升而挤压肺及支气管，这样每次冲击可以为气道提供一定的气量，从而将异物从气管内冲出。施压完毕后立即放松手臂，然后再重复操作，直到异物被排出。

对昏迷牙关紧闭者可用开口器打开口腔取出异物，无法开口时直接作环甲膜穿刺或气道紧急切开急救。

（三）调整气管位置

调整气管位置常常称为开放气道或打开气道，即通过急救人员的手法操作让伤者头尽量后仰，使伤者气道尽可能平直，减少气体进出的阻力。常用手法有：

1. 颌上提法

颌上提法为最佳方法，用双手拇指插入伤员口腔，其余四指托住伤者下颌将下颌上提使头后仰的方法。

2. 托下颌角法

急救者将伤者下颌角向前上托起即可。

3. 颈后仰法

让伤者头后仰至下颌尖和耳垂的连线与地面垂直。

（四）插入导管或口咽吹气管

经口或鼻插入通气导管或口咽吹气管，改善通气功能。无呼吸运动时，可直接经吹气管的另一段将气吹入。

（五）经气管裂口插入气管导管

对颈部气管外伤者，应先控制出血和解除气道堵塞，当伤口与喉或气管相通时，可先从此裂口插入导管，周围用油纱布堵塞，吸去呼吸道内血液及分泌物，待送至医院后行正规气管切开术。

（六）环甲膜穿刺

适用于狭窄性窒息或吸入性窒息，后者一般应作气管切开术，紧急时来不及或无气管切开和插管设备时，可用粗针头行环甲膜穿刺术，在环甲间隙同时插入 2~3 个粗针头，增加通气量，必要时做环甲膜切开术。

（七）气道紧急切开术

1. 气管切开术

主要适用于抢救喉头水肿、异物嵌顿导致喉梗阻等紧急情况，此时伤员高度呼吸困难或濒于窒息，需要立即解除呼吸困难，因此必须争分夺秒，简便敏捷，可在简单消毒无麻醉下进行，迅速解除呼吸道梗阻。其操作如下：

（1）就地选择场所，让病员仰卧，专人扶正头，约束四肢，垫高肩部，术者于伤员右侧用左手拇指、中指将气管两侧软组织后压，使气管上部暴露，右手持刀在颈中线一次将皮肤、皮下组织、颈浅筋膜及气管前肌肉层切开，用刀柄迅速将肌肉在中线分开；

（2）左手拇指、中指不动，保护气管旁组织，用食指在伤口内探查气管并确定拟切开的部位，将胸舌肌及胸甲肌在中线用食指分离，显露气管前壁；

（3）将气管第 3、4 环连同气管前筋膜在中线切开；

（4）用刀柄插入气管切口扩开，插入套管，若无套管可暂插入橡皮管或塑料管以缓解通气问题，进行止血，系好系带。

2. 环甲膜切开术

主要适用于紧急情况伤员呼吸高度困难需立即解除呼吸困难又无实施气管切开条件时的权宜之计，因其安全、简便、迅速，解剖部位浅，易暴露，又无重要组织，操作容易，故可随时使用。但呼吸梗阻解除后，应迅速行正规气管切开术，插入套管以代替经环甲膜切口处插入的导管。

环甲膜切开术操作步骤：先摸清甲状软骨、环状软骨及环甲间隙，用左手拇指、食指固定甲状软骨下缘，在环甲间隙处作 3 厘米横切口，显露环甲膜后紧贴环状软骨上缘用尖刀切开，使喉腔及气管腔与外界相通，通过切口插入气管套管或替代管，缓解呼吸困难，然后固定。若无切开器械或技术条件时，可在环甲膜处插入 2~3 枚粗注射针头通气，急送医院进一步处理。

（八）调整体位

对窒息者应采取头低侧卧或俯卧位，防止舌后坠以及血液、分泌物流入咽腔加重呼吸道堵塞。

第六节　心肺脑复苏术

在创伤急救实践中伤员心跳、呼吸骤停较常见，二者可同时发生，也可能先后出现，多见于颅脑、胸部严重创伤及创伤后休克者，也常见于其他场合如电击、溺水、中毒以及疾病等。一般而言，循环停止后，30~40 秒瞳孔开始扩大，由于延髓缺氧抑制，呼吸功能约在 60 秒内停止。如呼吸先停止，低效循环可维持 5 分钟左右，在 4~6 分钟或更长时间内，脑损害可望逆转。故在创伤现场及运送途中对心跳呼吸骤停者必须争分夺秒展开急救措施，维持有效血循环和呼吸功能。

心肺脑复苏术简称复苏术，就是对心跳、呼吸骤停者采取的积极救治措施。其内容包括三部分：其一立即进行急救处理，以恢复血液循环和氧的供应，即同时建立人工循环和人工呼吸；其二尽快恢复心、肺、脑的自主功能，即自主心跳、自主呼吸与意识恢复；其三为防治复苏后的各种并发症。院前急救主要着眼于第一步，即同时建立人工呼吸和人工循环，后两步为院内救治与康复措施，在此不作过多介绍。

一、心跳、呼吸骤停表现

在创伤现场对心跳、呼吸骤停者急救成功的关键在于早期发现，及时果断采取正确急救措施紧急供氧，然后尽快送到医院。心跳呼吸骤停常突然发生，但严密监护时仍可发现一些前驱征象，表现如下：

（一）先兆征象

神经系统出现烦躁、焦虑挣扎、定向障碍等脑损害表现；呼吸系统出现呼吸困难、急促或变浅、节律失常、喘息痰鸣等症状与体症；心血管系统出现皮肤黏膜斑点、紫绀、周围静脉怒张、脉弱或不规则、血压下降、冷汗、大汗等休克表现。

（二）晚期症状体症

意识突然丧失、颈总动脉、股动脉搏动消失、心音消失；呼吸运动停止或呈叹息样呼吸、皮肤粘膜或颜面口唇呈现死灰色或紫绀；瞳孔散大、脑反射消失；创口出血暗红或渗血停止；全身肌肉松弛；最后心跳、呼吸同时或先后停止。

二、现场急救操作

现场急救任务主要是用人工方法尽快恢复有效循环与通气功能，纠正诱发病因及循环、呼吸骤停后导致的生理紊乱。

（一）复苏操作前准备

(1) 控制外出血，加压包扎并抬高伤肢，疑有腹腔或盆腔出血者可穿用抗休克裤，既可控制出血，有可增加回心血量；

(2) 把伤员放在休克位（头低侧卧位）并抬高下肢增加回心血量；

(3) 打开气道；

(4) 清除口、咽部异物，保持气道通畅；

(5) 失去知觉但仍有足够呼吸的伤员让其侧卧，并使头稍向后仰，既可保持呼吸道通畅，又可避免误吸；

(6) 使伤员头、颈、胸、腹成一条直线，加以支持，然后迅速拖出出事地点，对心跳、呼吸骤停者，应立即让伤员处于仰平卧位进行心肺复苏。

（二）复苏具体操作

完整的心肺脑复苏包括三阶段九步骤，现场急救中心肺脑复苏术主要指第一阶段，即基本生命支持，包括以下三步措施，简称 ABC 三步急救。

1. 控制气道

控制气道是复苏成功的首要步骤，适用于意识障碍、呼吸停止或呼吸运动虽在，但可闻鼾声，提示鼻、口腔甚至咽喉部不畅、人工呼吸有阻力及胸廓运动不正常等伤员。

其操作是将伤员置于心肺复苏体位，术者用一手于伤者两肩中央的背部，另一手托住下颌部，并向前上推，使头部过伸，张开口腔，将舌牵出，清除口腔、咽部异物或分泌物，保持气道通畅。对颈部受伤者，用双手托住其下颌进行。

2. 呼吸支持

呼吸支持即人工呼吸，若气道通畅而呼吸已停止应立即行人工呼吸措施供应氧气，若心跳也停止，人工呼吸应先于心脏挤压，为心脏复苏创造条件。

人工呼吸包括徒手人工呼吸与机械人工呼吸两种（人工呼吸机），现场条件下多只能运用前者。徒手人工呼吸又根据方法不同可分为吹气法和按压法两种，急救者应根据创伤原因、受伤部位及伤者表现选择合适方法。

（1）吹气法

吹气法是现场徒手人工呼吸的首选，根据吹气部位不同分为三种：

a. 口对口人工呼吸

将伤者口唇部置一层纱布（也可不用），术者深吸气后用口紧对伤员口腔用力吹气，吹气时将伤者鼻腔捏闭，待胸廓充分扩张后，将口鼻迅速放松，令胸廓自然复原，达到呼气作用，然后再吹气、放松，节律一般为 14～16 次/分。

b. 口对鼻人工呼吸

方法同上类似，只是吹气时将伤者口腔紧闭，改由鼻腔进出气体。此法主要适用于昏迷牙关紧闭伤员。

c. 口对口唇人工呼吸

此法适用于婴幼儿，吹气时急救者用口同时紧对小儿口、鼻孔吹入气体，待胸廓充分扩张后，将口鼻放松，使胸廓自然复原。

上述三种吹气法在使用时应注意：对成人可用力吹气，一般每次约 1.5 秒，吹气量 800～1200 毫升，排气时间约 2.5 秒。对婴幼儿不宜过分用力，以免肺破裂，以婴幼儿胸廓轻度抬起即可。吹气时可适当压迫伤者上腹部，防止胃充气扩张，引起内容物返流；伤者已行气道切开或环甲膜切开的，可用套管行人工呼吸，但要防止漏气。

（2）压迫法

如果伤者伤情不适合吹气法时，可采用压迫法。

a. 压胸法

此法主要适用于面部损伤或其他不便对口、鼻人工呼吸者。原理是通过按压受伤者胸廓使其胸腔产生正压，排出呼吸道废气，而后放松时候胸廓还原产生负压，吸入空气，从而达到与外界通气、换气的目的。

操作：让伤者仰卧，头后仰，术者位于伤者一侧或骑跨于其髋部但勿坐于伤者身上，以双手置于其胸壁肋弓上方，向内上方充分推压胸廓，尔后松手还原，节律 16 次/分。

b. 压背法

此法主要适用于淹溺者急救，其原理同压胸法。操作：让伤者呈俯卧位，一臂前伸，另一臂屈曲垫于颞部，头偏向一侧，术者将双手置于其胸背两侧，向内下方有节奏、有冲击性按压，节律同压胸法。

3. 循环支持

循环支持就是人工循环，即用人工方法维持伤者血循环，从而保证人体组织细胞对营养物质与氧的需求。现场急救时对心跳、呼吸停止的伤病员进行人工循环应争分夺秒，动作迅速、果断，就地抢救，方法要正确、有效，且与人工呼吸要同时进行。

人工循环有胸外以及胸内心脏挤压两种方法，一般先胸外后胸内。现场急救只用人工胸外心脏按压法。后者主要用于手术室内，胸外挤压无效时使用。

(1) 胸外心脏挤压法

此法是间接挤压心脏，但简便、实用、有效，易于掌握，是首选的方法。未进行挤压前，急救者可先握拳，用右手小鱼际处适度捶击患者的心前区，一次拳击相当于 10WS 电量，可使部份刚停跳 1~2 分钟而其应激性增高的心脏在受击后复跳或消除某些心律失常。但拳击只能刺激有反应的心脏，不能代替有效的心脏挤压，捶击 2~3 次后，体表较大动脉的搏动以及心音仍未恢复时，应立即做胸外心脏挤压。

具体操作方法：让伤病员仰卧于平地或木板床上（如为软床，在背部须临时加垫木板），撤去其枕头，解开其上衣，术者站在患者的一侧或骑跨在其髋部，双手交叉重叠，手指翘起，将下面的手掌根部置于患者胸骨中、胸骨下 1/3 交界处（儿童只用一手掌根部，婴幼儿仅用 2~3 指挤压即可，部位在胸骨全长的中点），两肘关节伸直，借助上半身体重，直接通过肩臂之力，有节奏而带有冲击性的用力，向脊柱方向垂直压下胸骨 3~4 厘米，然后立即放松，使胸廓复原，挤压的时间应短于放松的时间，以便使回心血流充盈心腔。挤压频率为 80 次/ 分（儿童 100 次/分，婴幼儿 120 次/分），挤压有效才能将心室内的血液最大限度地挤出，使动脉内产生一定的压力（>8.0kPa），对改善脏器尤其是脑的灌流才有效。如挤压力太小（胸骨仅被压下 1~2 厘米），或频率太快（成人>120 次/分），或着力点不正确（如压在心前区或剑突），都将降低心排血量，而不利于复苏。挤压力也不能过大，应先轻后重，开始时先做试探性挤压，以感知胸廓的弹性。如挤压力过大或使用暴力，则易发生肋骨骨折、胸骨骨折，甚至引起气胸、血胸、皮下气肿、肝脾损伤或心包内出血及心包填塞等并发症，导致复苏失败。

胸外心脏挤压时应同时进行人工呼吸，两者应保持一定比例。一般单人操作时，为 2∶15，即人工呼吸 2 次后行胸外心脏按压 15 次，周而复始；若现场两人操作，比例为 1∶5，即人工呼吸 1 次，胸外心脏按压 5 次，以此类推。

胸外心脏按压有效表现为大动脉（颈动脉、股动脉）能触到搏动；收缩压≥8.0kPa；皮肤转色，瞳孔缩小，对光有反应；自主呼吸恢复等。

对创伤后心脏骤停的伤员，尽快进行心肺脑复苏基础生命支持阶段的各个步骤是当务之急，但严重创伤病人的心跳停止的原因常为内出血或外出血或心脏直接损伤，在低血容量情况下进行心肺脑复苏效果极差，且一旦建立人工循环后出血已停止处又会开始出血，故现场急救人员必须同时注意控制伤者出血，有条件者可配合使用抗休克裤，不仅对四肢甚至腹部有很好的止血效果，也可增加回心血流。

（2）胸内心脏挤压法

此法为直接挤压心脏，主要用于医院内救治中，胸外心脏按压无效时，通过开胸手术，急救者直接用一手或双手伸入伤者胸腔按压心脏，使心脏被动收缩与舒张，从而维持伤病员有效循环。现场急救因条件限制，多不可使用此方法。

第七节 抗休克裤

一、概述

抗休克裤是一种用聚乙烯制成的双层可充气服装，套于伤者身上后可压迫腹、骨盆与双下肢，通过充分加压减少被压迫组织的血流量，使低血容量休克伤员的回心血量增加 750~1000 毫升，增加有效循环血量，有利于重要器官的灌流，从而起到抗休克作用。对下肢的创伤性出血也具有压迫止血作用，而且对骨折有一定固定作用。对腹部加压时，可明显减少腹内出血。

二、适应证

抗休克裤主要适用于外伤所致大失血，尤其是腹腔脏器破裂所致的内出血者以及骨盆、股骨骨折导致血压下降者。

但对胸部、颅脑外伤导致心源性休克、肺气肿、肺不张、肺水肿、膈上活动性出血者，脑水肿、早期脑疝、颅内活动性出血者和高血压者禁用。

三、操作

先将抗休克裤平铺于伤者双足下，逐渐移至臀部，抬高臀部使抗休克裤进一步移至肋缘下，包裹左右下肢，紧闭尼龙褡扣，再包裹腹部并闭紧褡扣，开启活塞充气，压力达 2. 7kPa~5. 3kPa 时，边充气边量病人血压，当收缩压达 13. 3kPa 时停止充气并关闭阀门，然后快速送至医院。

四、注意事项

（1）妊娠后期不能应用，以免压迫胎儿。

（2）抗休克裤可保持 2 小时，最多不超过 4 小时。若需长时间维持，中途应交替减压、加压，以免下肢缺血性坏死，放气时避免过快再度引起休克。

（3）下肢严重创伤者不宜用。

第五章　机械性创伤的现场急救

第一节　颅脑损伤现场急救

一、颅脑损伤概述

（一）颅脑解剖学特点

颅脑由头皮、颅骨和颅腔内的脑组织组成。

1. 头皮

头皮覆盖于颅骨外面，共有五层，从外到内分别为皮层、皮下组织层、帽状腱膜层、腱膜下层和颅骨外膜。皮层厚而致密，血液循环丰富，含有大量毛发、汗腺、皮脂腺等，易为污垢及细菌隐匿，故脑外伤时尤其是开放性损伤时出血量大，而且容易感染。皮下组织层为致密纤维组织，其将皮层与下面的帽状腱膜紧密相连，当头皮撕脱伤或挫裂伤时，上述三层常一并撕脱或裂开，使颅骨直接外露。帽状腱膜层坚韧而有张力，前连于额肌，后连于枕肌。腱膜下层为疏松结缔组织构成。头部钝器打击时，血液常淤积于此间隙内，形成血肿。颅骨外膜是颅骨外面覆盖的一层薄膜，与颅骨缝处相贴甚紧，但可从颅骨剥离。

2. 颅骨

颅骨包括脑颅骨和面颅骨，共 23 块，为形状、大小不同的扁骨与不规则骨，除下颌骨和舌骨外，其余各骨借骨缝牢固连接，形成面部支架和颅腔。颅腔内有多个腔和孔隙，是人体感觉器官、血管和神经的出入通道。

3. 脑

脑位于颅腔内，由大脑、间脑、小脑和脑干四部分组成。脑干又可分为中脑、脑桥和延髓三部分。脑作为中枢神经系统重要器官，其功能主要是组织协调体内各系统的活动，从而维持人体正常生理活动，并对外界各种刺激进行适当的应答。

脑外面被覆有三层脑膜，从外到内分别为硬脑膜、蛛网膜和软脑膜，其功能是保护脑组织。硬脑膜由坚韧的纤维组织构成，与颅骨之间有一间隙称为硬膜外间隙。颅骨、硬脑膜创伤出血时血液常积聚于此间隙形成硬膜外血肿。蛛网膜位于硬脑膜、软脑膜之间，是一层柔软而透明的薄膜，缺乏血管、神经分布。其与硬脑膜之间的间隙称为硬膜下间隙；与软脑膜之间的间隙称为蛛网膜下腔。蛛网膜下腔充满脑脊液，与脊髓段蛛网膜下腔相连，使脑脊液可以相互循环。软脑膜薄而软，紧贴于脑面并随脑回起伏而深入脑的各沟裂中。软脑膜富含血管、神经，其形成的皱襞参与形成脉络丛，产生脑脊液。这些血管的管壁与神经胶质膜也构成血脑屏障，防止有害物质进入脑组织而保护脑和脊髓。

（二）颅脑创伤特点

1. 颅脑创伤比较多见

颅脑创伤是常见的严重创伤之一，颅脑解剖位置显露，而且一般没有衣物覆盖保护，导致颅脑创伤机会较多。在人为因素导致的创伤场景，如治安案件、刑事案件中，由于颅脑是人体要害部位，因此也常常成为被攻击的主要目标。

2. 颅脑创伤伤情复杂、严重、变化快，死亡率高

由于颅脑解剖结构复杂，脑又是人体中枢神经系统最重要的器官，导致颅脑创伤伤势复杂，病情变化快，有些伤员如重度脑挫裂伤、脑干伤常因伤势危重来不及抢救而死于现场或转运途中；有些伤员如脑外伤引起颅内血肿者常因未及时抢救而危及生命或影响伤员的生存质量。因此，颅脑创伤常常是创伤致死和致残的重要原因之一。临床神经外科医师无法转变由于原发性脑损害所造成的恶果，但却能最大限度阻断与防止继发性脑损害及其并发症的发生，从而改善预后。对颅脑创伤者现场急救的意义也在于此，即通过及时有效的急救措施提高颅脑创伤救治成功率和生存质量。

二、颅脑创伤原因

颅脑损伤特别是闭合性颅脑损伤的发生以及其严重程度常常与暴力作用于头部的位置、力量大小、方向以及颅脑解剖生理都有密切关系。颅骨是有弹性的硬组织，当外来暴力强度超过其弹性限度时，颅骨可发生变形、骨折等病理改变，并使颅腔内脑组织致伤。除暴力直接作用造成头颅局部直接损伤外，颅

骨与脑还可以产生强烈的直线加速运动、减速运动和旋转运动，因而所产生的损伤常复杂而广泛。

（一）直接暴力损伤

此种损伤即暴力直接作用于头部造成着力点处头皮、颅骨及脑组织直接损伤。颅脑损伤多为直接伤，可见于各种创伤情景中。

1. 加速性损伤

运动的物体作用于静止的头部，使头部突然产生快速运动而致伤。如打击伤、撞击伤等。

2. 减速性损伤

高速运动的头部作用于静止的物体，使头部突然减速而致伤。如高坠伤、跌伤等。

3. 挤压伤

由两个或以上相对方向的暴力作用于头部而致伤。如交通事故中部分颅脑损伤。

（二）间接暴力损伤

此种损伤即外力不直接作用于头部，而是暴力在体内经过传导再作用于头部而致伤。

1. 传导性损伤

如高坠时暴力沿脊柱向上传导引起颅底骨折和脑损伤。

2. 挥鞭样损伤

外力突然作用于躯干，使躯干突然加速或减速，由于惯性作用，头部运动落后于躯干而致伤。常见于车辆突然减速或加速时，可导致延髓、脑干、颈髓严重损伤。

3. 胸部挤压性损伤

由于胸部遭受重物或高压气浪作用，使胸腔内压力急骤升高，上腔静脉压力上升，血液逆流，可进一步导致颅内出血。

三、颅脑创伤表现

颅脑创伤根据昏迷的时间及脑组织损伤的严重程度分为四种类型，各自临床表现如下：

（一）轻型脑创伤

轻型脑创伤即单纯脑震荡，是暴力作用于头部引起大脑出现的一种暂时性功能障碍。临床表现为受伤后立即出现的短时间（不超过半小时）昏迷、可有轻度头痛、头晕症状、可有也可无颅骨骨折，神经系统、脑脊液检查均无异常。此型颅脑损伤者预后效果较好，多数病人可自行苏醒，无明显后遗症。

（二）中型脑创伤

中型脑创伤即轻度脑挫裂伤，昏迷时间一般小于12小时，有轻度神经系统症状、生命体征可有轻度改变、有或无颅骨骨折及蛛网膜下腔出血。

（三）重型脑创伤

重型脑创伤即广泛性脑挫裂伤、脑干伤或颅内血肿。表现为昏迷时间大于12小时，意识障碍进行性加重或表现为清醒后再昏迷；生命体征有明显变化；且有明显的神经系统阳性体征，包括意识、精神、眼部运动、感觉、小脑体征等；可有广泛颅骨骨折及蛛网膜下腔出血。此型伤员预后多不佳，死亡率高。

（四）特重型脑创伤

特重型脑创伤即原发性脑创伤严重或伴有其他系统器官的严重创伤。表现为伤后立即深昏迷；去大脑强直或已有脑疝形成，双侧瞳孔散大；生命体征严重紊乱，呼吸困难或几近停止。此型伤员多在现场或运送途中死亡。

颅脑损伤者多有不同程度的昏迷，现场急救时可参照格拉斯哥昏迷评定法判断创伤程度。

四、颅脑创伤早期诊断

颅脑损伤严重且紧急，必须尽早诊断与救治，现场早期诊断力求在2分钟内完成。早期诊断主要靠采集受伤史和检查伤员临床表现进行。

（一）询问受伤史

可向伤员以及在场人员采集受伤史，重点内容包括：

1. 受伤时间

了解受伤时间有助于急救者估计伤情及发展动态。受伤时间至治疗时间的间隔是决定危重伤员生死的极其重要的因素，有些伤情随着时间的拖延，可从可逆性演变为不可逆性，如颅脑损伤导致颅内血肿形成者及时送医院手术治疗可完全恢复健康，而随着时间延长可很快发生脑疝，导致死亡；有些可疑损伤基本上可根据受伤时间来排除，如头部受伤，伤后经 10～12 小时未出现脑损伤症状，则脑损伤的可能性基本上可以排除。

2. 致伤原因以及过程

主要了解暴力来源、性质、致伤部位、方式等，可有助于分析可能受伤部位和严重程度。

3. 受伤即时以及受伤后情况

重点了解有无颅脑损伤症状特别是生命体征变化，如昏迷、中间清醒期、抽搐、失语、瘫痪、瞳孔变化、神经反射、心率和呼吸等。

4. 受伤后处置

是否采取了急救措施？采取过何种措施？

5. 伤前情况

重点了解伤员伤前是否处于特殊生理、病理状态，如醉酒、服用镇静药、脑血管疾病等都可出现与颅脑损伤相似神经系统症状，应注意鉴别。

（二）观察病人症状、体征

1. 局部表现

多数颅脑损伤者可在其头部发现外伤征象，如头皮擦挫伤、皮下出血、头皮血肿、创口及出血等，严重者甚至可见骨折、头颅变形、脑组织膨出等严重病理损害。

2. 全身表现

重点观察伤员意识、瞳孔和其他生命体征情况。意识状态是反映颅脑创伤病情的最客观指标之一，意识障碍程度常代表着脑损伤的严重程度。如果伤员出现“昏迷—清醒—再昏迷”表现，则为急性脑硬脑膜外血肿的典型症状。瞳孔变化是诊断脑损伤后颅内压升高与脑疝形成的简单、迅速而可靠的指标之一，常提示脑疝、严重脑挫裂伤或脑干伤。

除了意识、瞳孔和其他生命体征改变外，部分颅脑损伤者可出现其他表现，如休克、喷射性呕吐等。

五、颅脑创伤现场急救原则

（一）正确判断伤情程度

颅脑损伤伴有昏迷者可用格拉斯哥昏迷评分法快速评估伤员伤情。

（二）保持呼吸道通畅与充分给氧

彻底清除口腔和咽喉部凝血块、呕吐物及呼吸道内膜分泌物，保持气道通畅。对深昏迷者或伴严重胸部创伤者，及时进行气管插管或气管切开术，紧急情况下进行环甲膜切开术或穿刺术。

（三）重点观察伤员意识、瞳孔和生命体征

一旦出现呼吸、循环骤停，及时做心肺脑复苏术。

（四）控制出血与纠正休克

一般颅脑损伤很少发生严重休克（除非头皮广泛裂伤）。如出现严重休克，则应首先考虑失血过多引起的低血容量休克。此时可详细检查有无并发胸、腹脏器、脊柱或四肢开放伤。对严重出血可采取加压包扎出血；对刺入异物在无准备情况下，不要轻易拔除，使之尽量固定，以免晃动或拔除后引起出血或加重脑损伤。

（五）控制癫痫发作

创伤后的早期癫痫多属痉挛型，常在数分钟至数小时内发生。其发生不意味着将永久存在，故只需临时处理。有条件者可用苯妥英纳静脉注射，可有效控制癫痫。现场急救时应重点防癫痫发作时出现舌咬伤，可用筷子或类似材料置于上下齿列之间，也应防止出现跌伤或其他意外。

（六）排查颈椎骨折

对颅脑损伤者应常规检查有无截瘫。据相关文献报道，颅脑损伤合并颈椎骨折几率占 1.2%~19%，而颈椎骨折合并颅脑创伤者约占 25%，由于两者常合并存在，在经特殊检查确诊前，所有颅脑损伤者都应怀疑颈椎骨折存在的可能性。

（七）及时转送

对颅脑创伤者，转送途中也应做好救护工作，防止病情迅速恶化，通知接诊单位做好抢救准备工作。昏迷伤员应采用侧卧或俯卧位，防止舌根后坠与误吸，危重伤员就近送往条件较好医院，不强求送往创伤救治中心或大医院，以免贻误病情；现场抢救后反应良好伤员，可转送至有条件的专科医院。

六、各类颅脑创伤急救措施

（一）头皮创伤

1. 头皮创伤

头皮创伤均由直接暴力形成，创伤部位常为外力作用部位。头皮创伤分为开放性创伤与闭合性创伤。前者指头皮挫裂伤、撕脱伤、锐器切割伤等，表现为局部头皮上不同大小、形态的创口，伴明显外出血。后者包括头皮擦伤、皮下血肿、帽状腱膜下血肿、骨膜下血肿等，表现为头皮完整，有时可见头皮表皮剥脱、头皮下及皮内出血斑块，出血量多时形成头皮下血肿，局部可见明显隆起，触之质软，有波动感。单纯头皮创伤伤情多不严重，预后良好，但广泛性头皮撕脱伤可引起出血性休克致死。

一般而言，对开放性头皮创伤可清洗伤口后加压包扎，有血肿者最好先抽出积血再加压包扎，但有颅骨骨折处不可加压包扎，一般包扎即可，有脑组织膨出者则应作保护性包扎，以防加重颅内损伤。对头皮撕脱伤者的撕脱头皮应清洗后随伤者一起送往医院。

（二）颅骨骨折

单纯颅骨骨折并不严重，无须特殊处理，但若合并脑创伤或颅内血肿时，则可危及生命，可清洁伤口后一般包扎后运送，应严密监视其生命体征与症状，转运途中随时对症处理，维持基本生命体征。

（三）脑震荡

脑震荡是强大暴力作用于头部后大脑立即出现的一种暂时性功能障碍。表现为受伤后立即出现 30 分钟内昏迷，多自行苏醒，伴逆行性遗忘，预后良好，无明显后遗症。部分伤员可伴面色苍白、冷汗、血压降低、脉搏呼吸浅微等。极少数严重脑震荡可直接导致死亡。

对脑震荡者应尽早送医院，途中注意意识、瞳孔、呼吸、脉搏等基本生命体征，有创口者包扎创口止血。

（四）脑挫裂伤

脑挫裂伤是指严重的脑组织及其血管和神经的器质性损伤。多因强大暴力直接作用于头部所致，如车祸、高坠、钝器打击和枪弹射击等形成。挫伤与裂伤常同时存在，但也可分别出现。主要表现为长时间意识障碍，一般长于30分钟，可达数日、数周、数月、数年。同时伴有生命体征变化如血压上升、脉搏、呼吸浅慢等；蛛网膜下腔出血者可引起颅内压升高，血压下降、脉搏加速、休克等。有些伤员可有脑局部性体征，提示大脑受伤部位如运动性失语、口角歪斜等。部分伤员可出现癫痫发作，多见于儿童。重度脑挫裂伤者生命体征明显变化，表现为深呼吸、瞳孔散大、对光发射消失、脉搏弱、心跳变慢、血压降低、呼吸不规则甚至停止、体温上升等。

对脑挫裂伤者现场急救主要是对头部创口止血和保护性包扎；转运途中严密观察生命体征，随时做心肺脑复苏术，保持呼吸道通畅。

（五）脑干损伤

脑干损伤是指中脑、桥脑及延髓的损伤，分原发性与继发性损伤两种。前者由外伤直接引起，伤情严重，死亡率高，多当场死亡；后者是指颅内压增高引起的合并症之一，可通过有效预防和及时治疗，预后效果较好。

脑干损伤表现为深昏迷，持续时间长，甚至终生昏迷、去大脑强直或去脑强直，轻微刺激可发作，也可呈角弓反张，此体征消失而出现四肢肌张力低下或消失，常为临终表现。另外可出现瞳孔时大时小、两侧眼球分离，同向偏视或同向运动障碍、生命体征极不稳定，呼吸循环功能紊乱、颅神经损害症状、中枢性高热，身体两侧出汗不对称等。

对脑干损伤现场急救同重度脑挫裂伤，以维持生命功能、预防并发症为主，尽快送医院救治。

（六）颅内血肿

颅内血肿为颅脑创伤常见的继发性病变，也是颅脑创伤死亡的最直接的原因之一。根据破裂脑血管不同血肿可发生于颅内各处，如硬膜外血肿、硬膜下血肿、蛛网膜下血肿、脑内血肿等。有的表现为巨大血肿，有的为散在性斑点状出血。无论是何种情况，当颅内出血达到一定数量时，均可引起颅内压升高，进而发生脑疝，出现压迫症状。

颅内血肿因出血部位、出血速度与伴发的脑损伤不同，可出现各种各样的临床表现，但仍有一些共同规律。如能细致观察，反复检查，则有助于早期诊断。诊断依据有：

1. 意识变化

颅脑创伤后意识进行性恶化常为颅内血肿的重要诊断依据，常有以下几种情况：

（1）昏迷→清醒→再昏迷，即头部创伤后立即出现昏迷，而后意识恢复，一段时间后再次昏迷，而且一般不超过 24 小时并进行性加重，此乃硬脑膜外血肿典型症状。

（2）昏迷→短期好转→昏迷，即中间清醒期不明显，多见于严重原发性脑损伤患者的颅内血肿。

（3）持续昏迷呈进行性加重，说明伤情严重，颅内压升高快，易发脑疝，多见于硬膜下血肿。

（4）清醒→昏迷，头部外伤后无原发性昏迷，而是伤后一定时间出现昏迷并呈进行性加重，主要见于小儿颅内血肿。

2. 瞳孔变化

先出现单侧（伤侧）瞳孔变小，几分钟后该侧瞳孔散大，对光反应下降，此时多提示伤情严重，脑疝形成，失去早期抢救机会。

3. 运动、感觉、反射变化

脑外伤后逐渐出现一侧肢体化特征，是脑受压表现，提示对侧受伤；多数伴有明显感觉障碍。

4. 生命体征变化

表现为血压先升后降、脉搏先减慢而后快弱、呼吸深慢而后不规则、潮式呼吸等，随后呼吸、心跳骤停。

对颅内血肿者现场急救重点在于维持生命体征，及时转运至附近有脑外科手术条件医院。

第二节　颌面部创伤急救

一、颌面部解剖及创伤特点

颌面部上起自发际，两侧以耳朵为界，下界为下颌。主要由 15 块面颅骨组成，上面覆盖较薄的软组织。由于其位置显露，创伤机会较多，无论平时、战时都容易遭受外伤。在现代占创伤原因首位的交通事故中，伴有颅脑、颌面部和颈部损伤的比例高达80%。

由于颌面部自身的解剖结构与功能的特殊性和复杂性，颌面部创伤常具有以下特点：

（一）出血多

由于颌面部血液循环丰富，故外伤尤其是直接暴力作用于颌面部时出血量大，伤后组织的破损、移位、出血、肿胀均显而易见，伤员容貌发生明显变化，容易给人伤势“严重”的印象。

（二）常合并颅脑或颈部严重损伤

颌面部上邻颅脑、下接颈部，损伤时常伴有不同程度的颅脑、颈部器官严重损伤，所以对严重的颌面部创伤者，一定要坚持整体观念，迅速发现、排除威胁生命的伤情。不仅要及时恰当地处理颌面部的软、硬组织损伤，更重要的是做好抢救工作，察觉可能很快就要发生的严重合并症。

（三）常影响容貌和五官功能

颌面部集中着人体眼、耳、鼻、口等重要感觉器官，还有面神经、唾液腺及导管，严重的颌面部创伤不仅直接影响伤员的视、听、嗅、味、言语、进食和呼吸等生理功能，而且会破坏伤员的容貌特征和表情，处置不当或治疗效果不好，必然影响伤员日后生活质量。

（四）容易感染

颌面部天然腔窦较多，如眼、耳、口、鼻腔，在面颅骨中间还有4对鼻窦开口于鼻腔，这些天然的窦隙存在大量病原微生物，颌面部伤口如果与这些窦腔相通，极易发生感染。

（五）二次弹片伤

颌面部由多骨骼组成，上下颌骨上又有牙齿，易造成继发性损伤，特别是火器性损伤，碎牙片或碎骨片受到高速子弹打击后，可向组织内散射，称为“二次弹片伤”，造成复杂的创道和深部感染。

严重的颌面部创伤致死的原因主要是呼吸道障碍导致窒息和大出血休克。

二、颌面部创伤的早期诊断

颌面部创伤者常给人“表里不一”的假象，故在创伤现场，对貌似严重的颌面部外伤者不要仅注意其颌面部的伤口、出血、肿胀等表象，而应首先排查有无危及生命的颅脑、颈部外伤以及其他严重合并症并及时处置，在确保无危重伤情时再仔细查体，尽量确诊。

（一）迅速排查危重伤情

1. 呼吸道阻塞

颌面部伤中对伤员生命威胁最大的就是呼吸道障碍。严重颌面部创伤常由下列因素造成呼吸道阻塞。

（1）血凝块、血液、涎液等分泌物，或骨碎片、碎断脱落的牙齿以及其他异物堵塞喉头或气管。昏迷伤员可因误吸血液或呕吐物入呼吸道而导致呼吸道阻塞。

（2）下颌骨骨折、口底严重损伤导致口底、舌根、咽、喉部水肿或血肿闭塞气道。昏迷的伤员舌根后坠，堵塞呼吸道。

（3）上颌骨横断骨折，骨折段下坠，使舌根后坠堵塞咽腔。

呼吸道通气障碍可因上述多个因素同时作用造成。早期伤员表现为烦躁不安、汗多、呼吸困难，呼吸闻及喘鸣音，鼻翼煽动，口唇紫绀，严重时呼吸浅快，出现“三凹征”；后期出现口唇青紫，脉搏快弱，血压下降，瞳孔散大，最终窒息死亡。

2. 出血

面部血运丰富，创伤后可发生大量出血，应详细检查出血部位及性质。

3. 休克

休克多由于失血引起，但单纯颌面部外伤的失血性休克少见，合并休克时应考虑伤员是否合并颅底骨折或其他部位的大血管损伤。

4. 其他合并伤

严重颌面部创伤合并颅脑损伤几率可高达38%。在没有足够依据排除其他创伤之前，对严重颌面部创伤均应进行全身检查，注意伤员的意识、呼吸、脉搏、血压、心跳等生命体征和瞳孔变化，同时进行神经系统检查，在处理颌面部局部软组织伤、硬组织伤前排除颅脑创伤、颈椎及脊髓损伤等严重伤情的可能性。

（二）一般检查

重点观察伤员的颌面部外形改变和创口伤情，看两侧颌面是否对称、组织有无肿胀、牙齿能否咬合、张口是否受限、口腔、鼻腔、眼睑以及结合膜有无出血，眼眶周围皮下有无眼镜瘀斑、是否有脑脊液耳漏、鼻漏等；可用手感触骨结构的对称性、肿胀部位和压痛点，是否有面骨的异常活动或骨摩擦感，有无皮下气肿等。

三、颌面部创伤的现场急救

（一）处理窒息

根据伤情可采取以下措施：

（1）取头低侧卧或俯卧位，头偏向一侧；

（2）松解颈部衣领和扣子；

（3）迅速清除咽喉部异物、凝血块、骨碎片以及分泌物；

（4）舌后坠者用舌钳、缝线、巾钳、甚或别针将舌牵出并固定；

（5）上颌骨骨折软腭下陷者，可用压舌板、竹筷或其他物品放于两侧前磨牙部位，托起上颌，固定于头部；

（6）咽喉部肿胀、或有明显血肿者，可经鼻腔或口腔进行气管内插管，紧急情况下可进行环甲膜穿刺或紧急气道切开术。

（二）控制止血、抗休克

颌面部创伤者出现休克首先考虑失血，应根据出血部位、性质采取合适止血方法：

1. 指压止血

为创伤现场急救首选止血方法，可用手压迫伤侧甚至双侧面动脉止血。严重颌面部创伤大出血时，可直接压迫患者侧颈总动脉，但此举有可能引起心动过缓、心律失常，故非紧急情况不宜采用。

2. 加压包扎止血

对一般性出血或大出血控制后，可将软组织复位，采用绷带、四头带或三角巾加压包扎止血。包扎时注意压力适度，不能因加压而使骨折移位增加或影响呼吸通畅。

3. 填塞止血

对较大的开放性及洞穿性伤口，可用纱布块填塞在伤口内，再用加压包扎法止血。但应注意对颈部和口腔创口，填塞后不能影响呼吸。鼻道出血者，若无脑脊液鼻漏时，可用凡士林纱条填塞，效果不佳者可进行鼻后孔填塞止血。

4. 结扎止血

创口内活跃性出血，可用止血钳夹住血管断端结扎，深而广泛的出血，可进行供区动脉结扎。现场紧急时可先用夹子、小钳子夹住血管断端，连同夹子、钳子一起妥善包扎后送医院处置。

5. 药物止血

对小动脉和静脉出血可用中成药，止血粉剂外撒配合加压包扎，控制出血，然后尽快送医救治。

（三）转运

现场处置妥善后尽快送医院进一步救治。

第三节　颈部创伤急救

一、颈部解剖与创伤特点

颈部位于头与躯干之间，其前方上界是下颌骨下缘到乳突连线，下界是胸骨柄、锁骨上缘。颈后方上界是枕骨粗隆下缘至乳突连线，下缘是锁骨至第七颈椎棘突。从内部结构上看，除了后部的颈椎外，主要为软组织和软骨组织，体表无坚硬组织护卫，故易于受伤，无论钝器、锐器、火器均可致伤；从功能上看，颈部本身虽无重要脏器，但却为许多重要器官，如气管、食管、颈动静脉、迷走神经及颈髓的必经之路，一旦颈部受到强大暴力作用，后果多较严重，常常为致死性损伤。

颈部创伤致命性并发症主要为窒息和大出血导致的失血性休克。少数伤员可死于空气栓塞。

颈部创伤多合并颅脑、颌面部甚至胸腹部损伤，此时伤情更复杂，现场处置时应全面考虑。

二、颈部创伤原因

颈部创伤多因意外事故或灾害造成，如高坠、交通肇事、自然灾害和治安事故引起，也可因自伤、他伤所致。

（一）钝性暴力作用

主要见于钝器打击、绳索勒或缢、高处坠落和爆炸冲击形成，也可因间接暴力所致，如车祸中挥鞭样损伤。以闭合性损伤为主，可因颈部肌肉与血管损伤而引起大出血或气管受压、移位、塌陷等导致窒息；或合并颈椎骨折、脱位及脊髓损伤等严重后果。颈动脉窦受刺激可导致意识丧失、脉搏缓慢、血压下降、声门痉挛甚至呼吸、心跳骤停而死亡。

（二）锐器切割、枪弹射击作用

多表现为开放性甚至穿透性损伤，如枪弹、弹片、铁片、玻璃片、刃具等直接作用于颈部，使颈部血管、气管、食管及神经被穿透或切断，导致大出血而并发休克而死亡，或者引起窒息、气体栓塞等致命性后果。

三、颈部创伤表现

（一）局部损伤

闭合性损伤可表现为局部表皮剥脱、皮下出血、挫伤等，局部可见青紫、肿胀或畸形。开放性损伤可见颈部创口伴不同程度外出血。

（二）全身症状

气道受阻者可表现窒息症状，如紫绀、呼吸困难、喘鸣音、吸气性三凹征等；大出血者可表现为苍白、冷汗、大汗、昏迷、血压下降、呼吸和脉搏弱而慢等休克症状与体症。

四、颈部创伤现场早期诊断

颈部严重创伤伤情多重而复杂，现场急救必须争分夺秒，早期诊断可依据以下几点：

（一）颈部损伤史

可简单扼要地询问颈部受伤经过、时间、原因，是否有锐利异物进入颈部深层，做过何种处理等。

（二）气道障碍表现

1. 呼吸困难和喘鸣

多由于喉软骨骨折、气管离断或因伤毁损引起。

2. 紫绀

由于气道堵塞导致缺氧，伤员口唇、指（趾）端、颜面甚至全身严重紫绀。

3. 咳血

血液进入喉或气管引起剧烈咳嗽，咳出物混有气泡和血液。

4. 皮下气肿

气道受伤破损时气体可经破裂口到达皮下积聚形成皮下气肿，如大量气体进入纵隔则可很快引起呼吸窘迫。

5. 伤口有气体进出

颈部开放性伤伴气管破裂时，气体可由气管裂口进出，颈部创口可见血气泡。

6. 声音嘶哑

多由于甲状软骨骨折或环甲关节脱臼，使喉前后径变窄造成声带弛缓；或喉返神经因环甲关节脱臼而损伤，声带麻痹引起。

7. 喉和气管移位

多由气肿或血肿压迫引起，可观察到喉和气管往对侧偏移。

（三）出血

颈部两侧有并行的颈动脉、颈静脉，深部还有椎动脉穿行，一旦损伤上述血管时，可引起大量甚至致命出血，伤者常常很快导致休克。

五、颈部创伤现场急救

（一）处理呼吸困难和窒息

喉软骨、气管塌陷或气道周围血肿压迫引起的狭窄性窒息可进行气管内插管，异物吸入引起的堵塞性窒息可进行环甲膜穿刺或紧急气道切开术处理。

（二）控制大出血、抗休克

颈部开放性损伤引起大出血常是颈部创伤致死的最主要原因，现场应立即采用指压止血法。创口小者可用大拇指压迫颈总动脉近心端，向后压向脊柱；伤口不深未伤及大动脉时候也可采用单侧加压包扎法；创口较大，疑有大血管破损或横断者，应用两指分别压迫颅端及尾端，以控制出血。切忌用绷带环颈压迫止血。若刺伤时应注意是否有异物（如铁屑、玻璃碎片等）深藏于颈内。若有，则不应直接压迫伤口处，否则有加重损伤的危险。对严重出血采用指压止血，指压者应一直跟入手术室，直至麻醉消毒完毕后，再换第一助手压迫即可放松。

（三）转送

经过现场急救后，将伤者尽快送至合适医院。运送途中应取头低侧卧位，防止血液、气道分泌物、呕吐物进入下呼吸道。不能排除颈椎骨折者，应取头低仰平卧位，并将头部固定于担架上，以防颈髓损伤。

第四节　胸部创伤急救

一、胸部创伤概述

胸部由胸壁、胸廓以及胸腔组成。胸壁主要由胸、背部皮肤、皮下组织及肌肉等软组织组成，覆盖于胸廓表面，胸壁肌肉收缩与舒张是呼吸运动的主要动力。胸廓是由胸椎、胸骨、肋骨及肋间组织所构成的一个桶状骨性支架，与胸壁软组织一起对胸腔脏器起保护作用。胸廓内层为壁胸膜覆盖，其围成的容腔即为胸腔。胸腔内主要脏器为心脏、肺以及与之相连的大血管和神经。正常人吸气时呼吸肌收缩，胸廓向上、向外提升，胸腔内产生负压，使空气进入呼吸道；呼气时呼吸肌舒张，胸廓自然回收，胸腔内负压减少，可将呼吸道内废气排出体外。

胸部创伤在平时和战时都较常见，因遭受暴力强度、性质不同可造成不同程度损伤，可表现为胸壁创伤、肋骨、胸骨骨折和胸腔内心、肺及大血管损伤。由于胸腔内含有与生命攸关的两个重要脏器即心脏和肺脏，故胸部创伤后常导致不同程度的呼吸、循环功能紊乱，上述严重创伤如处理不当，常会立刻危及生命。因此，现场早期迅速采取正确紧急抢救措施，是提高严重胸部创伤抢救成功率的关键。

胸部创伤的致死并发症包括血胸、气胸、连枷胸和失血性休克。

二、胸部创伤的原因

胸部创伤的原因很多，可见于各种创伤场景中。

(一) 钝性伤

钝性伤多为闭合性创伤，常因车祸、挤压、冲撞和压砸等钝性暴力直接作用于胸部而致胸壁、胸廓及胸内脏器受伤；也可因行车途中骤然减速、扭伤、腹部压轧伤、胸部前后挤压和高处坠落等间接暴力致心脏大血管破裂、支气管断裂或膈肌破裂等损伤。

(二) 穿透伤

多因锐器切割、刺入和枪弹射击胸部而致伤，此类损伤多为开放性损伤，其损伤程度与致伤物的大小、作用面形态、力的大小和方式、子弹速度、射击方向以及枪弹是否在体内爆炸等因素有关。

(三) 爆震伤

常因爆炸产生高压气浪或高坠于水面时水浪冲击胸部，可引起肺水肿和肺毛细血管出血。

三、胸部创伤的表现

胸部创伤轻重程度不一，可只有胸壁损伤，也可能伴有严重的胸腔内脏器和大血管破裂，因此伤者表现也可不同。

(一) 局部表现

闭合性损伤常可表现为局部表皮剥脱、皮下出血、挫伤伴疼痛，有时可见明显畸形。开放性胸壁创伤可在胸壁发现不同形态的创口以及不同程度的外出血。

(二) 全身表现

根据胸部创伤直接损伤的组织、脏器不同可有不同表现。

1. 咯血

胸部创伤伤员经口腔吐出血液，常提示呼吸道、上消化道或鼻、口腔有损伤。凡先有恶心及上腹部不适，再呕出混有食物的血液并排黑色大便的为呕血，提示有食管或胃等上消化道损伤出血。凡先有喉部刺激作痒感，引起咳嗽，咳出物带血者为咯血，说明呼吸道有损伤出血，肺或支气管损伤可有痰中带血或咯血。大支气管损伤后，咯血出现较早且量多。肺挫伤或爆震伤则咯出泡沫样血痰。鼻腔及口腔内出血通过检查多可与胸部创伤咯血相鉴别。

2. 呼吸困难

可表现为气短、呼吸费力、气不够用、不能大声说话，它既是伤员的自觉症状，又是客观体征。严重呼吸困难常迫使伤员采取坐位，呼吸极度迫促，烦躁不安，鼻翼煽动，甚至紫绀，进而出现“三凹”体征。其出现原因可能为胸壁伤痛使胸廓活动受限，呼吸浅速；呼吸道有分泌物、血液或异物潴留不易咯出，导致呼吸道梗阻及肺膨胀不全；创伤后气胸或血胸压迫、或膈肌破裂，使肺受压萎陷，顺应性降低，气体交换量减少；多发肋骨骨折或连枷胸破坏了胸廓的完整性，使胸廓顺应性降低，胸壁软化，产生反常呼吸，换气不足，导致缺氧以及二氧化碳潴留；肺挫伤、肺爆震伤、肺出血以及创伤性小支气管痉挛等，使气体交换量减少。一般来说，吸气性呼吸困难常提示可能有上呼吸道不完全堵塞，如上呼吸道内异物存留或肺实变和肺水肿等使肺顺应性降低；呼气性呼吸困难多见于下呼吸道不完全阻塞，如下呼吸道有血液或分泌物潴留。

3. 休克

伤者表现为烦躁不安，面色苍白，脉快而细弱，血压下降，四肢湿冷等。胸部创伤发生休克者，多提示伤情严重，如不及时纠正，可能很快发展为不可逆性。休克发生的主要原因为张力性气胸、开放性气胸或创伤性隔疝压迫纵膈，影响静脉血液回流；或急性心包填塞使心脏功能不全发生心源性休克；或胸内大出血或多发性创伤其他部位大出血，使有效循环血量急剧减少导致失血性休克；严重创伤刺激胸膜以及肺门神经，使大脑皮质功能紊乱，中枢调节作用失常，即所谓胸膜肺休克。

4. 昏厥

昏厥是一种突发而短暂的意识丧失。伤员伤后立即昏厥，在排除其他部位出血时，提示胸腔内有大量出血或较严重的心肌挫伤。

5. 胸痛

自感程度不同的胸痛与压痛，伴有胸壁骨折者常因疼痛而影响呼吸运动。

6. 呼吸运动异常

当胸壁、胸膜、肺脏有创伤时，胸式呼吸可减弱或消失，腹式呼吸代偿性地加强。当膈肌或腹腔有创伤时，腹式呼吸可减弱或消失，而胸式呼吸代偿性地增强。胸部创伤局限于一侧或一侧的某一部位时，伤侧的呼吸运动减弱或消失，而健侧的呼吸运动常出现代偿性加强。胸部创伤涉及两侧时，胸廓两侧呼吸运动均减弱，但创伤较重的一侧减弱更明显。相邻近肋骨发生多根、多处骨折后，该部胸壁失去正常支撑，可造成局部胸壁软化与浮动。吸气时，胸内负压增加，软化区内陷；呼气时，胸内负压减少，软化胸壁区外凸。这与正常呼吸运动的方向恰恰相反，即称为反常呼吸运动。严重的反常呼吸常影响气体交换，并可使纵隔摆动，从而出现回心血量和心输出量的减少，引起呼吸循环功能障碍。若前胸壁多根多处肋骨骨折或合并胸骨骨折时，则可出现跷跷板样运动，吸气时胸壁下陷而腹部凸起，呼气时腹部下陷而胸壁凸起。如有气胸或血胸时，双手触诊胸壁可知两侧呼吸运动不一致。

7. 胸廓畸形、瘀斑和血肿

一侧或局部塌陷，可见于肺不张；一侧或局部隆起，常见于有较大量的胸膜腔积气、积血或皮下气肿；胸壁的局限性隆起常见于单纯性肋骨骨折和胸骨骨折后折端重叠移位；胸壁广泛性肿胀，多见于张力性气胸引起的皮下气肿，可扩展至头、颈、胸腹和四肢；钝性暴力引起的皮肤瘀斑或皮下气肿，常提示有肋骨骨折或（和）深部器官挫伤。

8. 紫绀

紫绀为呼吸功能不全时的常见体征，多由低氧血症引起，提示肺部气体交换与氧合不足，或创伤性休克血流灌注明显减少。

9. 胸部伤口

常因致伤原因以及创伤轻重不同，伤口的大小、深浅和污染程度也不相同。必须根据致伤物、创道、伤员体征等判断有无伤及胸膜，推测可能伤及的脏器与组织。伤口与胸膜腔相通者，空气可经伤口随呼吸而进入胸膜腔，形成开放性气胸；有时，伤口内可见溢出或喷出的血液及血气泡。

10. 皮下气肿

气管、支气管、肺或（和）食管裂伤者可并发皮下气肿，在伤者颈、胸部皮肤肿胀区，用手指轻压，可触及捻发感或握雪感。纵隔胸膜未破裂者，气体先形成纵隔气肿，再向颈、肩和胸壁扩散；如纵隔胸膜同时破裂，则既有纵隔气肿并皮下气肿，同时又有张力性气胸并皮下气肿，气肿蔓延很快。

11. 创伤性窒息

某些胸部创伤（挤压伤）后可发生创伤性窒息。原因为胸部或上腹部突然受到持续性挤压，在挤压瞬间出现声门关闭，胸腔内压力急剧上升，迫使右心的血液经上腔静脉逆流，造成头、颈、臂毛细血管破裂瘀血。皮肤呈青紫色，眼结合膜、皮肤有出血点，可有口鼻出血。严重者会影响视力、出现脑水肿、昏迷。

12. 胸腔内异物

在火器伤或其他穿透伤时，胸腔内可有异物存留，必须分辨异物性质、部位和与邻近脏器的毗邻关系。

13. 其他常见体征

胸部创伤者还可有心尖搏动移位、颈静脉怒张、气管偏移、压胸疼痛、语颤与叩诊异常等。

四、胸部创伤的现场早期诊断

（一）胸部外伤史

可向意识清醒的伤员以及现场目击者采集外伤史，但对威胁生命的严重胸部创伤，则必须是在采取急救措施后再询问外伤史。采集外伤史主要从以下几方面进行：

1. 受伤时间

追问受伤时间，可以使急救人员推算出伤员已负伤的时间，进而对目前症状进行估计与推测。引起严重心肺功能紊乱的胸部创伤多在伤后早期出现，例如张力性气胸、开放性气胸、胸内大出血或心包填塞等，这些均是早期严重威胁生命的创伤，需要及时作出诊断和处理。受伤一周后出现的严重问题多为胸部创伤引起的急性感染或其他合并症。

2. 受伤时体位

受伤时体位对诊断与估计伤情有较大意义，如车祸时司机与乘客的伤情往往不一样，司机多为胸部撞击方向盘，造成心肺挫伤及气管、主动脉破裂；而乘客则无固定的伤类。老年人或滑雪者滑倒时背部着地，有可能发生主动脉破裂。

3. 致伤物

钝性外力所致的闭合伤，体表可无明显伤痕，但内脏却可能广泛损伤。老年人骨质松脆，作用于胸部的钝性外力不大也易引起骨折；青年人肋骨富于弹性，较大外力也不一定引起骨折，但却可伤及内脏，故不能以有无肋骨骨折来推断外力的大小及损伤的范围。爆震伤属特殊暴力，其特点是易引起含气脏器（肺、胃、肠管）的损伤，很少引起实质性脏器损伤。锐器伤伤道周围组织损伤少，伤道走向较易测知，预后较佳。枪弹伤伤道周围组织损伤严重，弹丸或弹片在密度不同的组织间可发生偏离，故伤道经过较难准确估计，伤情亦重。

(二) 胸部创伤的主要症状与体征

在询问伤者受伤经过的基础上，结合伤者的局部和全身表现来综合判断胸部创伤的有无以及严重程度。

五、胸部创伤的现场急救原则

胸部创伤者伤情轻重不一，在创伤现场因无法进行相关的辅助检查，因此难以明确诊断。现场急救主要遵循以下基本原则：

(1) 任何胸部创伤，在未明确诊断之前，均按重伤员处理。保持气道通畅，彻底清除口咽腔血液、异物和分泌物。

(2) 胸部开放性创伤，若伤口有吸吮声时，即可诊断为开放性气胸，立即用无菌敷料、急救包、毛巾等迅速填塞伤口，用宽胶布密封或绷带包扎。

(3) 伤员严重呼吸困难，气管移位，伤侧叩诊呈鼓音，呼吸音减弱或消失，多为张力性气胸。立即在伤侧锁骨中线第二肋间插入粗针头排气，伤员症状即可迅速减轻，后送时宜改为活瓣排气法。

(4) 局部胸壁软化、凹陷，呈反常呼吸者，立即用敷料、沙袋或衣物置于软化区，加压包扎，控制反常呼吸。

(5) 伤后出现颈根部、面部、上胸部等部位广泛皮下气肿，说明有严重纵隔气肿，应立即在胸骨切迹上方切开皮肤和皮下组织，排气减压。

(6) 严重呼吸道梗阻，经吸痰无效，应立即作环甲膜切开术，吸出气管内分泌物或血凝块。

(7) 前胸壁心前区穿透伤，伤道口有鲜血外溢，不应包扎创口，否则，可引起心包内压迅速升高，发生与加重心包填塞。

(8) 所有胸部创伤伤员，在伤情未明之前，均应暂时禁食水。

(9) 肋骨骨折疼痛剧烈者，慎用止痛剂，以免影响呼吸功能。

(10) 急送医院处理，胸骨骨折伤员，应采取过伸仰卧位搬运，防止继发性损伤。

第五节 腹部创伤急救

一、腹部创伤概述

腹部包括腹壁与腹腔。腹壁全为软组织，因缺乏坚硬组织护卫，腹腔内脏器容易受伤；腹腔内含有人体消化、泌尿和生殖系统等多个脏器，还有大的血管穿行，故一旦发生腹部创伤，常出现多个系统功能障碍，不采取及时有效措施，则可因大出血或急性感染性腹膜炎等合并症很快致死。

腹部创伤是常见的急性损伤之一，腹部创伤按创伤部位深浅程度分为腹壁伤和腹腔脏器伤，前者多由暴力直接作用所致，如腹壁擦挫伤、切割伤，后者按损伤脏器特点分为实质性脏器伤和空腔脏器伤。实质性脏器创伤主要指肝、脾、胰和肾脏损伤，常引起腹腔内出血或腹膜后血肿；空腔脏器创伤主要指胃肠道损伤，常引起胃肠道内容物外溢则引起急性腹膜炎。按创伤是否与外界相通，可分为闭合性创伤和开放性创伤。开放性创伤中依腹膜是否破损又可分为穿透伤和非穿透伤。腹部闭合性创伤的腹内脏器伤早期诊断很困难，特别是多部位创伤时，由于其他部位创伤伤情的掩盖，致腹腔内脏器创伤常被忽略。

二、腹部创伤的原因

腹部创伤原因也多种多样，各种致伤因素均可引起。根据暴力性质的不同可分为两大类：

（一）钝性伤

此类创伤多为闭合性创伤。多因腹部受到较大外力的撞击、挤压、坠落、扭转和突然减速等因素引起，常常导致腹腔内实质脏器或空腔脏器破裂。

（二）穿透伤

此类创伤为开放性创伤，多因锐器和火器形成，造成损伤的程度常与致伤物的大小、速度、转速、是否在体内爆炸等因素有关。腹壁上常有不同形态创口伴外出血，甚至可有腹腔脏器脱出。

三、腹部创伤的表现和现场诊断要点

开放性腹部创伤由于有外伤口，较易引起重视并有利于排查；而闭合性腹部创伤往往确诊比较困难，必须注意详细检查，才能尽可能减少漏诊与误治。现场腹部闭合性创伤的早期诊断主要靠外伤史、体检所见症状与体征综合进行。

（一）外伤史

应详细询问受伤原因和受伤经过，了解伤者的受伤部位、受伤时的姿势，以判断有无腹腔内脏器创伤。

（二）腹部创伤的症状与体征

1. 局部表现

腹壁创伤的伤者腹壁可见到不同程度的暴力作用痕迹，如擦挫伤、畸形、创口及出血等。

2. 全身表现

除了腹部局部表现外，腹部创伤伤者可伴有全身症状和体征。

（1）腹痛

腹痛是腹部创伤的最主要症状，若呈进行性加重和腹痛范围扩大，则为内脏创伤的重要表现。一般而言，病人诉说的早期疼痛部位常是内脏创伤的部位。上消化道创伤时，漏出的胃液、胆汁、胰液流入腹膜腔，立即引起剧烈的刀割样疼痛，常伴有腹肌紧张、压痛和反跳痛；下消化道创伤时，依肠内容物流出的多少和对腹膜造成刺激的轻重，而出现轻度腹痛或不痛；肝、脾、肾、胰等实质性脏器创伤时，腹痛常呈持续性，一般不太剧烈，腹肌紧张、压痛、反跳痛也不如空腔脏器破裂时严重；腹膜后十二指肠破裂的伤员可出现睾丸疼痛，伴阴囊血肿和阴茎异常勃起；腰部软组织损伤或骨折时，脊神经后支受到刺激，或椎旁血肿直接刺激后腹膜和交感神经，则出现相应部位的腹痛，这种腹痛主要在脐周和下腹部，以持续隐痛为主，压痛较轻，无腹肌紧张；肩部的放射性疼痛常提示肝（右）脾（左）创伤，此症状在头低位数分钟后尤为明显。

（2）恶心呕吐

恶心呕吐为腹膜受到刺激的常见症状。空腔脏器、实质性脏器创伤均可刺激腹膜，引起反射性恶心呕吐；腹膜炎引起的麻痹性肠梗阻，则多发生持续性呕吐。

（3）胃肠道出血

呕血常见于胃、十二指肠创伤，呕吐物常混有胃液、胆汁和食物残渣，往往伤后即出现。伤后便出鲜血，说明结肠或直肠创伤；而伤后数小时排出柏油样便，则说明出血位于上消化道；伤后间隔一段时间，伴随右上腹部疼痛而出现呕血或便血者，常提示有肝、胆管创伤的可能。

（4）腹胀

腹胀多因由于腹膜腔的内容物增多引起。创伤后短期内出现进行性加重的腹胀表明腹内有出血（血腹）或积气（气腹）。血腹提示有实质性脏器或血管破裂伤；气腹则提示有胃或结肠破裂。由于小肠内含气较少，穿破后气腹形成的机会也较少；膀胱创伤可产生尿性腹水。

（5）腹膜刺激征

腹部压痛、腹肌紧张和反跳痛，是空腔脏器穿孔、破裂而致的急性腹膜炎的典型临床表现。压痛最明显、腹肌最紧张的部位常是受伤脏器的所在部位。腹腔内出血时亦可见腹膜刺激征，但较轻，且常无明显的腹肌紧张。腹膜后脏器创伤，只在腹部有位置较深的压痛，而无腹肌紧张与反跳痛，且压痛以腰背部为主。若腹内多器官创伤或受伤较久，全腹积血或弥漫性腹膜炎时，全腹部均可有压痛、腹肌紧张与反跳痛。

（6）休克

原发性创伤无明显大出血，但伤员出现一系列虚脱症状，往往是腹腔内实质脏器破裂或大血管破裂严重出血引起。

（7）其他全身症状

注意观察全身状况，重点检查伤员血压、脉搏、呼吸等生命体征，特别注意患者是否处于休克状态；对全身各部位的创伤情况，也应粗略了解。腹部创伤早期，即使无内脏损伤，脉搏亦加快，但休息后可恢复正常；如腹腔内脏出血，随着出血量的增加，脉搏又逐渐变快变弱，血压也随之下降，最后出现休克；空腔脏器损伤者，早期可因化学性物质的刺激使脉搏加快，并产生休克，晚期则因腹腔感染而产生中毒性休克。腹部创伤伤员伤后呼吸常浅而促，且以胸式呼吸为主。

（8）腹部叩诊

空腔脏器创伤破裂后，气体进入腹腔，隔下有游离气体，叩诊肝浊音界缩小或消失；实质性脏器创伤后，血液进入腹膜腔，当出血或渗液量大于1500毫升时，即可在腹部叩诊查出移动性浊音。

四、腹部创伤的现场急救

腹部创伤应在较短时间内争取手术探查，以处理破裂的内脏出血，修补损伤的脏器，引流腹腔控制感染等。在现场及运送途中应做好以下急救处理措施：

（1）迅速进行全身检查，判断有无腹腔内脏器创伤和其他部位多发伤，紧急处理呼吸、循环功能紊乱，必要时给予氧气吸入或气管内插管。

（2）抗休克。有外出血者尽快止血。有条件者可用抗休克裤，既可控制腹腔脏器出血又可增加回心血量。

(3) 尽快送医院处理。严重腹部创伤者多有腹腔脏器损伤，需要手术处理，因此必须送具备手术条件的医院。

第六节 脊柱与脊髓创伤的急救

一、概述

脊柱与脊髓创伤是严重的外伤，多见于重物压砸、高坠和交通事故等强大暴力作用引起，受伤后伤者常出现完全或不完全瘫痪，而且多合并颅脑、胸腹部脏器损伤和四肢骨折，伤情严重而复杂，现场急救得当与否，直接影响着伤者的伤情发展与转归，故必须谨慎处理。

脊柱创伤主要表现为骨折，根据其暴力作用方式及局部病理改变可分为屈曲压缩骨折、爆裂性骨折、屈曲牵开型损伤及骨折脱位型损伤。

脊髓创伤可分为开放性脊髓创伤与闭合性脊髓创伤。前者主要见于火器伤，根据脊膜完整与否可分为穿透伤与非穿透伤；后者多因钝性暴力引起，主要由间接作用引起脊髓震荡或闭合性脊椎骨折或骨折脱位，造成脊髓受压、挫裂及出血等不同程度的损伤。

二、脊柱、脊髓损伤表现

(1) 瘫痪。表现为伤后立即出现创伤平面以下的弛缓性瘫痪，时间长短不一，脊髓受压者后期因脊髓坏死，可由弛缓性瘫痪转变为痉挛性瘫痪。

(2) 受损脊髓阶段平面以下感觉、反射及括约肌功能障碍。

(3) 呼吸、循环、代谢及体温调节变化。高位脊髓创伤者，呼吸肌瘫痪，呼吸时胸廓可成反方向运动，影响胸腔内压、肺容积和气体的交换，加之支气管平滑肌咳嗽排痰动力减弱，故支气管内常有分泌物堆积。进而导致肺活量减低，气体交换不足，人体缺氧。另外，交感神经系统机能处于瘫痪状态，而迷走神经占优势，伤员出现心动徐缓、血管紧张度降低，脉压差大，血压下降。代谢方面，主要表现为糖原利用障碍，而脂肪与蛋白质消耗大增。同时因葡萄糖代谢不全，体内会出现酮体的积蓄，继而引起全身机能和代谢紊乱。体温调节障碍主要表现为体温升高，少数病人体温低下。

(4) 背部脊柱部位疼痛、活动受限，伴压痛、叩痛，有时可见到畸形。

三、脊柱、脊髓创伤现场诊断

脊柱、脊髓创伤现场早期诊断和及时正确处置对伤员伤情发展与转归非常重要，一般根据以下几点作为诊断依据：

（一）受伤史

仔细询问受伤的时间、暴力的性质、大小、方向、作用部位及受伤时伤者的体位。

（二）局部表现

受伤部位有自发性疼痛，脊柱活动时加剧。局部可出现畸形或皮肤擦伤。压痛、叩痛明显为脊柱损伤后最显著和最重要的体症。压痛最重部位即为骨折所在部位。

（三）全身症状和体征

合并有脊髓损伤时，主要表现是截瘫，因此对疑有脊髓损伤者应尽早进行全面神经系统检查。脊髓损伤者伤后即出现损伤平面以下脊髓神经功能障碍，高位颈髓完全损伤者可有高热或低温。要求反复多次检查，及时发现伤情变化，便于及时处理。

1. 感觉检查

现场重点检查以下内容：

(1) 感觉障碍性质。检查是否有感觉异常、倒错、过度、过敏、减退和消失；

(2) 疼痛性质。一般将疼痛分为局部性、放射性、扩散性、牵涉性和烧灼性疼痛；

(3) 浅感觉（痛、温冷、触觉）、深感觉（关节位置、震动觉）和皮肤感觉（实体、重量、两点辨别、图形、定位等）。

2. 运动检查

检查伤者肢体有无随意运动，观察姿势与步态，详细检查肌力、肌张力、肌营养状况、共济运动和不自主运动等。

3. 反射检查

做反射检查时注意两侧对比，两侧反射不对称较反射强弱变化更有诊断意义。

（1）浅反射。可查腹壁反射、提睾反射、肛门反射。

（2）深反射。肱二头肌腱反射、肱三头肌腱反射、桡骨膜反射、膝跳反射、跟键反射。

（3）病理反射。

（4）括约肌功能检查。检查为尿潴留抑或尿失禁，必要时作膀胱测压。肛门指检，检查括约肌收缩功能。

（5）植物神经功能检查。主要包括出汗反射、竖毛反射和血管舒缩反射。

4. 全身检查

及时发现休克，检查有无胸腹腔脏器创伤、颅脑创伤、四肢和骨盆骨折等。如病人呈腹式呼吸而无胸式呼吸者，应考虑颈髓损伤。阴茎异常搏起者，可能为胸中段以上完全性损伤。

5. 腹胀

有时因有后腹膜血肿或神经损伤引起的肠麻痹而出现腹胀，应与内脏损伤相鉴别。

四、现场急救

脊柱骨折特别伴有脱位者的急救非常重要，处理不当，可造成难以挽回的严重后果。对疑有脊柱脊髓骨折者的现场急救原则主要是防止继发性损伤，严密监护伤者生命体征，及时处置各种可能危及生命的伤情，尽快送医院救治。可采取以下措施：

（1）就地检查不宜搬动。有休克者给予急救处理，如止痛、静脉输液。

（2）保持气道通畅，必要时可行气管切开术。

（3）扼要检查有无颅脑、胸腹腔脏器及四肢的复合伤。

（4）对被重物埋压的伤员应先移除重物后再移伤员，切忌直接用暴力拖拉伤者。

（5）及时运送医院处理。

运送时应注意以下问题：

（1）运送工具最好选用硬担架或木板，不可用软担架或毯子，绝对禁止一人背负或二人、三人徒手抬送。

（2）搬动前先将伤员双下肢伸直靠拢，上肢贴于身侧，担架放于伤员一侧。由地面搬至担架上时，应有3人以上协调一致，可一齐平托或用滚动法将伤员移上担架，切勿屈曲。搬动颈椎骨折病人时，应由一人轻牵头部保持中间位置，放在担架上之后，头部两侧用砂袋或其他物件固定，严禁病人抬头及转侧颈部。

(3) 不得已情况下采用软担架或毯子运送时，在脊柱骨折处应垫木板，木板上垫薄垫衬垫，防止骨折脊柱发生错位造成脊髓损伤。无木板时，对腰椎屈曲型损伤应使伤员俯卧，伸展型损伤则使伤员仰卧。

第七节　骨盆创伤的急救

一、骨盆创伤概述

骨盆是由髋骨和骶骨围成的一椭圆形骨性结构，外面覆盖皮肤、皮下组织及肌肉等软组织，内面借筋膜、韧带等结缔组织相连，是躯干与下肢间的桥梁，其重要功能是支撑功能，即人类在站位和坐位时支持体重，同时对盆腔内脏器也有很好的保护功能。盆腔是腹腔向下的延续，与腹腔并无固定界限，主要容纳直肠、膀胱、男性前列腺、精囊、输精管及输尿管盆部或女性子宫及其附件和阴道上部等组织脏器。

骨盆创伤主要表现为骨盆骨折，占骨折总数的1%~3%，多由高能外伤所致。骨盆骨折半数以上伴有合并症或多发伤，常伴有臀部软组织伤及盆腔内软组织、盆腔脏器及尿道、会阴部创伤。骨盆骨为扁平松质骨构成，肌肉附着多，在盆腔内及耻骨后弓有许多血管和丰富的静脉丛，盆腔内分布有髂内动脉、静脉等大血管和神经，一旦骨盆创伤骨折，常发生大出血。最严重的是创伤性失血性休克及盆腔脏器合并伤，死亡率可达25%~39%。盆腔脏器主要与人体泌尿、生殖功能密切相关，损伤后常造成一系列泌尿生殖功能障碍，致残率高达50%~60%，严重影响伤员日后生活质量。

二、骨盆创伤原因

骨盆骨折多见于压砸、轧碾、或高坠等强大高能暴力作用所致，也可由剧烈肌肉收缩而发生撕脱骨折，多为闭合性损伤。据统计，骨盆骨折中50%~60%由汽车车祸造成，10%~20%是由于行人被撞，10%~20%为摩托车事故导致的外伤，8%~10%为高处坠落伤，3%~6%为严重挤压伤。也可因枪弹、弹片等火器造成开放性骨折。

三、骨盆创伤表现与现场早期诊断

（一）全身表现

骨盆骨折常合并有脏器损伤及大量内出血，可有休克表现，如面色苍白、血压下降、脉搏增快、皮肤湿冷等。

（二）局部表现

骨盆部有剧烈疼痛、肿胀、皮下出血斑，有时可见局部畸形改变。骨盆挤压或分离实验呈阳性。血肿广泛者可有下腹部肌紧张与压痛，易与腹腔脏器上相混。

现场诊断主要依据伤者骨盆外伤史及上述创伤后表现进行。

四、骨盆骨折现场急救

主要是对休克及各种危及生命的合并症进行处理。骨盆骨折常合并多发伤的占33%~72.7%，休克的发生率高达30%~60%。严重骨盆骨折的死亡率为25%~39%，都是由直接或间接骨盆骨折出血引起。因此骨盆骨折的早期处理一定要遵循高级创伤生命支持的基本原则，首先抢救生命，稳定生命体征后再对骨盆骨折进行相应的检查及处理。早期外固定对骨盆骨折引起的失血性休克抢救十分有意义，有效的外固定方式有外固定架——固定前环、形钳——固定后环，如果缺乏固定器械，简单的用床单、胸腹带等包裹及固定骨盆也能起到一定的稳定骨盆及止血的作用。有条件者也可用抗休克裤，既可控制盆腔内出血，也可固定骨盆，并增加回心血量，起到抗休克的作用。初步处理后用简易木板或硬担架转送到医院。

第八节　大面积皮肤撕脱伤的急救

一、概述

大面积皮肤撕脱伤多因意外造成，是常见的严重创伤。其创伤特点是失血量大，休克发生率高，而且常合并有肌肉、肌腱、神经、血管乃至骨与关节等深部组织的多发性创伤。如果处理不当，常可造成皮肤坏死和严重感染，甚至或威胁伤员生命。晚期则形成经久不愈的溃疡或瘢痕挛缩，影响肢体外观与功能，故必须重视伤者现场早期处置。

二、大面积皮肤撕脱伤形成原因

（一）机械伤

多见于工伤事故，常因违反操作规程或不慎将头发、肢体卷入转动的传动皮带、齿轮、钻床等，造成皮肤的严重挤压与碾挫，使皮肤与深部组织完全分离，兼之受伤瞬间机体的保护动作与猛力撕扯，从而形成大面积皮肤撕脱伤。常发生于头、手及上肢等部位，若为高温机械，则可合并有肢体的烧烫伤。

（二）碾压伤

多见于交通事故，人体倒地后肢体（多见于下肢）受到车轮碾压与挤挫，使皮肤与深部组织分离，形成不同类型的大面积皮肤撕脱伤。

大面积皮肤撕脱伤根据损伤局部病理特点可分为片状撕脱伤、套状撕脱伤和潜行剥脱伤。片状撕脱伤最多见，如发辫卷入机器、下肢被车轮碾压，常导致大面积皮肤、皮下组织从深层组织撕脱甚至游离，撕脱皮片血液供应较差，面积小者可原位缝合，但多数需切除再植皮修复创口。套状撕脱伤以上肢滚轴伤或绞轧伤多见，特点是皮肤连同皮下组织自损伤肢体的近端向远端呈脱套样逆行撕脱，常引起深部组织，如肌肉、肌腱、血管与神经的严重损伤，撕脱皮肤血运损害严重，直接原位缝合难成活，需切除后植皮修复。潜行撕脱伤主要是肢体被转动较慢、带花纹的胶皮车轮刹车滑行碾轧所致。从外观看皮肤常保持完整或有不同程度挫伤，可仅有小的外伤口或无伤口，早期诊断容易被忽视，但皮肤自皮下与深筋膜之间有广泛潜行剥脱分离，有时可形成肢体的环形剥脱分离。皮下常有广泛的皮下血肿，皮肤常因营养血管严重挫伤，处理不当或漏诊失去救治机会则皮肤会因缺血而坏死。

三、大面积皮肤撕脱伤现场诊断要点

（一）外伤史

伤员有被车轮碾压（尤其是刹车滑动时）、机械绞拧或重物碾压等外伤史。

（二）受伤表现

1. 全身症状

大面积皮肤撕脱伤是严重而复杂的创伤，伤员常因创伤、疼痛、大量失血而合并休克。同时因大面积皮肤撕脱伤多因强大暴力直接作用所致，故除皮肤损伤外，伤员常合并其他脏器、骨骼损伤，应仔细检查合并伤的存在。

2. 局部症状

（1）皮肤表面可有轻度擦伤或挫伤，触诊时发现皮下松动、皮肤移动度增加，皮下有因脂肪组织碎裂形成的团块、条索状物。

（2）皮下肿胀，肢体低位有波动感，皮肤可有漂浮感，穿刺有积血。

（3）若有小伤口，则可见有大量破碎的脂肪颗粒随血液涌出，清创探查时，发现大片皮肤已剥离呈囊袋状。

（4）现场可有皮瓣或撕脱皮片及大量血迹。

四、现场急救措施

（1）立即用无菌敷料包扎伤口，包扎时要有一定压力，以利止血。

（2）抗休克。

（3）确认无威胁生命的内脏创伤者，应给予有效止痛剂，并常规注射破伤风抗毒素，应用有效抗生素治疗。

（4）及时将伤者送医院处理，撕脱皮片可用 0.5‰～1‰新洁而灭溶液浸泡 10 分钟，再用生理盐水冲洗 3 次，而后用庆大霉素生理盐水浸泡随送，无上述条件者，将皮片清洗后低温冷藏处理后随送，皮片不宜直接用酒精消毒或直接接触冰块，以防皮肤细胞失活。

第九节　多发性骨与关节损伤的急救

一、概述

多发性骨与关节损伤是指两个或两个以上的骨与关节损伤，是一种严重创伤。常发生于重大交通事故、工农业生产、体育运动和暴力伤害等意外事故，也多发生于地震、台风等重大自然灾害。由于其致伤因子即机械暴力具有高动能，故而造成骨折的暴力潜能很大，骨折后移位明显，粉碎骨片多、分离乃至旋转严重。常合并软组织的严重损伤，如血管神经损伤、大面积皮肤撕脱伤；也可合并复杂性开放骨折。严重者还伴有全身其他系统器官的严重创伤。因此，处理这类损伤十分棘手，其死亡率与伤残率较高。

二、多发性骨与关节损伤的原因

（一）交通事故伤

近年来，随着交通事业的发展，各种车辆增多、速度增快以及城市人口密集、活动增加而导致多发性骨与关节损伤也明显增加。主要致伤原因为机动车与行人或自行车相撞或轧伤，其他依次为汽车翻车、汽车互撞、拖拉机轧伤及火车撞伤。此类创伤的主要临床特征为：休克发生率高；死亡率高，有些伤员常来不及救治而死于现场或转运途中，死亡的直接原因为大量失血、严重颅脑创伤或胸部创伤；损伤部位主要为下肢，撞击和辗轧是主要原因，合并的躯干骨折和创伤，则为辗轧和挤夹引起；合并伤多，尤其多见的是颅脑创伤和胸部创伤。

（二）重物砸伤

如工作时不慎，被机械或重物砸伤而发病；也可因矿井塌方等压埋致伤。此类创伤的主要临床特征为：多见于中青年重体力劳动者；截瘫发生率高，主要为弯腰劳动时被重物直接从后背砸伤打击而发生屈曲型脊柱骨折合并脊髓损伤，重物继续下落，可砸伤下肢及骨盆，这种伤员抢救时注意防止进一步加重脊髓损伤；易造成下肢，尤其是胫腓骨、踝部和足部的严重开放性粉碎骨折，伤口污染严重，可合并特异感染，故这类伤员早期处理时更应注意防止发生气性坏疽。除脊髓损伤最常见外，多合并有胸部创伤。

（三）高处坠落伤

因高空作业或其他原因失足从高处坠落致伤。此类创伤的临床特征为：高处坠落时，由于反射性保护作用，多以双足首先落地，暴力由足向上传导，直至颅底，从而形成典型的足—踝—膝—脊柱至颅底骨折传导性连锁损伤；少数人以双手撑地，则造成上肢及颌面部的严重创伤；若直接头颅着地，则当场死亡。故对此类伤员，若有足踝部损伤，必须常规检查膝、脊柱和颅底情况，避免漏诊而延误治疗。由于人体下落时呈加速度落地，落差越大，反作用力也越大，所造成的损伤部位也越多，故高处坠落伤伤员伤势大多较严重，创伤部位之多常高于交通事故伤和重物砸伤。足踝部骨折脱位是最常见的损伤部位，股骨颈上骨折、脊柱骨折、颅底骨折也较常见；若双上肢着地，则导致双上肢骨折和颌面部创伤。合并创伤中以颅脑、脊髓和胸腹部创伤最多见，死亡率高，截瘫发生率亦高。

（四）机械损伤

多因肢体被卷入运转的机器当中而致伤。此类创伤的主要临床特征为：损伤部位主要集中于上肢，当手、手套、衣袖被卷入时，随着机器转动将肢体继续绞入，甚或使肢体扭转数周，导致手、前臂及肱骨干的典型骨折。如果机器不停止，患肢被机器强力牵拉，则造成胸部挤压伤而致肋骨骨折并发血气胸。在下肢主要发生于砖机伤，易造成开放性骨折和大面积皮肤撕脱伤，并可造成肢体的广泛毁损伤，常合并周围血管神经损伤。

三、多发性骨与关节创伤的早期诊断依据

（一）外伤史

均有严重外伤史，而且多为严重持续暴力或连续重复暴力。往往是直接暴力和间接暴力的综合作用，造成十分严重的创伤，多者可达 10 余处乃至更多部位的骨折与脱位。

（二）伤情危重

由于致伤暴力强大，所以在造成多发性骨与关节损伤的同时，常常合并严重的颅脑创伤和（或）胸腹腔脏器创伤，伤情十分危重，有些伤员来不及救治即死于现场，有些在转运途中或来院后短时间内死亡。因此，有人把此类创伤的抢救喻为“3 小时抢救”，即伤后第一小时为黄金一小时，第二小时为白银一小时，若延误治疗则随之而来的第三小时将是白布单一小时，即死亡。由此不难说明其伤情危重程度，病情变化发展之迅速。

（三）伤情复杂多变

多发性骨与关节损伤伤员，常伴有损伤肢体多种组织结构的损伤，无疑给检查、诊断和治疗带来许多困难。

1. 脊柱、脊髓损伤伴下肢骨折

截瘫伤员伴有瘫痪肢体骨折时，将极大地增加检查、治疗和护理的复杂性。

2. 肢体多发性骨折伴伤肢血管神经损伤

这不但容易延误诊断，而且也增加了处理的复杂性和紧迫性。

3. 肢体多发性骨折伴开放性骨折或大面积皮肤撕脱伤

在处理此类创伤时，既要考虑创面的覆盖与修复，又要注意骨折的复位与固定，无疑增加了对骨折处理的难度。

4. 特殊部位的骨折与脱位

一些特殊部位的骨折与脱位开始并不严重，但若不注意，在转运或检查时可使骨折进一步移位，从而造成继发性损伤，使伤情变得更为复杂。如颌面部骨折可引起呼吸道梗阻，胸壁骨折可刺破胸膜引起气胸，肢体骨折损伤血管神经等。

（四）并发症多

多发性骨与关节损伤病情紧迫，常伴休克、昏迷、躁动，病史陈述不清，体检合作欠佳。兼之需要急救与检查同时进行，急救者容易被一些表面情况所左右，体检时造成顾此失彼，顾重失轻，因而漏诊。如同侧髋关节脱位与股骨干骨折，同侧肱骨干骨折与肩关节后脱位，上肢带锁骨、肩胛骨骨折与上部肋骨骨折，乃至血气胸等，均易被漏诊、误诊。至于头颈联合损伤和膝关节损伤，特别是韧带、半月板及软骨损伤，早期更不易被发现。

四、现场急救

由于多发性骨与关节伤情危重急迫，瞬息多变，要求现场急救人员密切配合，即刻掌握生命体征，同时施行先处理后诊断，边治疗边诊断的紧急处理原则，一切检查都要先服从于抢救。现场急救时应严密监控生命体征，在随时准备做心肺脑复苏术的基础上，做好止血、骨折固定和抗休克工作，然后尽快送医院救治。

第六章　自然灾害急救

第一节　地　　震

一、地震概述

地震是地球表层的震动。地震灾难是世界上最严重的自然灾难之一。由于其瞬间能爆发出巨大的能量，如一次7级的破坏性地震释放的能量，就相当于60万吨TNT炸药爆炸所具有的能量，所以往往在一瞬间就造成巨大的人员伤亡和财产损失。20世纪，全世界因地震而死亡的人数约达260万，占各种自然灾害死亡总人数的58%，而受伤人数是死亡人数的3倍。

千百年来，人类为寻求减轻地震灾难进行了不懈的努力，但迄今仍不能完全避免地震灾难，只能有限度地减轻其损伤程度。所以，地震造成人员伤亡尚不可避免，尤其在发展中国家，地震伤亡可能更重。正因为如此，地震时人员的应急防护和对地震伤员的急救对于减少人员伤亡至关重要。

地震按震动性质的不同，可分为天然地震、人工地震和脉动三类。天然地震是自然界发生的地震现象；人工地震是指爆破、核实验等人为因素引起的地震现象；脉动是指由大气、海浪等原因引起的长周期的微动。一般构成灾害的主要是天然地震。天然地震是地球构造运动的一种表现形式。一次强烈地震的发生，通常伴有大规模的地震断层或其他地表破坏，同时，地下岩层所积累的应变能以弹性波的形式向外传播，造成地面剧烈地震动。

地震强度常用震级表示。震级是用地震仪测得的地震波振幅，表示地震释放能量大小的一种量度。一次地震只有一个震级，震级相差1级，能量约相差32倍。一般而言，3级以下的地震，人们感觉不到，称为微震；3~5级的地震就有感觉，称为小震；5~7级地震，称为中级地震，可造成灾难；7~8级地震，称为强烈地震，可造成严重灾害；大于8级的地震，称为特大地震，常造成特大灾难。

在世界上，地震主要集中在两大地带：环太平洋地震带和喜马拉雅—地中海地震带。这两大地震带上的地震所释放的能量分别占全球地震能量的 76%和 22%。我国位于世界两大地震带——环太平洋地震带与欧亚地震带之间，受太平洋板块、印度板块和菲律宾海板块的挤压，地震断裂带十分活跃，是一个多地震国家，地震分布很广泛，主要分布在五个区域：台湾省、西南地区、西北地区、华北地区、东南沿海地区和 23 条地震带上。

在 20 世纪里，全球共发生三次 8.6 级以上的强烈地震，其中两次发生在中国；全球发生两次导致万人死亡的强烈地震也都发生在中国，一次是 1920 年宁夏海原地震，造成 28 万多人死亡；另一次是 1976 年河北唐山大地震，造成 24 万多人死亡。2008 年汶川大地震，也造成近 70 万人死亡。

二、地震灾难

（一）地震灾难分类

地震灾难按成灾机制可分为原生灾难、直接灾难、次生灾难和诱发灾难四种。

原生灾难是指震源处产生断裂、断层错动、地面倾斜、升降和变形等原生现象造成的灾难。主要出现在震中区，因其破坏力大，灾害严重。

直接灾难是指地震产生的弹性波引起地面震动而直接造成的灾难。如房屋建筑、工程设施等人工建筑的破坏；山崩、滑坡、地裂、坍塌、喷砂、冒水等地表破坏以及地震波引起的水震荡，如海啸、湖啸等。另外，地震时逸出的可燃性气体造成人畜、植物的烧伤也属此类。

次生灾难是指由于建筑物、构筑物或其他设施遭破坏后导致的继发性灾难，如火灾、水灾、毒气污染等。

诱发灾难是指地震灾难引发的各种社会性灾难，如瘟疫、饥荒、停工停产、经济失调和社会秩序混乱等灾难。

（二）地震灾难特点

地震灾害除了具有突发性强、难以预知、成灾广泛、破坏严重等灾害共同特点外，还有以下灾害特点：

（1）直接灾害是主要的地震灾害。据世界地震资料统计，由于房屋倒塌和地面破坏造成的损失约占地震灾害损失的 95%以上，而且这种灾害在发展中国家比在发达国家更严重，城市、平原区比山区严重，楼房比平房严重。

(2) 地震火灾是最严重的次生灾难，其损失有时可超过直接灾难。此种灾难在发达国家尤为严重，我国唐山地震时唐山市发生5起大型火灾；天津市发生36起不同程度的火灾。随着城市燃气化的发展，预计地震火灾可能成为未来地震城市的重要危险。石油化工企业的易燃易爆物品多，地震火灾也是其主要危险。

(3) 山区地震时易发生滑坡、泥石流、水灾等灾害。

(4) 随着社会经济的发展，地震诱发灾害有加重的趋势。地震诱发社会灾害与社会经济的发展有密切关系。由于生产、生活的社会化，地震灾害可引起连锁反应，大地震一般伴随着经济失调和社会秩序混乱等灾害。现代社会交通、通信发达，信息传播快，灾害信息甚至谣传的不实信息，常造成周边地区甚至波及全社会的巨大混乱。

三、地震灾难表现

地震所造成的物质毁损和人员伤亡程度主要取决于地震震级的大小、震中距离城市或人口稠密地区的远近，以及这些地区抗震防灾的能力，其次与地震发生的季节、时刻、自然地理环境与天气环境等因素有关。此外，震前发布预报或警报是否成功、人员疏散、震后救援工作是否及时有效等也与伤亡损失大小有密切关系。地震灾害表现主要有：

(一) 物质毁损

地震造成的物质毁损常常取决于地震震级的大小和工程防震能力。地震造成的物质毁损重要表现为建筑物、工程设施倒塌、道路破坏，严重者可使山河改观。

(二) 人员伤亡

1. 地震时建筑物破坏对人的伤害

地震初期人员的伤亡，98%以上是房屋及室内设施、家具破坏倒塌压、砸、埋等直接造成的。这类损伤主要为机械性创伤，以颅脑创伤、多发性骨关节创伤、挤压综合征等多见，伤情严重，死亡率高。

2. 地震续发灾难对人的伤害

由于地震造成建筑物、工程设施、设备的破坏倒塌，继而可发生一系列工业灾害。如易燃、易爆、有毒物质的泄漏，引发爆炸、火灾、毒气和放射性物质的污染，可造成严重的创伤、烧伤、辐射、急性中毒。同时地震对自然环境的破坏，形成一系列续发性自然灾害，如山崩、滑坡、泥石流、水灾，进而引起滚石砸击致伤、沙石压埋窒息、淹溺等伤害甚至死亡。另外因地震灾害发生后灾民被困于一定相对密闭空间内，导致完全性饥饿、伤口感染、冻伤等继发性伤害也可成为致死原因。

四、地震灾害急救

（一）地震灾害急救的组织

地震灾害救援工作是一项艰巨、紧迫而持久的工作。由于灾害的突发性、受灾区域的广泛性、灾难后果的严重性、医疗卫生条件的恶劣性等，导致急救系统应变能力急剧下降，常规的医疗救护难以奏效，伤员人数众多与救护力量不足的矛盾尤为突出。震后最迫切的任务是对大量被埋压人员实施紧急挖掘，就地急救、救护，争取尽快地使他们脱险。然而地震现场一片废墟，道路和通道常常被砖石、瓦块、塌落的广告牌、装饰物、倒塌的电线杆等所阻塞，救援人员、车辆、设备难以进入。通信阻断、供水、供电中断，同时还可能有续发性灾害和频繁的余震，这些既增加抢救工作的难度，又使遇难者和救援人员面临伤害的危险。人员的大量伤亡使社会组织解体或职能丧失，医疗卫生设施的破坏和医务人员的减少，使现场抢救工作难以有效展开。因此，在抢救工作初期，必须尽快建立现场组织指挥，及时组织本地区、邻近轻灾区乃至跨地区的各种救援力量进行自救、互救和救援。具体应做好以下工作：

（1）依靠当地驻军、武警部队、公安民警等力量，实施以抢救伤员为重点的紧急保障，组织群众开展自救互救工作。

（2）及时处理电、水、气源及各种易燃、易爆、有毒物品，防止中毒、爆炸、电击等续发性灾害的发生，并保障救援工作的安全。

（3）优先抢挖、抢救被埋压医务人员，在重灾现场建立临时包扎点、急救站。对有条件恢复的医疗机构采取应急恢复措施，挖掘和清理药品器材。

（4）在外援医疗队伍到达后，合理调度医疗卫生力量，全面展开现场抢救、救护和救治工作。按实际情况组织好第一线的救护工作，建立分散与集中相结合的救护站、医疗站，进行现场急救和伤员的运送工作。

（5）在车站、码头、机场、广场等适宜地点，建立医疗站或野战医院，收治第一线运来的伤员并及时组织后送工作。

（二）对地震伤员的现场急救

1. 抢挖

现场抢挖应注意方法，避免盲目图快而增加不应有的人员伤亡。首先应分析、确定被埋压人员的位置。可通过被埋压者亲属、邻里的帮助、被埋压人员的呼喊、呻吟、敲击器物的声响、露在瓦砾堆外的肢体、留下的血迹初步判断被埋压的位置。也可依房屋结构类型、布置及其倒塌破坏的形式、地震发生时刻，判断门窗、床（炕）、坚实家具等的位置等判断室内人员被埋压的地点，进而可通过问讯和技术手段来确定被埋压者的位置。

找到埋压者后应先确定伤员的头部，以准确、轻巧、快捷的动作，使头部暴露，并清除其口鼻内灰土和异物，暴露胸腹部，使伤员自行脱险。若伤员不能自行挣脱，不可强拉硬拽，避免加重伤情。

2. 医疗急救

在现场对抢挖出的伤员，必须尽快检查全身，查明伤情，并进行就地急救，并为危重伤员的转送进行必要的医疗准备。由于现场条件差，困难多，应针对实际情况，灵活机动地处置。现场急救应优先处理危及生命的窒息、呼吸道梗阻、创伤性休克，并对各部位的创口进行妥善止血、包扎和固定，对各种创伤并发症进行对症处置。具体措施如下：

（1）窒息和呼吸道梗阻的急救处理

地震时多种伤害均可造成此类合并症。可因被埋压于瓦砾之中，造成沙土等异物直接堵塞呼吸道而窒息；可因埋困时间长而发生缺氧性窒息；可因颌面部外伤引起呼吸道梗阻；或肋骨骨折、气胸、血胸、纵隔气肿等可严重影响肺呼吸功能而发生窒息；颅脑严重外伤昏迷，舌根后坠而致呼吸道梗阻造成窒息等，伤情紧急，必须予以及时抢救。抢救前应迅速了解伤情。系统进行检查时，对头面部、颈部、胸部、脊柱做重点检查，了解脉搏、心跳、呼吸等体征。针对病因进行急救，以维持呼吸道通畅。当伤员合并外伤、中毒及其他损伤时，在抢救复苏的同时或稍后，应采取适当的急救措施。经初步急救后，转移到安全、通风、保暖、防雨的地方继续进行急救。

（2）创伤性休克的急救处理

地震伤员常因组织广泛破坏、大血管损伤、断肢、骨折、胸腹部内脏损伤引起大出血而导致创伤性休克。地震创伤性休克同其他类型休克一样，也是由于机体对有效循环血量锐减所产生的一种反应。但由于现场缺乏血管输注条件，对创伤性休克的处理必须注意冬天保暖、夏天通风降温。伤员应取平卧位，避免头低脚高。对清醒伤员给予大量饮水，但不宜过多。松解伤员衣领、腰带，清除呼吸道异物，改善呼吸循环。妥善包扎、固定伤部可减轻休克。及时予以包扎止血。可用药物或针刺镇静，但颅脑、脊柱损伤、腹部内脏伤者禁用止痛药物，以防掩盖伤情。优先转送。

（3）各部位创伤的现场急救措施

①颅脑创伤的急救处理。头部开放性伤应立即用急救包或干净的衣物将伤口加压包扎。如有脑组织膨出，在膨出组织周围用纱布围好或用搪瓷碗做保护性包扎。对舌后坠伤员，在口腔内置咽导管，或用安全别针穿入舌中线（距舌尖约2厘米处），将舌拉出固定在颈、胸部衣服上。扼要记录伤员的意识状况、瞳孔大小、呼吸频率，供后续治疗参考。

②颌面、颈部伤的急救处理。先将移位组织复位，加压包扎固定。口中如有凝血块、碎骨片等异物应及时取出。鼻咽腔后水肿者可用导咽管、鼻咽插管。窒息严重者可做环甲膜穿刺术。颈部大血管出血，伤口内填止血粉，以对侧上肢做支架加压包扎。上颌或下颌伤用纱布填塞止血、包扎。颌面部伤昏迷者取侧卧位转送，以防窒息。

③胸部伤的急救处理。开放性气胸，立即用厚棉垫、纱布或洗净毛巾、衣服等严密封闭伤口，再用敷料加压包扎。敷料外最好加盖塑料。有多发肋骨骨折或反常呼吸者，除用敷料外，应以厚棉垫等垫在伤处，再用三角巾或绷带包扎固定。对张力性气胸，且伴有呼吸困难、循环障碍等病情危急的伤员，立即在伤侧第二肋间锁骨中线处，用粗针头穿刺排气，并在针头尾端套上一带孔的指套，作为排气的活瓣，而后取半坐位后转送医院。

④腹部伤的急救处理。立即包扎伤口。如有脏器脱出，不宜直接还纳，可用纱布将脏器周围围好或用搪瓷碗盖上包扎。腹部伤多为闭合伤，争取尽快或在伤后6~12小时内进行剖腹探查。转送时取仰卧位，膝下垫高使腹壁松弛。

⑤四肢挤压伤的急救处理。急救措施应从解除压力开始。用夹板固定肢体后再搬运，但包扎不宜过紧、伤肢应暴露在凉爽空气中，以降低组织代谢。有条件时给予烧伤饮料或小苏打水，注意记录尿量。禁止对肢体按摩或不必要的活动。

3. 运送

地震伤员伤情多复杂而严重，故现场初步急救处理后尽快送专科医院进一步救治。

第二节　火山喷发

一、火山喷发概述

火山喷发是地球内部的灼热岩浆在强大压力的作用下，沿着地壳的薄弱地带冲到地面，并释放巨大能量的过程。

火山排出的熔化物质称为岩浆或熔岩，是含硅和其他不溶气体物质的混合物。推动火山岩浆喷出火山表面的力量是由不溶解气体引起的。火山喷发强度与气体的含量和泡腾成正比，与岩浆的粘度也有直接关系。一般来说，玄武岩熔岩粘度较小，比硅熔岩含气体小。硅熔岩火山是爆炸性的，喷发后产生大量火山碎屑物，玄武岩火山喷发与之相比较为文静，并产生熔岩流。如果火山碎屑物质呈圆形，不含液体便成为火山砾。如果不是这样，岩浆泡沫呈不规则碎屑，则叫火山灰，若碎屑小于4毫米，即成为火山尘。

目前世界上大约有2500座火山，其中500余座为活火山。大多数火山集中分布在环太平洋、地中海和东非的活火山带。火山的活动并不是连续的。有的火山喷发以后就结束了生命，成为死火山；有的火山则“生命不息”，活动不止，每隔若干时间就会喷发一次，是活火山。还有些是“睡着了”的火山，说不定什么时候它就会“醒来”，人们把它叫做休眠火山。我国黑龙江省的五大连池、长白山的白头山等均属于休眠状态的火山。

二、火山喷发灾难

火山喷发灾难主要是火山喷发过程中喷发的岩浆造成的灾难，由于其能量可相当于成亿吨的TNT当量，威力之大，常令山河改观，令所在地区所有建筑、生物全部湮没。

火山喷发造成的灾害主要表现为火山灰、火山碎屑流、泥石流、熔岩流、火山气体及海啸等各种形式。

（一）火山灰

火山爆发喷出的岩浆分为液体和固体两部分，被气体掀起后形成柱状物。较大的碎块迅速下沉到火山邻近地区，而较小的碎块及火山灰可能随风飘到很远的地方。喷出的量可能很大，常达数立方公里。火山灰下沉是最常见的现象，实际上每次火山爆发都会产生。火山灰下沉的效应决定于喷发的火山灰容积、时间和强度，在火山周围可能累积很厚，有时充满院落和住室。屋顶上积累的火山灰的重量可能将屋顶压塌。细火山灰分散到空气中可引起人和动物呼吸障碍，在浓度很高时可能引起窒息。而且火山灰还含有氟一类的有毒物质，污染水源和储存食品，人畜饮用，可发生中毒。高浓度火山灰形成浮云，遮天蔽日，妨碍视线，造成交通困难，有碍灾区居民疏散及空中和海上派来的支援。汽车因空气滤清器阻塞，损坏发动机。影响电离层反射，破坏无线电联络。空中电器系统发生短路，而造成电力供应中断。

（二）火山碎屑流

有些火山爆发可产生含有悬浮火山灰及火山砾的气体流。这种现象称为火山碎屑流或发光性雪崩，其壮观景象可与原子弹爆炸后蘑菇云光环比美。由于火山灰和火山砾具有重量，这种碎屑流的密度比周围空气密度大，流向山麓，似雪崩或悬崖崩塌。这类火山喷发的主要特征是火山碎屑流速度快，可达500～700公里／小时，横向扩散，温度很高，可超过1000℃。碎屑流是主要的致死性和破坏性的火山现象，它所到之处烧毁一切，实际上一切有生命的生物都不复存在。大量火山灰的窒息和高温会使所有动植物死亡。这种效应同样也会破坏各种建筑物，火山碎屑流物质可以烧毁、破坏和掩埋各种建筑物。

（三）火山泥石流

火山爆发产生的热碎屑物质积聚在山麓或相邻山谷，有时大量沉积，堆几米厚。当大雨落到这些沉积物上，这些沉积物质便成为密度很大的液体混合物，其硬度像新鲜水泥块，很容易滑下山谷。这种现象主要发生于热带多雨潮湿地区。泥石流发生率决定于液体混合物体积和粘度以及地面坡度。一般流速达50公里/小时，有时可达100公里/小时。在一次火山喷发后下大雨时可发生很大的泥石流，水与热碎屑物质混合可能就是火山形成泥石流的条件。

泥石流像火山碎屑流一样对人类是十分危险的，其密度高，所经之处，破坏无余。当泥石流停止时，沉积物质可达数米厚。这类沉积物松软，像流沙一样可通过空隙，若人员滞留在坍塌的建筑物下，救援是十分困难的。

（四）熔岩流

熔岩流是火山爆发涌出的熔化岩浆向周围扩散的现象。熔岩流发生率取决于发射率、地面坡度、熔岩的粘度和体积。熔岩流速取决于粘度，所经之处毁坏一切。熔岩覆盖的地面须在多年后方能种植庄稼。虽然熔岩流破坏性强，但因其流速很慢，所以通常人和动物来得及逃离。

（五）火山气体

火山爆发常散发各种火山气体。不同火山散发气体的化学成分不同，在同一火山不同时间散发的气体也不同。

最常见的气体有：水蒸气、二氧化碳、二氧化硫、一氧化碳、氢、氢氰酸、盐酸和氢氟酸以及甲烷等。这些气体对各种生物都比较危险，甚至在火山静止期还不断散发，构成活火山附近的长期危害。火山爆发喷出的硫化物和氢化物可能破坏臭氧层，紫外线辐射增强，对人的皮肤和眼睛造成危害。

（六）海啸

海啸是指海床坍塌引起的巨大波浪，位于海平面火山口壁下沉也可能引起。被搅动的海水可能产生高达 35 米的波浪，对沿海地区产生破坏效应。

三、火山灾难表现

由于火山爆发时释放能量巨大，造成的人员伤亡与物质毁损常是其他意外伤害和灾害所不能及的。对人体的伤害多为致命性的，火山爆发时处于危险区的人很少能幸免于难。死亡原因主要为火山灰吸入导致窒息，少数为热烧伤致死和火山砾飞散时造成颅脑创伤致死。离火山爆发中心较远地区者可表现为火山灰、火山气体造成的不同程度的呼吸障碍和中毒。

四、火山灾难预防

（一）火山爆发先兆

火山喷发危害的程度取决于火山爆发的类型及其强度。发生熔岩流和泥石流的火山喷发时对受袭击人员常无拯救希望。在这种情况下，唯一的希望是预测爆发的时间，适时将居民转移到安全的地方。但目前，尚不能“看透”火山内部的各种反应。但是在火山喷发前有时可以看出一些理化现象，这些理化现象可能就是火山爆发的先兆。这些现象的出现虽然不能预测火山在何时和怎样爆发，但可以预示在一定时间内火山爆发的可能性。

1. 地震活动

火山爆发最早和最常见的先兆之一是火山周围的地震活动。业已证明，几乎所有的火山喷发在数日数月前当地均有发生地震，常在火山爆发前数小时地震活动明显增强。

2. 大地变形

当岩浆升向火山咀，火山斜坡及其附近地面有时上升。在某些情况下这类变形有其特征，肉眼可见。而在其他时间则可用敏感仪器检测大地垂直和水平运动。

3. 水热现象

火山喷气孔及火山周围的泉水温度改变和水量减少，这些现象虽不易解释，但可能标示火山喷发的危险。

4. 化学变化

即使在火山静止期，也可能从岩浆下散发各种气体。气体主要成分相关浓度的变化，特别是硫与氯对比其相关含量增加可以认为是岩浆正涌向地表的象征。

（二）防护对策

预防火山灾害的主要措施是根据预测的火山喷发时间以及在火山已经爆发的情况下，及时疏散潜在受灾地区内的居民。

1. 火山爆发前防护准备工作

（1）确定和绘出危险区，通告当地居民，提出防护对策；

（2）在有火山爆发危险的情况下，确定可能需要疏散居民的地区；

（3）确定用于疏散的居民集中点和通路；

（4）对在火山爆发时参与救援和疏散居民人员的训练和指导；

（5）确定位于灾区附近医院和其他医疗部门的工作；

（6）规定向居民报警的方法（警报器，无线电广播等）；

（7）定期演练。

2. 疏散

火山爆发前和灾害来临时，紧急大规模疏散危险区的人员是一项极其复杂的工作，需要多部门多机构参加与支持。警方应对灾区确定外周界限，实行交通管制，不让无证人员进入现场。他们还要负责维持公共秩序，防止趁灾抢劫，保证救护人员和新闻媒介工作者的安全。交通部门要保持道路畅通，使救护车按一定方向运行。防止其他车辆太多而阻塞道路、妨碍救护车通行，影响伤员急救。民政部门要负责为疏散居民提供衣、食、住等基本生活条件，解决灾民重新安置的各项问题。军队是抢险救灾工作的一支主力军，必须积极参与这些工作。

疏散分两类：立即疏散和紧急疏散。无论哪种疏散，通常都是在没有思想准备的情况下突然进行，要想在短时间内将大量居民疏散到安全地区并保障整个疏散过程井然有序，除了依赖平日的疏散预案外，必须要求新闻媒介配合，在预告和动员群众方面做大量工作，为居民提供及时有效的信息服务。整个疏散过程可分为四期：

（1）报警。对突发灾害预报要慎重，注意不要引起群众恐慌。最重要的是报道地方当局的准确信息。如果出现矛盾的信息会引起公众怀疑，思想紊乱。在没有当局的准确信息时，人们在察觉危险前，不要自行疏散。在预告疏散时必须讲清疏散原因、时间和地点。

（2）撤离。人们离家逃难会产生复杂心情，易出现侥幸心理，特别是一些老人不愿意离开家。比较困难的问题在于疏散医院、监狱、监护室以及精神病院的人员。

（3）进入掩体部。若灾祸时间不长时，多数疏散者与亲友一起进入自备的掩蔽部，少数人可进入学校运动场、教堂和仓库等公共掩蔽地。

（4）回家。逃难群众灾后回家时要保证安全。新闻媒体应定期预报灾害持续情况，以免灾民过早自行回家，遭遇危险。

3. 火山爆发时及爆发后防护工作

（1）待在家里，紧闭门窗；

（2）在户外穿着不易燃烧的衣服，戴口罩，或用浸湿纱布捂住口鼻；

（3）不要开车逃离，因为汽车发动机会因火山灰吸入遭到损坏；

（4）通过各种媒介（电台、电话线路）发布信息；

（5）扑灭火山砾坠落时引起的火灾；

（6）尽早扫除房顶上的火山灰，以防坍塌伤人。

（7）阻却或改变火山岩浆流向，保护城乡人口稠密区，免遭炽热岩浆破坏。1992 年初，意大利西西里岛埃特纳火山爆发时就是利用直升飞机投掷大量水泥构件，阻止了岩浆流，保护了山下扎费拉纳小镇 7400 多人的安全。

五、火山灾难急救

火山喷发造成的创伤主要表现为吸入性窒息、呼吸道热灼伤、烧伤以及吸入有毒火山气体中毒，部分伤员表现为被飞散、坠落的火山砾击伤，其急救措施见前面有关章节。

第三节 泥 石 流

一、泥石流概述

泥石流在全球山地广为分布，是产生于山区的一种严重的地质灾难，它是由暴雨、冰雪融化等水源激发的，含有大量泥沙石块的特殊洪流。其特征是往往突然爆发，浑浊的流体沿着陡峻的山沟前推后拥，奔腾咆哮而下，地面为之震动，山谷犹如雷鸣，在很短时间内将大量泥沙石块冲出沟外，在宽阔的堆积区横冲直撞，漫流堆积，常常给人类生命财产造成很大危害。泥石流的发生发展，与山地环境的形成演化过程息息相关，是环境退化、生态失衡、地表结构破坏、水土流失等地质环境恶化的产物。人口的增长及其施于山区的不合理的生产活动，在很大程度上也加剧了泥石流的形成和发展。

我国为世界上泥石流灾情最严重的国家之一，泥石流每年都造成数以亿元计的经济损失和几百甚至数千人的伤亡。据不完全的资料统计，泥石流灾害波及全国23个省、市、自治区，不仅影响山区城镇、工矿、交通运输、能源基地、水利设施和国防建设以及农田村寨等各种建筑设施的安全，而且造成人畜伤亡。

我国泥石流具有多发性，地域广泛的特征。如川藏线的泥石流带，每年都出现多沟齐发泥石流现象，闻名中外的波密古乡沟冰川泥石流，因其爆发猛烈，活动频繁，发育典型，被称为“冰川泥石流之王”。地震对泥石流活动的加剧作用也非常明显，中国西藏察隅大地震以及东川、松潘、平武、甘孜、邢台、唐山和营口等大地震后，周围山区都相继出现了泥石流活动的高潮。

泥石流不同于一般洪涝水灾，它含有大量的固体物质随流而泻，固体物质的多少及其成分与补给方式，决定泥石流的性质特点、流态规模和破坏强度。因此，了解泥石流形成的条件、特点、地理分布等，对于人们采取适当的防护、组织抢救、减少人员伤亡和经济损失均有重要意义。

二、泥石流形成的基本条件

泥石流的形成必须同时具备三方面的条件：陡峻的便于集水、集物的地形地貌；丰富的松散物质；短时间内有大量的水源。这三方面的条件综合一体，就可导致泥石流的暴发。

（一）地形地貌条件

泥石流在地形上具备山高沟深、地势陡峻、沟床纵坡降大、流域形状便于水流汇集。在地貌上，泥石流的地貌一般可分为形成区、流通区和堆积区三部分。上游形成区的地形多为三面环山、一面出口的瓢状或漏斗状，地形比较开阔、周围山高坡陡、山体破碎、植被生长不良，这样的地形有利于水和碎屑物质的集中；中游流通区的地形多为狭窄陡深的峡谷，谷床纵坡降大，使泥石流能够迅速直泻；下游堆积区的地形为开阔平坦的山前平原或河谷阶地，使碎屑物有堆积场所。

（二）松散物质来源条件

泥石流常发生于地质构造复杂断裂褶皱发育、新构造活动强烈、地震烈度较高的地区。地表岩层破碎，滑坡、崩塌、错落等不良地质现象发育，为泥石流的形成提供了丰富的固体物质来源。另外，岩层结构疏松软弱、易于风化、节理发育或软硬相间成层地区，因易受破坏，也能为泥石流提供丰富的碎屑物来源。一些人类工程经济活动，如滥伐森林造成水土流失，开山采矿、采石弃渣等，往往也为泥石流提供了大量的物质来源。

（三）水源条件

水既是泥石流的重要组成部分，又是泥石流的重要激发条件和搬运介质（动力来源）。泥石流的水源有暴雨、冰雪融化和水库（池）溃决水体等形式。我国泥石流的水源主要是暴雨和长时间的连续降雨。

三、泥石流的成灾特点

（一）突发性和短暂性

一场泥石流，从形成起动到停息活动，短则几分钟至几十分钟，长则1小时至几个小时即可终止活动。泥石流暴发时，山谷雷鸣，浓烟腾起，地面颤动，浑浊的泥石流体，以高大的“龙头”为前导，倚仗陡峻的山势，穿越峡谷深涧，前推后拥，奔腾咆哮，破山而出。泥石流质体粘稠，石块密集，大漂砾（直径1~10米以上者）像航船一样，随泥浆漂浮而下。因此，泥石流具有极大的冲击力，能够摧毁沿途一切建筑物和障碍物。

（二）多相性与不均质性

泥石流是泥沙石块与水组成的不均质的固液两相流体，其中固体物质的体积含量高达30%~80%，即含沙量高达800公斤/立方米~2400公斤/立方米，容量为1.5吨/立方米~2.3吨/立方米，其物质组成从粒径0.005毫米的粉砂粘粒到几米甚至十几米的大漂砾，颗粒级配范围之宽阔，是其他任何类型的流体都无法比拟的。泥石流按其物质成分可分为3类：由大量粘性土和粒径不等的砂粒、石块组成的叫流石流；以粘性土为主，含少量砂粒、石块、粘度大，成稠泥状的叫泥流；由水和大小不等的砂粒、石块组成的称为水石流。泥石流按其物质状态可分为两类：粘性泥石流和稀性泥石流。前者为含大量粘性土的泥石流，其特征是水不是搬运介质，而是组成物质。稠度大，块呈悬浮状态，暴发突然，持续时间短、破坏力大。后者以水为主要成分，粘性土含量少，固体物质占10%~40%，有很大分散性。水为搬运介质，石块以滚动或跃移方式前进，具有强烈的下切作用。其堆积物在堆积区呈扇状散流，停积后似“石海”。

（三）周期性与季节性

据泥石流成灾实例统计，绝大部分泥石流都发生于傍晚或深夜，这与我国季风气候特点有关。每当夏秋季节的午后至傍晚，往往是雨势最大、冰雪消融最强烈的时间，而泥石流的暴发则比水源的突然增加更滞后一段时间。泥石流沟的分布及其发育程度、活动情况，往往具有区域性、地带性规律，当暴雨的时空分布或冰雪强烈消融的时空分布与泥石流沟的分布地区吻合时，常导致多条泥石流沟同时齐发泥石流的险恶场面。

泥石流的周期性表现为泥石流活跃期与间歇期交替变化的特点，当上述三个条件均具备时，泥石流才活跃，当其中任何一个条件发生不利于形成泥石流的变化时，泥石流的活动随之弱化以至停息。

泥石流的季节变化，主要受气候条件的制约，暴雨区或冰川区的泥石流，大多发生于每年的5~9月，各地区因雨季不同而有一定的差别，而7~8月为泥石流活动的最高潮，约占全部泥石流灾难的90%以上。

四、泥石流灾难的损伤表现

由于目前科技水平尚不能准确预知泥石流发生时间，泥石流多为暴发，凶猛异常且以夜晚多见，人们常避之不及，故泥石流灾难除表现为村庄、农田、水利、工厂、铁路等建筑物和设施被严重毁坏外，还经常表现为大量人员伤亡。泥石流造成的人员损伤主要为：

（一）呼吸道梗阻

人体在泥石流冲击淹没情况下，可因吸入泥浆水而引起咽喉呼吸道梗阻，出现呼吸急促、呼吸困难、紫绀等缺氧症状，严重者可因窒息死亡。

（二）机械性损伤

泥石流因其成分、流速、落差的不同，冲撞、压砸人体时可形成不同程度的创伤。可表现为软组织损伤、出血、骨折、内脏损伤等，严重者可因大出血和颅脑损伤很快致死。

五、泥石流灾害现场急救措施

（一）救援应急措施

由于泥石流灾害暴发突然、凶猛异常，人们因事先不能获得预报，进行躲避与撤离而伤亡。泥石流所致的人体伤害主要有：软组织损伤、骨折、挤压伤、掩埋、窒息等。灾害发生后，也因地区不同，会给医疗、卫生防病工作带来不同的问题。

现场救援的主要任务是：灾害发生后人群伤亡的抢救、治疗和降低灾区传染病发病率。因此，在泥石流灾害多发区的县级以上政府卫生行政部门，应根据灾情需要，设立领导协调组织。并以急救中心、急救站、卫生防疫站为主体，组建医疗防疫队，提高其应急反应能力。灾害发生后，各级政府卫生行政部门要迅速组成救援现场指挥部，其任务是：

（1）对现场伤亡情况及事态发展做出快速、准确评估；

（2）指挥、调遣现场及辖区内各医院救护力量；

（3）根据现场伤员情况设手术室、急救处置室；

（4）视伤亡情况设置伤员分检处。

现场医疗急救过程中，要本着先救命后治伤、先治重伤后治轻伤的原则，将经过治疗的伤员血型、伤情、急救处置、注意事项等逐一填写在伤员情况单上，并置于伤员衣袋内。依据受害者的伤病情况，按轻、中、重、死亡分类，分别以“红、黄、蓝、黑”的伤病卡做出标志，置于伤员的左胸部或其他明显位置。需要后送的伤员，经现场检伤分类、处置后根据病情向就近医院或专科医院分流。

另外，根据泥石流灾害对地面设施的破坏情况，有针对性地解决好卫生防疫工作存在的问题。应保证供应安全的饮用水和食品，对由于房屋倒塌人群临时居住的营地，更应加强防病工作，防止传染病的流行。

（二）伤员现场急救

1. 呼吸道阻塞性窒息

（1）迅速将伤员从泥石流造成倒塌的建筑物里或泥潭中抢救出来，转移到安全地带抢救；

（2）打开伤员气道，清除伤员呼吸道内泥浆、水、土渣等异物，恢复呼吸道畅通。有条件者迅速给氧；

（3）对呼吸、心跳停止者，应立即作口对口人工呼吸及胸外心脏挤压术；

（4）昏迷伤员要把舌牵出，并用别针或缝线穿过舌前部，固定在胸前衣服上，防止因舌根后坠加重病情；

（5）如因严重胸部外伤造成呼吸困难、窒息，应迅速包扎胸部伤口。如有张力性气胸，应立即在伤侧胸壁第二肋间插入粗针头，行胸膜腔造口。

（6）对呼吸阻塞和窒息情况好转的伤员，立即转送到附近有条件的卫生所、医院，进一步抢救治疗。

2. 机械性损伤的处理

对泥石流造成的体表创伤给予止血、包扎、固定措施。具体措施见前面“现场急救基本技术”章节。

（三）转送

根据不同伤情将伤员就近转送至附近医院进一步救治。

第四节　洪涝灾害

一、洪涝灾害概述

洪涝灾害即指洪水和涝灾，前者一般指河流泛滥淹没田地和城乡所引起的灾难；涝灾是指长期大雨或暴雨产生的积水和径流淹没低洼土地所造成的灾难。洪水和涝灾往往难以准确区分，统称为洪涝灾难。

洪涝灾难由于其发生范围广、频率高，造成的灾难严重，千百年来一直是人类最大的威胁之一。据联合国救灾协作局统计，全球洪涝灾害造成的损失和人员伤亡，在15种自然灾害中居于首位。其发生的主要原因是暴雨。由于短时间内大量降雨，导致沟渠、堰塘积水过多，河床水位上涨，可漫溢越过堤坝至周围低洼地带造成渍水，城市下水道排水困难甚至倒灌，导致城市积水，严重者堤坝因长时间雨水浸泡发生溃决，河水沿溃决口直泻而下，冲毁田地、房屋和其他建筑、设施，不仅导致巨大的经济损失，而且常引起大量人员伤亡。洪涝还可诱发山崩、滑坡、泥石流等次生灾害以及瘟疫、饥荒等衍生灾害。

二、洪涝灾害表现

（一）人畜伤亡

由于洪涝灾害突发性强，破坏力大，常使猝不及防的人畜被洪水冲走、淹溺致死，另外洪水冲毁房屋和其他建筑物和设施时还可导致人畜被压砸、电击和毒虫咬伤等导致死亡。

（二）冲毁、淹没农田

暴雨引起江河水位猛涨，造成江河湖库坍塌，雨水直泻而下，使大面积农田淹没，农作物被毁，可导致大量减产甚至绝收。

（三）房屋倒塌、破坏

暴雨洪涝常冲毁、淹没或损害房屋，不仅财产被洪水吞没，还使人们失去居住与工作环境。

（四）财产损失

洪涝灾难除了直接造成人畜的伤亡、淹没农田造成农业减产、冲毁淹没房屋外，还对水利设施、工业、交通、电讯等经济部门造成严重的破坏及巨大的经济损失。

（五）次生灾难

暴雨除造成洪涝灾难外，在山区还常引发泥石流、滑坡、山崩等次生灾难发生。

(六) 衍生灾难

1. 瘟疫

暴雨洪涝灾后，由于灾区生活设施遭受破坏，导致居住条件恶劣，人体机体抵抗力下降。水源污染、食物变质、人畜尸体腐烂、蚊蝇孳生、细菌大量繁殖等导致环境严重污染。上述因素综合作用极易引起各种疾病，特别是传染病的大流行及食物中毒，造成人员死亡。

2. 饥荒

洪涝灾难常使灾民房屋、田园洗劫一空，使食物荡然无存；冲毁的道路一时无法修复，造成灾区食物缺乏，灾民可因饥荒死亡。

三、洪涝灾害急救

洪涝灾害现场急救主要是抢救生命，打捞落水的或解救被洪水围困的灾民，把他们转移到安全地带，可根据条件实施水上或空中救援。

(一) 抢救生命

1. 溺水

溺水是洪涝灾害对人体最主要也最严重的伤害，一旦发生必须现场急救，不可因转送而贻误抢救时机。主要措施是尽快清除溺水者口鼻、咽喉呼吸道内的溺液及异物，保持呼吸道通畅，若溺水者呼吸、心跳停止，立即进行心肺脑复苏术。同时注意保暖，尽快送医院进一步救治。

2. 毒虫咬伤

洪涝水灾多发生于夏秋季，也是毒虫繁殖和活动最频繁的季节。由于大批灾民和抗洪人员、警务值勤人员长期寄居野外，导致毒蛇、蜈蚣、蝎、蚂蝗等毒虫咬伤，若不及时正确处理，可导致死亡。在现场必须采取有效措施，防止毒素吸收、排除体内毒素，并采用针对性的解毒剂进行解毒。具体方法见“日常生活中意外的急救”章节。

3. 电击、雷击伤

洪涝灾害时由于高压输电设备及房屋内电气设备被洪水冲断毁坏而漏电。暴雨时雷电常击伤在屋檐、树下躲雨的灾民，从而发生不同程度的电击、雷击伤，严重者可很快致死。现场对电击、雷击伤的急救应先切断电源，对伤者采取心肺复苏术，并处理电击、雷击时伴发的外伤，尽快送医院救治。具体操作见有关电击伤急救章节。

4. 机械性损伤

洪涝水灾时人可因树木、房屋和其他建筑物及设施倒塌而被压砸致伤，严重者可直接致死，现场必须对伤者进行紧急处理，保持伤者呼吸道通畅。对外出血进行有效止血、包扎，对骨关节损伤进行固定。严密监护伤者生命体征，一旦出现心跳、呼吸停止，立即进行心肺脑复苏术。现场初步处理后尽快送医院救治。详见“机械性创伤的现场急救”章节。

5. 饥饿

特大洪涝灾害时，常有大批灾民因洪水围困与外界隔绝，导致食品短缺甚至断绝，随着时间延长，灾民体内营养物质消耗殆尽，病人极度衰弱，若不及时救护，可全身衰竭致死。正常人体仅靠饮水可维持生命15~20天，最多30天。所以洪涝灾害发生后，对围困灾民必须及时做好粮食、食品供应措施，预防饥饿灾害发生。对解救的单纯饥饿灾民，应尽快给予温热、易消化吸收食物，并控制食物量，逐步增加进食量；对长期饥饿极度衰弱者，应首先静脉输液，或给予口服热饮料后尽快送灾区医院或医疗站急救。

（二）防止和急救泥石流、山崩、滑坡等次生灾难

在山区，洪涝灾害常引发山崩、滑坡、泥石流等灾难，故在进行水灾救援的同时应做好上述灾害的预防工作，针对可能出现的险情，及时疏散潜在灾民。一旦出现上述次生灾难，立即展开急救工作。（上述次生灾难的急救详见专门章节）

（三）防治传染病

洪涝灾害发生后因生活条件艰苦、环境严重污染、卫生条件恶劣，灾民因风吹雨淋及恐慌、悲痛等情绪影响导致体质下降，抵抗力急剧降低，导致各种呼吸道、消化道传染病以及虫媒传染病、动物传播的传染病等流行，严重者因传染病死亡人数可超过单纯水灾的死伤人数。故洪涝灾害发生后除急救因水灾直接导致的损伤外，传染病防治也是迫在眉睫的重要事宜。一般应做好以下工作：

（1）做好尸体的打捞、搬运和掩埋工作。

洪涝灾害后，漂浮、暴露散在的人畜尸体很快腐烂，散发恶臭，污染环境，孳生蚊蝇，严重威胁着灾民身心健康，故处理尸体也是救灾的当务之急。尸体打捞、掩埋过程中要注意做好卫生防护，重点注意以下事项：

①尸体消毒除臭。每个尸体打捞、掩埋作业小组要配备消毒人员，消毒人

员应紧跟作业人员，边打捞边喷洒高浓度漂白粉或除臭剂。尸体应用衣服、被褥包严，装入专用尸体袋，密封后用指定工具搬运，选择离城镇和水源较远地点深埋于1.5~2.0米地下或焚烧。尸体搬走后，现场还要进行再次喷洒消毒除臭。

②打捞、搬运和掩埋尸体作业人员要合理分工，采取多组轮换作业，防止过度疲劳，缩短接触尸臭时间。掩埋尸体作业人员要戴防护口罩，戴厚橡皮手套，扎紧裤脚、袖口，最好穿隔离工作服。

③作业人员掩埋尸体完毕，应进行全身消毒才可进入生活区。掩埋尸体的作业人员应在特定的临时食堂就餐。

(2) 选择水源，检验水质，实行饮水消毒。

(3) 搞好饮食卫生，防止食物中毒和肠道传染病的流行。

(4) 大力消灭蚊蝇。

(5) 做好临时环境卫生。重点管理粪便，应选择合适地点，建立应急公共厕所，做到坑深（1~1.5米）、窄口（15~20厘米）、加盖，四周挖排水沟，外围草帘。同时建临时垃圾坑和污水坑，定期喷洒杀虫剂。

(6) 建立疫情报告制度。应利用新闻媒体宣传各种传染病的知识，发动群众有病自报互报，尽早发现病人、隔离治疗病人，切断传播途径。

第五节　台　风

一、台风概述

台风是强度最强的一类热带气旋，是依靠水汽凝结时放出的潜热而形成和发展起来的一种旋转的猛烈风暴。主要发生在热带或副热带海洋上，在北半球进行逆时针方向旋转，在南半球做顺时针方向旋转。如果从上往下俯视，典型的台风近似于一个圆形的空气大旋涡，其直径一般有600~1000公里，最大可达2000公里，垂直厚度一般有10公里。这个大旋涡的空气绕着中心急速回转，但受离心力作用，外面的空气进不到中心区，于是中心区就形成了一个立管状的“台风眼”。台风眼是台风最主要的特征，“眼”的直径一般数十公里，最大的可达200公里左右，最小的仅几公里。在“眼”区，由于空气下沉，成为台风中的“世外桃源”。这里风轻浪静，云层稀薄、破裂，有时甚至晴空如洗，夜间还能看到一颗颗闪烁的星星。在“眼”区周围，环抱着高耸的云墙，成为台风眼壁。眼壁的高度一般达10公里以上，宽度达数十公里。这里是台风中天气最恶劣的区域，不但风速极大，而且云墙里一群群高耸的积雨云对流极强，大雨如注，雷电交加。在云墙的外缘，云随风散，一般只有阵风、阵雨。再往外，多半是高气压控制的大片晴空区，这里已经不再是台风的范围了。所以典型的台风，从外观看既像一个大漏斗，又似一个大蘑菇。

二、台风灾难表现

台风是地球上气象灾害中破坏性最大的一个天气系统。一个成熟的台风，在一天所下的雨量，大约相当于200亿吨水，由于水汽凝结所放出的热能，相当于50万颗1945年美军在广岛投掷的原子弹的能量，即每秒钟释放出相当于6颗普通原子弹的能量。由于其无可比拟的巨大能量，加之其发生频率高、范围广，台风成为地球上自然灾害中危害最严重的一种。

由于受西北太平洋台风的影响，我国是受台风危害最严重的国家之一，不仅南起两广、北至辽宁的漫长沿海地带经常会遭到台风袭击，而且大多数内陆省份也可以直接或间接受到它的影响。尤其是东南沿海各省，更是深受其害。

台风对人类的灾害主要表现为风灾、水灾和潮灾。

（一）台风引起的风灾

风灾主要指由风和风压直接产生的灾害。通常，在热带地区表面气压相差不大，一般在0.3%左右。一旦台风生成，台风中心的气压常常低于平均海面气压5%~10%。台风中心附近的气压为了达到与中心气压的均衡，便迅速递减下降，风速相应猛烈增强。台风最大风速出现在中心附近，宽度一般为8~20公里，这里是台风最大破坏力集中的部位。台风中心最大风速可达110米/秒，每平方米所承受的风压可达1500多公斤，所到之处，房屋建筑被摧毁、树木、电杆被拔起，人畜可被卷走，海面上船只多难逃灭顶之灾。

（二）台风引起的水灾

台风是一种强降水天气系统，它造成的降雨强度和降雨范围都很大，所以台风经过时，常引起强烈降雨，可造成山洪暴发、江河横溢、淹没农田和村庄，冲毁道路桥梁，进而引发泥石流、滑坡等次生灾害。如1975年第三号台风在我国登陆后，其残余低压在河南中南部一带长时间停滞，结果使这一地区3天内降下了近两年的降水量，造成了著名的“75·8”特大暴雨。有的地方6小时降水达830毫米，迄今，它还保持着6小时降水量的世界之最。这场特大暴雨导致汝河、沙颍河和唐白河三大水系各干支流河水猛涨，漫溢决堤，板桥、石漫滩2座大型水库和2座中型水库及44座小型水库相继垮坝失事，全省29个县市、1700万亩农田遭受毁灭性灾难，受灾人口1100万，死亡近9万人，京广大动脉中断行车18天。直接经济损失高达100亿元。

（三）台风引起的潮灾

台风引起的潮灾是指台风激动海水，掀起巨浪和海潮，危害海上船只，淹没沿海田园、村镇的灾害。台风经过海面时，强烈的大风，很低的气压，能激动海水，产生巨浪，12级的大风可使海浪升高12~15米。因此，台风所经之处，波涛汹涌，震天撼地，船只陷于其中，很难脱离险境。台风接近海岸时，因气压急降，风力旋转加速，吸力加大，海面又可能升至6~9米，即台风风暴潮。当台风风暴潮与天文潮的高潮叠加时，可引起海潮水位异常暴涨，冲毁沿海堤防，吞没大片农田和村庄，造成巨大灾难。

三、台风灾害急救

台风灾害对人的生命直接威胁主要有压砸伤、淹溺、土埋窒息等。

（一）压砸伤急救处理

台风灾害中压砸伤主要因树木、房屋建筑和其他设施倒塌所致，也可因泥石流、塌方、山崩等次生灾难引起，伤情多严重而复杂，伤员可因大失血休克、严重内脏损伤、颅脑损伤、窒息等合并症致死。现场急救应快速进行伤情评估，处理危及生命的活动性出血、休克、窒息等严重伤情，随时做心肺脑复苏术，妥善进行外伤的止血、包扎、固定等，尽快将伤员送到医疗站或医院进一步救治。

（二）溺水的急救处理

台风灾难中淹溺多因台风掀翻船只，导致船上工作人员和乘客意外落水所致，岸上人员也可被海潮卷入水中而发生淹溺。由于台风来势凶猛，浪高水急，旋流多，落水者很难自救脱险。若未能及时救援，常很快死亡。对淹溺者的急救必须就地进行，争分夺秒。将溺水者打捞上来后，应尽快清除其呼吸道内溺液和其他异物，保持呼吸道通畅，呼吸停止者尽快做压背式人工呼吸，对心跳功能不佳者应辅以胸外人工心脏按压，在保证呼吸、心跳存在的前提下尽快送医院救治。

（三）土埋窒息

台风灾难发生时常直接引起房屋倒塌或因引发泥石流、山崩、山体大滑坡等导致人体被掩埋于泥浆砂石土体中，使伤员不能呼吸而发生窒息。如发现得早，救援工作及时，可以减少伤员死亡率。

对土埋窒息伤员，首先从掩埋泥土和砂石或倒塌建筑物中把伤员抢救出来，迅速转移到安全地区就地抢救。现场急救措施主要有：

（1）立即清除口、鼻、咽喉腔内的泥土及痰、血和呕吐物等，保持呼吸道通畅；

（2）有呼吸停止者在呼吸道通畅的基础上可以行口对口人工呼吸，有条件者可作气管插管术，紧急情况下进行环甲膜穿刺或气道紧急切开，以解除上呼吸道梗阻；

（3）对呼吸心跳均已停止者，在施行人工呼吸的同时，进行胸外心脏挤压等心肺复苏术；

（4）昏迷伤员，由于舌根后坠影响呼吸，可将伤员置于头低侧卧位或俯卧位。上颌骨骨折者导致硬腭塌陷者可用长木片置于上、下磨牙之间，使移位组织复位，再将木片两端固定与头顶，以防滑脱。

（5）现场急救后窒息情况好转者尽快送医疗单位进一步救治。

第六节 海 啸

一、海啸概述

海啸是指由于海底地震、大范围的海底升降及海底火山爆发等活动所致的水体振动。在自然界产生的各种不同的水波之中，海啸是破坏力最大的长周期波之一。海啸的波长和传播速度远大于海浪或风浪，可达数百英里，传播速度可达每小时几百英里。一个海啸常常是一系列的水波。波与波之间的时间间隔因波长不同和经过的海底地形的差异而不同，可间隔 15 分钟到几小时。而且第一个波类似一个巨大的海浪，袭上海岸后可带有许多海鱼等，使海岸的景象很壮观，以致引来很多人上前观看，而数分钟后巨浪再袭来时，人群常因来不及躲避而被巨浪吞噬。

二、海啸灾难表现

强烈的海啸，因其破坏性大，波及地区广，短时间内可造成大批伤员。大量的海水涌来，可导致各种程度的淹溺伤员；巨浪冲击和海水浸泡可使大量建筑物倒塌，进而造成大量创伤伤员；另外，因公共卫生系统的破坏，人群密集，可导致多种传染病的流行。

（一）溺水

溺水是海啸灾害最常见的表现形式。常发生于岸边游玩、作业的人员身上，也发生于沿岸居民身上。人们常在来不及做出逃生准备就被巨浪吞没或卷走，导致溺水甚至溺死。

（二）挤压综合征

破坏性海啸袭击海岸周围地区时，可造成大量房屋、设施的倒塌而导致人员发生压砸伤，人体部分或全部可被埋压于废墟下，导致窒息、内脏损伤和挤压综合征。

（三）各部位创伤

海啸灾害中人体各部位创伤多因海啸的巨大冲击力和建筑物倒塌引起，可见于人体任何部位，表现为软组织损伤、骨折、胸腹部脏器损伤、颅脑损伤等，程度轻重不一。重者可很快因颅脑功能障碍、失血性休克、呼吸循环功能障碍而死亡。

（四）传染病

跟其他自然灾难一样，海啸发生后，由于人员密集、生活用品短缺和公共卫生设备遭到破坏，常导致各种传染病的流行。

三、海啸灾难急救

（一）自救、互救

（1）海啸袭来时，不要心慌意乱，要保持头脑清醒，尽快离开危险的建筑物和其他易在巨浪涌来时候造成人体损伤的物体，尽可能寻找可用于救生的漂浮物。一旦落入水中，由于水面上的漂浮物被波浪抛来抛去，可能会击伤落水者，故落水者应尽量避开这些水面上的漂浮物。同时应注意避开水面上漂浮的柴油、汽油等物质，防止吸入呼吸道和肺部，导致呼吸道刺激及全身中毒。

（2）落入水中后，应尽可能保留身体能量。此时因巨浪冲击，单纯靠游离现场不仅会浪费大量体力，而且难以自救成功。所以应尽快寻找水中漂浮物，使自己尽可能轻松漂浮于水面。无漂浮物时候，应采取仰泳姿势，使口鼻露出水面呼吸，尽量减少动作，等待救援。

（3）保持体温。由于水中温度低，一旦落入水中，落水者可随水中浸泡时间的延长而出现体温下降甚至冻僵发生。为预防或延迟低体温的发生，不可随便弃去衣服，除非为了接近高处、船只、救生人员或其他可抓靠物体外，不要游泳。

（4）不可喝海水解渴。夏季落入水中，因海水温度较高，不至于发生冻伤，但因人体水分蒸发快而多，遇难者极易感觉口渴，但不可喝海水，否则不仅不能解渴，而且可导致腹泻、幻觉等不良后果，甚至死亡。

（5）多人落入水中等待救助时，应尽量靠拢，以便减少心理压力和互救。

（二）海啸灾害现场急救措施

1. 搜寻以及捞救伤员

一旦接到呼救、报警信息后，应尽快组织人力、物力，积极搜寻落水伤员，帮其脱离水中环境。具体措施见相关海难事故急救章节。

2. 急救落水者

如果落水者被捞救上来时神志清醒、体力尚可，可帮其换上干衣服、喝些热糖水，休息一段时间即可。若被捞救上来时体温明显下降甚至冻僵昏迷，应快速采取复温措施。若心跳、呼吸停止，尽快进行复苏术急救。若合并其他损伤发生，可采取相应急救措施。

（1）溺水急救

重点维护伤员呼吸功能，尽快清除伤者口鼻腔、呼吸道内异物，必要时进行人工呼吸，心跳停止者同时进行胸外心脏按压。

（2）挤压综合征急救

重点防治休克、感染和急性肾功能衰竭，妥善处理伤肢。

（3）处理创伤

针对人体各部位发生的创伤，采取止血、包扎、固定、通气、心肺复苏等措施，具体措施见“机械性创伤的现场急救”章节。

3. 预防传染病

重点做好公共卫生设施的重建，对空气、水、食物等传染途径进行必要的净化和消毒，加强对老弱伤病人员的保护等措施。

第七节 雪 崩

一、雪崩概述

雪崩是山坡上的积雪，在一定条件下，受重力作用突然向下滑动或崩落，并与下降过程中的积雪发生连锁反应，引起大量雪体崩塌的现象。雪崩是积雪山区常见的自然灾害，由于雪崩多突然发生，崩塌雪体量大而快速，所以常常具有很大的破坏力。不仅可使行人埋压导致窒息，而且可损毁沿途物体，造成大量人员伤亡和巨大的物质财产损失。

二、雪崩发生原因

雪崩虽然具明显突发性，但其发生多有触发因素，是雪体在某种力量单独作用或几种力量协同作用下，突然裂解崩塌所致。常见激发雪崩的因素有：

（一）雪层的超负载

雪层超负载是雪崩最常见的原因。多数雪崩发生于降大雪之时或降大雪之后。一般山坡降雪速度达 2mm/ h（相当于水量）以上，即可引发雪崩。除降雪外，风吹雪可使背风侧或低凹出雪层迅速增加，而且可在分水岭的背风侧产生很厚的悬挂雪檐，但雪檐的自重超过其抗断强度时，或其上增加负载，便可崩落。另外，吹雪可形成表面坚硬而下部几乎悬空的雪板，在稍加外力或温度变化时雪板可迅速产生裂隙而引起雪板雪崩。此时引发雪崩类型多为干粉雪崩或软、硬雪板雪崩。

（二）雪层的剪切

滑雪、树上或悬崖雪坠落等均可对下面雪层产生剪切作用。

（三）震动

响雷、高速飞机冲击波、爆炸、地震甚至高强度尖锐的人声等均可激发雪崩。重型机械车辆运行中造成的地表震动也可引起雪崩。

（四）温度变化

天气突然变冷时，雪面温度可急剧降低，使处于临界应力状态的雪面产生寒冷裂隙，从而触发雪崩。当气温突然回升，积雪消融时，雪面融化雪水可渗入雪层内部，大大降低雪层的内聚力和抗断强度，从而造成雪崩。此时引发雪崩多为湿雪雪崩。

三、雪崩灾害急救

雪崩灾害不仅突发性强，而且因天气恶劣、地处山区，地形复杂、交通不便以及通信困难等原因，救援难度大。被埋压的遇难者存活率与被救时间紧密相关，每拖延一小时，存活可能性减低50%。故对雪崩灾害的救援工作，一定要讲求快速高效。尽快找到伤员并进行就地急救处理。对雪崩灾害中遇难者而言，在被救出埋压雪堆前，正确的自救和互救常是提高其生存率的关键。

（一）自救

遇难者若没有昏迷而且可以活动，应采取平躺，用爬行姿势在雪崩面的底部活动，丢掉包裹、雪橇、手杖或者其他累赘，覆盖住自己的口、鼻孔以避免雪吸入气道。若被雪掩埋时，应保持冷静，让口水流出从而判断上下方，然后奋力向上挖掘，争取在雪凝固前到达表面。休息时候在身边造一个尽可能大的洞穴。若无力挖掘，则尽量节省力气，当听到有人来时大声呼叫。

（二）遇难者的搜寻

1. 未被埋压者对埋压者的搜寻

未被埋压的遇难者常离被埋压者不远，应根据现场地形分析被埋压者的大概位置，分小组进行搜寻挖掘工作。一般遇难者常被雪推到雪堆积最多的地方即雪崩停止处的前沿。若雪崩沿山谷而下，则山谷转弯处会有大量雪的堆积，此处也常为埋压处。现场搜寻时应保持安静，仔细倾听地面下传来的呼救声，并注意观察雪堆中遇难者衣物，从而确定埋压者的大概位置再挖掘。

2. 急救队对埋压者的搜寻

接到雪崩警情后，必须就地组织搜寻急救队展开搜寻急救活动，搜寻前，应向知情者了解灾害信息，如出事地点、遇难人员以及幸存人员情况，雪崩发生的时间、范围和天气情况，出事地点的地形地貌等。首先根据灾害信息分析遇难者被埋压的位置，现场人力充足时可同时组织急救队员用探杆进行人力搜寻工作。当探杆感触到遇难者后迅速开始挖掘，将伤员从雪堆里救出。注意急救队在搜寻伤员和现场急救时，也应严格遵守高山地区活动准则，以防再次发生雪崩。有雪崩救援犬时，可利用它进行搜寻被埋压伤员。

3. 现场医疗急救后送医

雪崩遇难者所受损伤除了被埋压导致不同程度的窒息外，还可因雪崩过程中被雪崩产生的强大气流冲击波导致损伤甚至死亡。损伤部位不定，程度也可不同。故对搜寻到并挖掘出来的遇难者应快速评估其伤情，对危及生命的创伤进行及时处置。对冻僵者快速复温并保暖。现场初步处理后，尽快将遇难者转送医疗单位急救。由于地形特殊性，雪崩遇难伤员的后送多只能利用直升机进行。

第八节　雷电灾难

一、雷电灾难概述

雷电是云层之间、云与地之间、云与空气之间的电位差增大到一定程度后的巨大放电现象。雷电常伴随大风、暴雨、冰雹甚至龙卷风发生，是一种局部的但很猛烈的灾害性天气。由于其释放的巨大能量，不仅可影响飞机安全飞行、干扰无线电通信，对地面建筑、设施及森林造成严重损害，还常常导致人畜被雷电击中而伤亡。

二、雷电灾难对人的作用

雷电对人造成的损伤主要为强电流、高温和冲击波所致的直接损伤。

（一）强电流作用

雷电中含有巨大的电能，其释放的能量可相当于电压高达1亿伏左右的电能，足以给地面被直接击中的物体或人造成严重的灼伤甚至使之完全摧毁。

（二）冲击波

雷电通过空气中的小水滴时，因高温汽化造成空气体积迅速膨胀，产生的强烈冲击波不仅表现为巨大爆炸声，而且可严重损伤被击中的人和物。

（三）高温

在闪电通道里，温度可高达两万摄氏度以上。在闪电路经的树木、干柴、汽油等易燃易爆物品可起火燃烧，导致火灾或爆炸事故。雷电直接击中人体，可使人体焚毁。

由于雷电的上述致伤特点，雷电灾害可造成严重的人员伤亡和巨额的物质财产损失。人被雷电直接击中多当场死亡，部分幸存者常留下严重的后遗症。

三、雷电击伤表现

(一) 全身表现

轻者可出现头晕、心悸、面色苍白、惊慌、四肢软弱和全身乏力等症状，重者出现抽搐和休克，可伴有心律失常，并迅速转入“假死状态”，不及时救治可很快死亡。

(二) 局部表现

主要表现为局部电烧伤，即电流接触身体造成的局部灼伤。一般“入口”比“出口”处烧伤严重。部分伤者可出现局部烧焦甚至炭化改变，伴有大量组织坏死。

(三) 并发症及后遗症

主要表现为颞叶、枕叶的永久性损害导致耳聋和失明。少数幸存者可出现精神失常、肢体瘫痪。若被雷电击中后从高处坠落，则可造成其他损伤。

四、现场急救措施

(1) 对神志清醒伴乏力、心慌、全身软弱的轻症伤员给予卧床休息并严密观察，防止迟发性假死出现；

(2) 对呼吸、心跳停止者立即进行心肺脑复苏术；

(3) 处理其他创伤和烧伤，具体措施见相关章节；

(4) 尽快送医疗单位进一步救治。

第七章　交通事故现场急救

交通事故是在交通运输过程中发生的事故，是主要由人为因素造成的灾害之一，包括公路、铁路、地铁交通事故，海难及空难等。随着交通运输业的不断发展和人们交往的不断增多，交通肇事的发生率也不断增加，而且现代交通事故造成的创伤多复杂且严重，常常表现为严重的颅脑、内脏、骨关节损伤，伤亡率居所有机械性暴力所致损伤之首；交通事故不仅造成伤亡人数多，而且伤亡者大多是社会的中坚力量，对人类的生命财产安全构成了极大的威胁。大量的统计资料表明，在交通事故中，因气道阻塞或失血过多等简单的原因而导致生命不必要的丧失占有相当高的比例，在对伤者进行确定性医疗处理之前，死亡率常随着时间的延长而增加，而现场几种简单急救技术可大大降低死亡率。故现场急救对挽救伤者生命具有重要意义，并可为后续的医院治疗奠定基础。

第一节　公路交通事故急救

一、公路交通事故概述

公路交通事故是指在公共交通道路上发生的事故，多为机动车造成，也可为非机动车造成，是最常见的交通事故。公路交通事故发生的原因有多种，有主观方面的原因，也有客观方面的原因；有直接的原因，也有间接原因；有造成事故的原因，也有引起后果的原因。具体而言，主要包括人、车、路、环境和交通管理五个方面的因素。

（1）人，包括驾驶员、乘车人、骑自行车者和行人等。其中驾驶员的主观和客观的原因常常是引起交通事故的主要原因。如违章行车、判断错误、措施不当和身体状况差四种。

（2）车辆，包括车辆的性能、机械故障等。

（3）路况，如道路的质量、设施情况、施工等因素。

（4）环境，主要指异常气候条件，如雨雪、刮风、大雾等造成路面湿滑、冻结或驾驶员视线障碍。

（5）交通管理，包括交通管理信号灯、标记及交通警察管理方面的失误等。

二、公路交通事故的特点

（一）受伤害人群的特点

公路交通事故可以伤害任何人群和任何年龄段，受伤害人群包括交通工具内的人和交通工具外的人。从受伤害人群年龄分布来看，以中青年段受伤者为最多，壮年段次之，而15岁以下和60岁以上年龄段最少。

在交通事故中，发生伤亡的驾驶员的驾龄多数在3年以下，即新驾驶员肇事比例较大。据统计，我国驾驶员驾龄在3年以下的死伤人数占总数的43.43%。其次为驾龄6~10年的，而驾龄在20年以上的死伤人数所占比例最小。即驾驶员年龄轻、驾驶经验少、驾龄短的发生事故的危险性大。

（二）各类交通方式造成人员伤亡情况

在公路交通方式中，包括机动车、非机动车、行人和其他。在这几种方式中，机动车造成交通事故伤亡的比例最大，而在各种机动车中又以汽车造成人员伤亡最为多见和严重。

（三）损伤特点

由于受肇事原因、事故发生时受害者的体位以及受伤者自身生理、病理状况等因素的影响，公路交通事故伤害可表现出与其他原因所致创伤不同的特点。公路交通事故造成损伤多且很严重，隐蔽性也强，多发伤和复合伤普遍，导致其死亡率和伤残率高。除事故本身因素外，现场救护措施等非事故本身的后续因素，在某些情况下对损伤的形成和程度也有一定影响，如公路交通事故导致脊柱损伤，正确运用搬运工具可以避免截瘫发生，反之，则可因脊髓受伤而导致截瘫，造成终生残疾甚至死亡。

1. 车内人员的伤害特点

当车辆在高速行驶过程中，突然受阻撞击其他物体或采取紧急制动时，车速在极短的时间内锐减至零，车上人员在惯性作用下，可撞击到车辆部件、行李上，或被抛向车外，造成撞击伤、摔伤。车辆受到突然而猛烈的撞击，其构件往往变形，车厢内狭小的空间被变形的构件充斥，乘员受到挤压和撞击，造成挤压伤和撞击伤。变形的车辆构件或其他利器（金属、玻璃等）还可能刺入乘员体内，造成穿刺伤。

当发生翻车事故时，车内乘员在无防护措施的情况下，人体将随翻滚的车辆发生位移和翻转，全身各处都可能被碰撞挤压，从而在短时间内发生多次、多处损伤。当车辆发生着火、爆炸事故时，乘车人可能被烧伤，或吸入燃烧产生的有害气体而引起窒息，有时乘员为求生而跳车从而造成摔伤或坠河淹溺。

车内人员中，由于驾驶员和乘客所处位置不同，造成的损伤部位也不同。当发生交通事故时，驾驶员头、胸、腹、脊椎、四肢骨折以及头、胸、腹联合损伤最为多见，而乘客所受伤害部位以头、胸、腹、四肢损伤和头、胸、腹联合损伤较为多见。

2. 车外被撞人员的伤害特点

对于被撞人员来说，他们的身体处于相对稳定状态，当受到车辆正面撞击时，先是突然倒地摔伤，接着受到碾压。人体在瞬间受到撞击、摔伤、碾压等三种损伤。若受到车辆侧面撞击，人体常突然快速旋转，紧接着倒地致伤，实际上是两次受伤。不论是撞击还是碾压，除造成人体皮肤、肌肉等软组织损伤外，常发生骨关节损伤和实质性脏器破裂出血。

另外，两车相撞或高速行进中的车辆突然减速时，车内人员常常发生颈部挥鞭样外伤。其机理是由于车辆突然减速时，身体因惯性作用而前屈，当车速至零的一刹那，身体已向前屈曲至极限，又急速向后反弹，尤其是头颈部更为明显，犹如鞭梢在空中甩荡，故名挥鞭样损伤。由于头部在瞬间完成前屈后仰，极易造成脑震荡、颈椎脱臼、颈部软组织撕裂伤。摩托车驾驶员所受伤害以下肢损伤较为多见，但若被其他交通工具撞击或倒地，则可出现颅脑或胸腹部损伤，严重者也可很快致死。

三、公路交通事故救援措施

由于公路交通事故对人们的生命财产安全构成的威胁日益严重，各国在不断加强车辆、道路管理的同时，也在不断研究发生交通事故后如何在最大限度内减少人员伤亡的措施。大量急救实践经验表明，缩短从事故发生到现场急救的时间可大大提高急救成功率。为了缩短时间，可以在客运交通工具上安装事故发生时可手动或自动启动的小型无线电收发两用机，一旦发生交通事故，可将信息及时传送到设在急救总部的中心控制系统。中心控制室可以在计算机化的地图上确定车辆的正确位置。在事故现场有清醒伤员或前援急救人员时，伤员可与急救中心控制室之间保持双向联系，便于进行现场伤情估计，必要时还可进行现场急救指导。

装备精良、训练有素的救援队伍和科学有效地组织指挥在交通事故救援工作中起着至关重要的作用。对于大量的交通事故，绝大部分事故每起仅造成少数个别人员的伤亡和轻微的财产损失，其救援措施也相对简单，往往仅涉及急救部门或事故当事人、过往人员或个别警察。少数事故伤亡惨重，其救援措施则涉及当地政府、警察机关、卫生当局、急救部门等多部门、多系统。但是无论是以上哪种情况，其现场救援的原则是一致的。

（一）现场救援

准确、迅速、有效的现场救援直接关系着抢救的效率和质量，关系到伤病员的生命安危。尤其是突然、大批发生的伤员需要大量的、能快速行动的救护人员进行现场抢救。此时除了呼叫医疗专业救护外，现场群众的自救、互救及赶到现场的警员的急救也起着举足轻重的作用。在现场救援中，一般分脱险、检伤分类及医疗处理三步进行，警务急救主要涉及前两项内容，并在医疗处理中起辅助作用。

1. 脱险

在事故发生后，首先进行的是现场非医疗性或称工程救险处理。非医疗性工程救险处理原则是尽快将伤员从发生事故的车体内救出，避免损伤加重或可能出现的燃烧、爆炸而造成继发性损伤。

如果伤员被困在汽车内，要设法把伤员尽快转移出来。转移中首先要考虑到伤员的生命安全，还要尽量使伤员舒适。转移中有两条原则必须注意：一是环境允许时才可移动；二是现场有人帮助的时候，要互相配合来移动伤员，尽量不要一个人去移动伤员。尤其应避免错误的、鲁莽的搬运，防止造成进一步的损伤。

在发达国家里，非医疗的工程救援大多由消防队来担负这一任务。现代文明的发展，已经极大地扩充了消防队伍传统的救火业务，它还包括救灾和救人。现在大的消防队都有配备齐全的各种工程救援车辆和器材，如用大电动钳子解体汽车，从而把伤员救出；消防队员身上装备有保护性装置和工具，可以很便利地敲碎汽车挡风玻璃。十分重要的救险工具还包括平稳、保持伤员背部安定的“铲形”担架，将伤员从车内或事故现场运送出。非医疗性的工程抢险救援将在今后成为抢救严重交通事故的第一环节，只有正确、迅速地“抢救”下伤员，使其脱离危险环境，才能予以有效的医疗处理。如果危重伤员不能被立即救出时，可在车内对其进行急救处理，以保住其生命。转移伤员的具体方法，要根据伤员的位置、伤情及抢救者的能力来选择。

(1) 抢救坐在方向盘后面的伤员

急救者站在伤员背后，使伤员一侧上肢（确保没有损伤）曲肘，前臂横在胸前。抢救者将双手从伤员的两侧腋下向前伸出，紧紧抓住伤员的前臂。另一名协助者托住病人的头部和颈部，保持头、颈部与躯体在一条轴线上。然后两个人同时慢慢地向侧、向后移动，把伤员拖出汽车。

(2) 抢救躺在座位上的伤员

当伤员躺在座位上时，腿常挂在座位下。这时一名抢救者要扶着伤员的头，使头与身体在同一轴线，并保持固定。另一名抢救者抱住伤员的脚和腿，将伤员轻轻地搬到座位上，使腿伸直，并保持与身体在同一轴线上。如果伤员没有骨折或其他严重损伤，可将伤员缓慢地搬出汽车。如果怀疑伤员有脊柱损伤或骨折，则应按下列方法搬运。

两名救护者用双手抓住伤员从肩部到大腿部位的衣服，并抱住伤员的膝部，使伤员背部贴着座位的靠背上，另一名抢救者将一块木板轻轻推入伤员背部和靠背之间，用一只手扶着病人的头部，另一只手扶着木板的上缘。然后两名抢救者向下探身，用双手抓住木板的下缘，胳膊挡住伤员的身体。在伤员头部的抢救者一只手扶着伤员头部，另一只手抓住木板的下缘，同时用前臂保持伤员的头部固定。在伤员脚部的抢救者，用一只手抓着伤员脚部木板的下缘，同时用前臂保持伤员的腿部固定，另一只手抓着木板的上缘。几名抢救者同时将木板向上提，再将木板稳稳地放在座位上，然后将伤员抬出汽车。

(3) 抢救躺在地板前部的伤员

当发现伤员躺在汽车前部的地板上时，抢救者要放一块木板在前排座位上。一名抢救员扶着伤者的头和颈部，使之与身体保持在同一轴线。另一名抢救员用绷带或三角巾把伤员的腿绑住。另外两名抢救者进入汽车后部，通过前排座位的靠背向前探身抓住伤员大腿、臀部、腰部的衣服（确保衣服不会被扯破或扯开）。注意不要抓伤员的胳膊。几名抢救者同时把伤员抬起，轻轻地平放在木板上，注意保持伤员身体在同一直线。然后位于座位后面的抢救者到汽车外边，协助将伤员搬出汽车。

(4) 抢救躺在地板后部的伤员

当发现伤员躺在汽车后部的地板上时，抢救过程与抢救躺在前部地板的伤者方法相同，只是抢救者要将木板放在后排座位上，并进入汽车前部。

如果伤员的衣服不结实，经不住自身的体重。抢救者可用宽绷带或三角巾环绕伤员身体打好结，然后将伤员提起，再平放在木板上，而后再搬运出来。

（5）抢救汽车向侧翻倒的乘车伤员

这时司机或乘客最容易出现脊柱损伤，在把伤员从汽车内转移出来之前，不要把汽车扶正。如果情况允许，抢救者可以钻到汽车内检查伤员。根据伤员的情况，可协助伤员从汽车内移动出来，或由抢救者将伤员搬运出来。

在公路交通事故现场急救中，抢救人员同时应注意自我保护。只有自我保护好，才能有效地抢救伤员。现场急救中主要应注意以下两种意外情况发生：

①触电。在交通事故中，如果发现断落的高压电线搭在汽车上，或有人被高压电击伤，救护人员在未采取安全措施前，不要接近汽车或伤员，要保持在8~10米以外的距离，防止跨步电压伤人。要立即设法切断电源，或采取安全措施，然后才能进行抢救。抢救时，要先将伤员转移到离高压线8~10米以外，再采取其他抢救措施，或确信线路无电时，再进行就地抢救。

②化学毒物中毒。在交通事故中，可能会遇到载有某些化学毒物或危险物的汽车，这些汽车应标有特殊的标记，指明是哪一种化学物质，如“剧毒品”或“爆炸品”等。如果发现有以上标记的汽车，不要盲目接近，而要尽快通知有关部门妥善处理。

2. 检伤分类

公路交通事故造成的损伤，由于伤员损伤部位、程度各不相同，伤员需要救护的紧迫性和救护措施也各不一样。检伤分类的目的在于区分伤员的轻重缓急，使危重而有救活希望者优先得到救护，使轻伤员得到妥善处理。将受伤者从险境中救出后，急救人员应立即对伤员进行快速伤情评估，以便分别对待。一般可通过看、听、交谈、闻等方法来检查受伤人员情况。即通过看，观察现场、伤亡人员及人数、车辆内外损伤情况、车中物品；伤员的面色、呕吐物；有无出血、畸形及活动异常；伤员对刺激的反应、瞳孔、脉搏的变化等；通过听与交谈，主要了解伤员伤员呼吸、意识是否正常，了解事故原因和伤员主要症状；所谓闻，主要是急救者用嗅觉了解现场有无汽油、呕吐物、丙酮、酒精、煤气等特殊味道。

在检查伤员时，要特别注意那些表情呆滞、无声无息的伤员，往往那些人员的伤情更危险。检查时，要坚持先重后轻、先急后缓，抢和救相结合的原则。尤其是对有生命危险的人员进行简单明了、及时有效的救命抢救，以使他们脱离生命危险。如控制昏迷、抗休克、控制大出血、包扎、骨折固定、畅通气道、人工心肺复苏等。在检伤分类过程中，要填写伤员分类卡，以确定首先需要送到医院和生命垂危的伤员。

根据分类标准和依据不同，对事故损伤伤情的分类结果也不一致。常见的方法有：

(1) 按损伤部位分类

按照交通事故所侵害的人体部位不同。可将损伤分为头部损伤、颈部损伤、胸部损伤、腹部损伤、盆腔损伤、脊柱损伤、肢体损伤、肝损伤、脾损伤、肾损伤、胃肠损伤、大血管损伤。若遇到多部位复合伤，可按系统进行分类，如神经系统损伤、循环系统损伤等。

(2) 按损伤程度分类

按损伤程度可分为致命伤、重伤、轻伤、轻微伤。这一分类有着十分重要的价值，它对迅速有效及时掌握事故的伤亡程度、采取有效的创伤处理是十分有用的。

所谓致命伤系指直接导致死亡的损伤。重伤系指造成严重大面积的撕脱伤、骨折、视力及听力丧失、内脏破裂、内出血等的损伤。

(3) 按损伤性状分类

按损伤类型可分为擦伤、挫伤、创伤性骨折、脱位、肢解等。这是交通事故损伤中所常见的损伤。

(4) 按损伤形成方式和致伤因素分类

一般在事故救援现场多采用按损伤程度进行分类的方法，以便最大限度地减少死亡人数。但当发生重大交通事故造成众多人员伤亡时，抢救者应立即投入抢救，对哪怕只有一线生存希望者也要施行抢救。急救者首先要迅速地识别出最危险的伤员并予以优先抢救和运送。此时对伤员分类方法如下：

①高度危险者。如呼吸停止和呼吸道阻塞、心跳停止、休克及活动性大出血者。此类伤员应绝对优先处理。

②中度危险者。如烧伤、复杂骨折。此类伤员应次优先处理。

③无危险者。如普通骨折或轻微软组织受伤、死亡或确诊濒临死亡者。

国际上用于检伤分类中所用的分类卡有很多种类，一般用的是一种封在防水聚乙烯外套中的坚实耐用的卡片，可以用安全大别针别在病人身上。它们以不同的颜色标示不同伤情，并以此进行判断。如常用红色表示立即优先；黄色表示紧急优先；绿色表示延期优先；白色表示死亡者。

3. 现场急救措施

(1) 心肺脑复苏

在急救中，最重要的是保持伤员的呼吸和血液循环。在事故现场心肺复苏主要有三个步骤：打开气道、人工呼吸、胸外心胸脏按压。具体步骤和方法见前面心肺脑复苏术。

(2) 止血

公路交通事故常因血管直接损伤或内脏破裂而造成不同程度的失血，严重者可导致失血性休克，伤者可表现为脸色苍白、冷汗淋漓、手脚发凉、呼吸急迫、心慌气短、脉搏快、细而弱，血压急剧下降，最后呼吸、心跳停止。止血方法和具体操作参见止血术。

(3) 抗休克

交通事故中伤员出现休克原因多因大出血、疼痛或心脏损伤所致，现场急救时应根据不同原因分别采取止血、输液、固定骨关节损伤、抗休克裤等技术进行抗休克处理。现场条件限制时，可采用按压伤员体表人中、合谷、内关等穴位抗休克。

(二) 医疗后送

一般在未判明伤员伤情时候不要急于将伤员转送医院，因为没有查清伤情和受伤部位，特别是一些隐蔽性损伤（如脊柱骨折）没有被发现，就可能在忙乱中的搬运中加重伤员伤情，甚至使伤员在转运中丧生。故对公路交通事故的伤员必须在既保护生命、减轻伤残，又要在伤情比较稳定的情况下，尽快安全予以转送至医疗单位。

1. 伤员的状况

严重的伤员必须在给予必要的紧急医疗处理后且伤情相对稳定后才能后送。如大出血者必须予以有效的止血，呼吸困难者予以吸氧等措施（包括严重气胸行胸腔引流）采取后运送。骨折尤其是脊椎骨折予以固定后运送。

2. 运送工具

在有条件的情况下，给急救中心打电话让救护车来护送伤员最为适宜。在拦截普通车辆时，以大、中型卡车为宜，因为它能让伤员平卧中间。救护车到来后必须停放在交通便利、距伤员最近且安全的地方，尽可能地使救护车能在平稳状态下尽快运送病人。救护车内的担架应有气垫式担架，以固定病人。其他必须的抢救器材应尽量完善，以在运输过程中发生紧急情况下进行处理。

对于发生在公路交通不便利地区的交通事故，可采取空运后送，与车辆后送比较，具有迅速、安全、舒适和机动灵活的特点，能大大提高急救成功率。

第二节 铁路交通事故现场急救

自从1825年世界上第一条铁路在英国建成通车后，铁路运输就开始作为重要的交通运输方式并迅速发展，从而推动着世界经济飞速发展。目前许多国家仍将铁路运输作为运输方式的骨干力量，承担着大量的旅客和货物运输任务。从1876年7月3日我国第一条铁路正式通车运营开始，铁路运输在我国经济发展中一直起着举足轻重的作用。

然而，铁路的诞生，同时也孕育着一种新的灾难——铁路交通事故，即列车发生冲撞、出轨、颠覆、失火等事故，不仅造成大量人员伤亡和物质财产毁损，而且常常造成铁路运输秩序混乱、旅客滞留、列车积压、枢纽堵塞，甚至导致全路运输瘫痪。火车在行进中与其他交通工具或行人也可发生冲突、撞伤或轧伤行人，造成人员伤亡。特别是近年来，随着经济的飞速发展，给铁路运输造成了很大压力，随之而来的列车牵引重量增加，列车运行的速度、密度都在不断地提高，铁路设施与其相比又严重滞后，使铁路运输的安全问题越来越复杂，重大的铁路事故发生率也明显增加。铁路交通事故的发生频率不断增加及严重程度的不断加深，已引起了世界各国的重视，铁路事故的救援也成为现代急救医学的一个重要组成部分，开始在世界各地逐步形成。

我国铁路事故的救援已积累了不少经验，但也存在着不少问题，如群众性的自救互救知识、院前急救的组织、医疗救护的水平与转送能力以及如何动员和发挥社会急救资源及力量等。因此，如何提高对铁路事故的应急能力，减少事故的人员死亡率和致残率是政府各相关部门亟待解决的重大课题。警务人员常常是铁路交通事故发生后最早到达现场的人员之一，除了调查事故原因、疏导交通等业务工作外，急救伤者也是其处警的主要内容之一。

一、铁路事故的发生原因

铁路运输是一个复杂的综合性系统部门，集管理、科技、工业、工程、交通、通信、治安等于一体，与社会的方方面面有着紧密的联系，当它的任何一个环节发生问题时，就会造成事故，甚至酿成车毁人亡的灾难。铁路交通事故发生原因主要有两大方面，其一是人的因素，如人为破坏等；其二是客观因素，包括路况、设施及自然现象。常见事故原因有：

（一）违章违纪

违章违纪造成的事故在各类原因中占第一位。

（二）道口抢行

道口抢行所致事故在各国都不罕见，我国有铁路道口 3 万余处，无人看守道口 2 万多处，每百处道口事故率 11.6%。在道口事故的原因中，路外车辆故障占 13%左右。

（三）破坏事故

有的人对社会不满，蓄意制造事端；还有一些人见利忘义，置法律和人民生命财产于不顾，盗挖枕木，拆毁车辆及通信联络，造成列车脱轨，引发重大事故。

（四）铁路设施损坏

由于铁路设施老化，加之随着国民经济的发展，使铁路负担更加沉重，而政府又没有足够的资金更新维修设备。

（五）列车故障

包括机械故障及车辆故障。

（六）自然灾害

风、雪、雨、雾、凌、泥石流、火山爆发给铁路运输造成的影响是不可忽视的。大雨、大雾、暴风雪常影响司机的视线，使之不能观察前面的情况，也无法排除一些路外因素造成的障碍而使列车脱轨。

铁路是受泥石流危害最重的基础设施之一。我国铁路沿线约有泥石流沟 1400 条，威胁着 3000 多公里的铁路线。

（七）火灾

火灾发生的直接原因主要有电气线路故障，餐车及锅炉管理不善，旅客违章携带易燃易爆品引起爆炸，油罐车起火等。

（八）毒气

毒气事故在铁路中较少见，一般是因为列车运载有化学物品发生事故后引起。

二、铁路交通事故损伤的特点

（一）突发性强

铁路运输以载重量大、运行快为主要特点，也决定了铁路事故瞬间发生的特性。近年来随着科学技术的进步，列车运行速度、密度也迅速提高，使交通运输效率提高的同时，也使铁路交通事故的突发性更趋明显。

（二）伤情严重而复杂

火车是目前世界上使用的最大的交通运输工具之一。铁路事故多数发生在列车高速运行中，由于其独特的高动能，导致发生事故时破坏性也极大，不仅可造成巨大的物质财富毁损，也因车内人群的密集，常常一起铁路交通事故可造成严重的人员伤亡。

当列车遇到意外时，司机采取制动措施，或由于碰撞使列车受阻骤然减速或停车，车内人群和物品依惯性作用，依然前进，而后迅速摇摆，与周围物体发生碰撞、挤压。车厢内的结构如座椅、铺位、餐桌、锅炉等也在发生移动、摇摆，又产生了多元性的碰撞点和碰撞力，出现许多强烈的力点，这些力点与不稳定的身体相互作用，使碰撞力成倍地增长。在惯性撞击，挤压甚至烧灼等因素的作用下，常造成人体的复合伤和多发伤。如头颈外伤、胸部伤、腹部伤，四肢骨折以及内脏破裂大出血等。由于列车的高速特点，在事故发生时，由于各种力的综合作用，与其他事故伤情相比，伤情明显严重，常导致严重的颅脑损伤、内脏破裂、脊柱脊髓损伤和多发性骨关节损伤，死亡率高。

有些铁路事故发生后可继发火灾、坠河等事故，使人员伤情更加复杂，在碰撞伤的同时还会发生烧伤、中毒、溺水等。

（三）救护困难

列车在运行中发生事故是无法选择地点和环境的。有的是在站内相撞，有的是在区间脱轨，有的在大桥上栽入河中，有的在小山沟被泥石流埋没，还有的是在隧道内爆炸起火。事故千般万样，事态千变万化，给救护造成了想象不到的困难。

事故发生地点往往远离城镇，没有必要的医疗条件，通信联络中断，道路交通受阻，有的甚至没有公路交通条件，抢险人员和救护人员不能迅速赶到现场。气候和环境、地形都会影响抢险的进行。

另外火车相撞脱轨后，车体损毁严重，车厢变形，伤员受压，会给抢救造成极大困难。因为车内本来空间就小，车厢变形后人员更难进出，有的地方连手都不能伸入，没有正常的通道，伤员的躯体四肢被金属部件紧紧地压着难以移动，痛苦万分，呻吟不止。急救人员因没有合适的抢救器材而束手无策，只能采取一些简单的抢救措施，如给水、给氧，但解决不了根本问题。即使调集了一些抢险器材，也难于施展。如气焊切割，有的牵引机车内燃机的油箱破裂，燃油洒出，切割机不能使用，否则将引起大火；有时伤员被挤在夹缝内，工具不能施展，以免给伤员造成再损伤。

由于多种原因给抢险救难造成了极大困难，所以铁路事故的抢险工作是一个多部门、多行业、多工种的综合性社会工作。指挥人员必须对事故详细了解，掌握情况，必要时要及时请求多方支援，如直升机、潜水员等。

三、现场伤情评估和分类

铁路事故可按两个方面进行分类，一是非人员性的，即事故类型、等级、性质及程度；二是根据人员伤亡情况即人员伤亡的程度、性质等。

（一）确定灾难性质及等级

1. 事故类型

主要是指事故发生的条件及方式，根据事故类型可粗略估计灾难情况。

（1）火车正面冲突，多发生在车站站内及车站的附近。

（2）路基损坏、脱轨，多发生在区间。

（3）火车与行人相撞，多发生于区间及道口。

（4）火车与其他车辆相撞，多发生于道口。

（5）火灾，多发生于区间。

（6）爆炸，多发生于区间。

（7）桥梁事故、坠河。

（8）隧道事故。

（9）自然灾害，包括风、雪、洪水、地震、泥石流和冰凌等。多发生于山区、沙漠、北方大河。

（10）中毒，包括食物中毒、化学品中毒、毒气事件等。

2. 灾难性质

（1）单纯性灾难，即单一事故类型，主要是人员损伤，没有严重的列车车体及铁路破坏，铁路部门仍能正常运转。

（2）复杂性灾难，即两个以上的事故类型，除人员伤亡外，铁路设施及列车损坏，铁路运行中断和有关组织机构的工作瘫痪，在社会上影响较大，处理也较困难。

（3）涉外事故，事故伤亡人员中有境外人员或者事故一方为外籍国际列车，处理牵涉到国际影响。

3. 灾难等级的确定

铁路交通事故根据事故造成的人员伤亡、直接经济损失、列车脱轨数量、中断铁路行车时间等情形分为特别重大事故、重大事故、较大事故和一般事故四个等级。从人员伤亡方面看，30 人以上死亡或 100 人以上重伤者为特别重大事故；10～30 人死亡或 50～100 人重伤者为重大事故；3～10 人死亡或 10～50 人重伤者为较大事故；3 人以下死亡或 10 人以下重伤者为一般事故。

在确定灾难程度时，要考虑到多方面因素，特别是要从现场救护方面进行分析。不仅要考虑到伤员人数的多少，还要从事故原因、事故发生地的地理环境、交通状况、医疗条件等方面分析，还要考虑到救护力量的强弱。如事故发生在城市附近，交通条件又好，有设备先进的医院，医务人员又有较强的业务素质，这样的医院接收十几名伤员甚至二十几名伤员不会十分困难。但是事故发生地是在偏远山区，交通不便，附近医疗机构设备简陋，没有足够的医务人员，业务素质也较差，接收十几名伤员甚至几名伤员都会困难，所以，在确立灾难等级时，应进行综合分析而评定。

（二）伤情评估和分类

对伤员伤情进行分类，是大批伤员急救中的首要和关键环节。对伤员进行分类，实际上是对伤员进行初步的处理，是预见性和计划性地对所有伤员进行分门别类地、有组织地抢救，以便最大限度地发挥仅有的人力和物力的作用，对超越一般工作量的大批伤员进行妥善的处置和安排。现场根据伤员伤情可将伤员分为四类：

1. 轻度伤员

轻度伤员是指体表软组织损伤如擦挫伤、小创口、I 度烧伤、轻度脑震荡等，这类伤员多可自行活动，现场可做一般性处理。如无特殊情况，在现场处理后可嘱其回家或送普通医院观察24小时。

2. 重度伤员

伤员伤情不稳定，但无危害生命的体征，心、脑、肺、肾功能未受到明显损伤，在一定时间内不致引起突然变化或死亡。如单纯性骨折，Ⅱ度烧伤，一般挤压伤，口、眼、鼻、耳损伤，中度脑震荡等。现场一般处理后原则上送医院继续治疗，个别伤情较重者需要专科治疗者可转送到专科医院。

3. 危重伤员

伤员伤情复杂，极不稳定，伤情已危及心、脑、肺、肾功能。如严重创伤、颅脑损伤出血、昏迷、多发性骨折、内脏破裂大出血、创伤性休克、大面积Ⅱ度及Ⅲ度烧伤、毁灭性肢体损伤、张力性气胸和心脏损伤等。这类伤员应尽最大努力在现场抢救，然后尽快送医院手术治疗。

4. 濒危伤员

伤员主要表现为广泛而严重的颅脑损伤、多发性损伤伴有大出血、心脏严重挫伤、肺组织大面积挫伤，呼吸、心跳停止已数分钟等。这类伤员原则上按救死扶伤精神处理，积极采取措施，进行抢救。但人力、物力和时间等方面构成对前三类伤员的抢救工作障碍时，要采取果断措施，把主要力量集中抢救有希望的伤员，否则因处理无希望救活的伤员而错过了对有希望的伤员的抢救机会，反而会降低急救效率。

四、救援措施

铁路事故突发性强，致伤因素又多种多样，加之伤员数量大而集中，伤情严重而复杂，给急救工作造成了极大的困难。现场急救主要应做好以下工作：

（一）铁路事故急救的组织

铁路事故发生后，乘务人员或路外人员应尽快上报铁路部门、当地政府、公安机关及医疗急救中心。上报内容包括事故地点、原因、类型、性质、预计人员伤亡情况、铁路及列车损坏情况，以及急需支援的力量，特殊情况及要求解决的问题，尽可能给上级决策提供较详细情况。

1. 总指挥部

由事故发生地的政府主要负责人及铁路部门领导组成。其任务是掌握灾难情况及救难进程，协调各专业部门的工作，了解事故地的医疗单位情况，包括最近距离的基层医疗单位，负责联系安置伤员，联系有关单位进行援助，如解放军、武警部队等。

2. 现场指挥部

现场指挥部由地方行政官员、铁路部门及卫生行政部门、公安消防部门组成。负责具体救难工作的实施，并及时向总指挥部汇报，指挥部下根据救援需要设几个专业组。

（二）非医疗性工程救险

非医疗性工程救险工作主要由铁路部门和公安消防部门共同完成，主要是设法把被困在事故车体内的伤员救出，消除由于事故引起的继发性损伤因素，抢修被损坏的铁路设施，消除影响铁路正常运行的障碍物。

在许多发达国家，非医疗性工程救险的大部分工作由消防队担负。由于现代文明的发展，根据消防队的特点已极大地扩充了消防队的传统业务。消防部门配有灵活的现代化交通运输设备及功能齐全的救险设施，如人工风洞、云梯、防毒设备。消防队员的特殊技能也逐渐引起了社会各界的重视，各种灾难性事故的救险都有消防队的参与。在我国，消防队的业务范围也在不断扩大，重大的抢险救险工作，都有消防人员的参与。我国的消防队伍的编制在武警系列，使我国消防队伍的装备及人员素质和指挥系统都有了可靠的保证。某些特殊灾难如坠河、火灾、泥石流等发生时，需要请求有关单位的支援，如海军、航运、潜水员、爆破专业技术人员等参加救护，排除障碍，开通运输通道。

根据伤员情况及运输条件和医疗条件，尽快组织专列运送伤员。

公安交通部门及铁路公安部门负责维护现场治安秩序，保障交通通畅，必要时实行交通管制，并请求解放军或武警部队支援。铁路公安部门要负责调查事故的原因，了解事故的情况，包括人员伤亡、列车及铁路的损坏程度。

（三）现场急救救护

包括现场群众的自救、互救和首援人员包括警务人员进行的急救处理及后续的医疗专业急救处理。重大铁路交通事故，由于伤员众多而严重，抢救常复杂，持续时间长，现场可将救护力量分为救护组、抢救组、现场处置组、分类后送组、收容组和后勤组等小组，分工协作，确保急救效率。

1. 救护组

救护组主要在现场直接救护伤员，负责将伤员从事故现场解救出来。组成人员包括工程救险人员、警务人员、医疗救护人员和伤员搬运人员及自动参加救护的群众。本组救护人员要有一定的抢救知识和处理能力，要确保伤员不再增加伤情，并迅速判断受伤情况分送到抢救组或处置组及收容组。对濒危伤员及呼吸心跳停止的伤员要边送边抢救，如进行口对口人工呼吸，胸外心脏按压等。负责现场清理，搜寻伤员，确保现场受伤人员全部无遗漏的得到急救后送。

2. 抢救组

抢救组主要根据事故地的条件及环境状况，以迅速、有效、方便抢救为原则，迅速组织抢救。一般由有抢救经验的医务人员组成，任务是抢救危急伤员。设施可根据情况配备，如简易的木板床或木板，简易可行的抢救器械（简易气囊呼吸机、脚踏吸痰器或电动吸引器械）。主要对危重伤员做初级处置，进行心肺复苏，建立有效肺通气，开通输液通道等。采取必要的抗休克措施，对伤口进行包扎、止血、骨折的临时固定，并做好记录，包括初步诊断，受伤程度，采取的措施及需注意的事项，病情稍稳定后交后送组继续处理。抢救无效死亡的送收容组。

3. 现场处置组

现场处置组主要担负轻伤员的处理，如简单伤员的消毒包扎，软组织损伤的处理，眼、耳、口、鼻污物的清理，简单骨折的临时固定，有条件时可进行小伤口的缝合包扎。

4. 后勤组

后勤组主要负责抢救所需的药品和器材，负责联络后送事宜，将伤员伤情及应后送的专业医院收集好提供给指挥部。调动必要的运输工具，提出请求援助的建议，如医务人员、医疗设备，甚至空中运输等。

5. 转送组

转送工具在转送中十分重要，一般由救护车护送，必要时也可使用其他工具，如飞机、船只及专用列车。各医疗单位的运送车辆要集中统一指挥，根据救护车辆的装备及车上医护人员的业务状况，集中调度使用。司机要有熟练的技能，车上医护人员要有丰富的急救知识，在途中对危重伤员要继续抢救，并详细记录，补充完善现场抢救材料，将伤员护送到指定的医院，进行伤员移交及资料交待，办理必要的入院手续。对轻伤员，可集中护送到留观医院或专业医院进行必要的检查处置。

6. 收容组

收容组负责接收死亡人员，辨认尸体，登记和保管财物，登记死亡人员的受伤情况、死亡原因，必要时设停尸处。

第三节　地下铁道事故急救

地下铁道简称地铁，是在地下修筑隧道，铺设路轨，以电动机车组成快速列车运送大量乘客的线路。世界上第一条地铁于1936年在伦敦建成通车，由于它具有速度高、运量大、舒适、安全、运输成本低等优点，因此地铁在世界各国得以蓬勃发展。1969年10月1日，我国的第一条地铁——北京地铁开始试运营，深受公众喜爱，上海、天津等城市相继效仿，目前全国多个大城市正在兴建和准备修建地铁，使地铁交通运输事业得到快速发展。

任何事物都有它的两面性，地铁在给人们带来了方便的同时，也经常带来灾难事故。地铁几乎全为客车，一旦发生安全事故，常造成大量人员伤亡。为了保证公民人身财产安全，在严格加强地铁运输安全管理，尽量不发生地铁交通事故的同时，必须做好地铁事故发生后的救援工作，提高急救成功率。

一、地铁事故发生的原因

（一）违章违纪

地铁运输也是集科技、管理、工业、工程于一体的现代科学部门，有一套严密的切实可行的规章制度，以保证地铁的正常运转。这些制度需要有知识、有事业心的高素质人才执行。否则，无论哪一环节发生问题都会造成严重事故。所以，地铁的工作人员必须严格遵守规章制度，严格执行操作规程，一丝不苟地认真工作，才能避免事故的发生。一旦地铁工作人员经验不足，责任心不强，缺乏科学知识，安全事故就会发生。

（二）列车及设施故障

由于地铁客流量的增加，列车超负荷运转，导致车辆及相关设施的老化失修，列车及设施零部件质量低劣，都会影响列车的正常运转。

（三）路外原因

主要由于路外人员违反规定不慎或故意进入轨道，被列车碾压、撞击导致意外或自杀伤亡事故发生。

（四）人为破坏

这是由于违法犯罪分子蓄意破坏造成的事故或恶性案件。由于地铁客流量的增加，给维护治安秩序造成了困难，人为原因导致的伤亡事故也时有发生。如将受害人推上轨道他杀，或携带、放置易燃易爆危险物品或毒品，引起火灾、爆炸和中毒事故。如 1995 年 3 月 20 日，日本东京地铁发生的毒气事故，是一场骇人听闻的反政府组织制造的恶性事件。

（五）停电

地铁供电是保证地铁列车正常运转的关键。所以，从电力供应的设计上已充分考虑了这一点，即双路供电，一般情况下不会造成大面积停电，但也有偶然性。如 1996 年 1 月 19 日下午 5 点 18 分，由于首钢民建公司实习吊车司机违反操作规定，驾驶吊车撞断了高压输电干线，使北京西部地区全部断电，地铁也不例外，使 1 号线停运列车 57 列，晚点 36 列，调整列车运行图 21 列；2 号线停运列车 3 列，晚点 39 列，调整列车运行图 21 列。其中有 3 组列车停在两站之间的隧道里。数万人被堵在地铁内，数千人被卡在区间列车上。由于通风发生障碍，地铁内缺氧，使许多人感到胸闷、发憋。地铁工作人员和公安干警手持应急灯，积极组织疏导乘客。经过两个多小时的努力，才避免了人身伤亡事故。

二、地铁事故的特征

由于地铁的构筑为半封闭状态的坑道性质，又是快速交通工具，因此地铁交通事故常具有与其他事故不同的特点。

（一）地铁的半封闭性质对事故的影响

地铁与地面交通设施在形式上有本质的区别。地铁是连续的通道，可达数公里甚至数十公里。它既不同于隧道，又不同于坑道。在建筑设计上，虽然充分考虑了空间、人员流量及通风问题，但这种半封闭的特性也决定了事故的严重程度和施救的困难性。一旦发生事故，特别是火灾与毒气事故，由于空间狭小，出入通道相对窄小，人员不易疏散，致伤因子伤害人体时间长，导致损伤严重。如发生毒气事故时候，毒气可通过通道蔓延扩散。如不及时采取措施，可影响多个区间甚至整条线路。发生火灾时，在造成烧伤的同时，不能很快消散的烟气，浓度越来越高，会继续伤害不能很快疏散的人群，造成多数人员中毒。地铁的这种半封闭性质，不仅导致地铁事故发生后灾情常常严重，而且因空间狭小，也常常导致抢救困难，使灾情加深。

（二）人员密集、受伤群体性强

地铁运输也具有地面铁路的特性，即运行速度快、客运量大，人员集中，一旦事故发生，受灾群体相当大。

（三）伤情复杂

地铁和铁路都是现代化的快速交通工具，但地铁列车是在一条狭小的隧道内行驶，或在坑道式的车站内停车上下旅客，一切活动都处于一个半封闭状态的空间内。所以地铁交通事故与铁路交通事故相比，除共同的特点外（如撞车、脱轨、爆炸等造成人员伤亡），还具有特殊的致伤因素及特点。

1. 火灾

火灾事故也是地铁内最多、最严重的事故，常常造成严重的人员伤亡。地铁的火灾原因多为电路起火造成，也有一些路外及其他因素。除了火焰烧伤外，燃烧产生的烟雾也是主要的致伤因素。这主要是地铁的环境及结构性质等客观因素造成的。由于空间狭小和通风障碍等客观条件的限制，火灾发生后烟气不能迅速扩散，而滞留于地铁隧道及车站内，且浓度随着燃烧物的燃烧而不断升高。据统计资料表明，在一般的火灾中，有50%的伤亡人员是由于烟气中毒造成的。而在地铁火灾事故中，烟气蒸伤的伤员占了伤员总数的90%。

烟气是各种物质燃烧时产生的，包括二氧化碳、一氧化碳、氢氰酸衍生物以及氧化氮、氨气等有毒气体。其中氢氰酸衍生物是毒性最大的气体，多因橡胶、羊毛、丝绸、纸板及塑料等物质在燃烧时产生。

火灾产生的烟气对人体的损伤主要有两个方面，其一为对呼吸道和肺的损伤，主要表现为灼热的烟气对呼吸道和肺的灼伤及烟灰吸入导致通气、换气障碍；其二为烟气导致的全身中毒。表现为：①缺氧，主要是火灾中产生的一氧化碳被吸入使人体血液中氧合血红蛋白下降，继而发生心、脑等组织缺氧和代谢障碍。②烟气中二氧化碳、一氧化碳、氨气和氢氰酸衍生物等有毒物质的毒性作用。

2. 毒气

毒气多为化学战剂，是具有强烈毒性的各种化学物质，其种类繁多，杀伤性能强，可造成大面积人员伤亡。如沙林、芥子气、氢氰酸、氯化氢、光气及双光气等。由于某些毒气或毒剂生产工艺并不复杂，例如沙林，是一种重要的致死性神经化学毒剂。只要有制造沙林的化学材料，应用现代化工业技术和设备，完全能够就地合成生产沙林毒剂，从而构成了较大威胁。目前，世界上许多恐怖组织以及黑社会组织制造骇人听闻的恐怖事件。如日本奥姆真理教是一个反政府组织，为了达到破坏社会的目的，组织秘密生产沙林毒剂，并制造了震惊世界的东京地铁毒气事件。

毒气以蒸汽态或雾态染毒空气，通过呼吸道吸入中毒，杀伤作用一般持续几分钟到几十分钟。地铁是一个半封闭的建筑体，人员流动大，人群密集，空气流通又相对较慢。所以，在地铁内发生毒气事件后，因客观条件的限制，毒气疏散困难、消失慢，致伤因子对人体伤害集中，因此可造成大面积的人员伤亡。

毒气以神经毒剂危害最大。中毒机理是胆碱酯酶被抑制，使乙酰胆碱在体内大量积聚，导致一系列神经中毒症状。蓄积的乙酰胆碱引起维持生命的重要器官的功能紊乱，进而使中毒者呼吸和循环衰竭，发生惊厥可加重衰竭，加速死亡。

3. 停电

地铁是电动机车，地铁的辅助设施如照明、通信，都是以电为基本条件。没有电，地铁内则会变成漆黑的死洞。可造成运行中断，人员滞留，使地铁内很快形成一个缺氧的环境，二氧化碳浓度上升，造成人员不适或发病。在正常情况下，人体吸入的二氧化碳含量约 0.04%，当吸入二氧化碳浓度达 1%时，呼吸加快；吸入二氧化碳浓度达 4%时，肺通气量将增加到休息时的 8~10 倍，并出现头昏、头痛等症状；吸入二氧化碳浓度达 20%时，即引起惊厥。如果一个气管炎或冠心病患者遇到这样的环境，将很快死亡。由此可见，停电对在地面行走、乘车或工作的人员带来的只是不便，而对地铁内的人员则可能是一场致命性灾难。灾难的程度取决于时间的长短和采取的措施，所以必须充分认识到这一点，要把停电当作一场灾难性事故来处理。

（四）救护困难

地铁发生事故特别是区间事故，由于空间有限，通道及出入口狭小，使救护工作非常困难。如一旦发生火灾事故，必须停电，洞内一片漆黑，势必给寻找伤员、搬运伤员等急救工作造成困难。另外地铁内人员多不能自动顺利地离开现场；大型灭火器具不能发挥作用；救护人员及抢险人员不能迅速到达现场；灾难的副产物烟气或毒物不能迅速扩散或排除及机械动力差等因素导致地铁事故发生后的救援工作比地面事故要复杂而困难得多，使伤员不能及时得到急救，致伤因素不能迅速解除，伤情加重。

三、地下铁道事故的现场急救措施

地铁事故现场救援主要包括两个方面。

（一）非医疗性工程救险

非医疗性工程救险的主要任务是清除机械性障碍，解除事故对人体的困扰，灭火，维护治安及交通秩序等，具体措施同铁路事故急救。

（二）医疗救护

主要对创伤伤员进行检伤分类和必要的现场急救处置，而后转送到合适医疗单位进一步救治。具体措施见前面章节，这里主要介绍地铁内发生火灾及神经性毒气事故后的急救措施。

1. 地铁火灾的急救

地铁内发生火灾后，产生的有毒烟气不能迅速扩散，对人体形成一种较恒定的致伤因子，使人吸入烟气及对眼、口、鼻黏膜造成灼伤，甚至造成中毒。

火灾烟气重伤的伤员一般脸上、鼻孔、口腔内有烟灰，严重者可见呼吸道黏膜水肿、声音嘶哑，并可能有精神障碍、烦躁不安、昏迷、血压下降、心率快等毒性反应。

火灾发生后要立即用灭火器灭火，控制火情。现场急救最及时的是地铁工作人员立即组织旅客进行自救互救。每个工作人员要有救护和防护意识，要掌握简单的急救技术和方法。首先是用湿手帕、衣物堵住口鼻，迅速离开现场。消防队员要尽快灭火。但灭火只是完成了地铁火灾抢险的一部分，大量的工作是如何排除烟气。可用风洞将烟气吹向通风口。也可用水幕或喷洒水雾降尘。对特殊燃烧物造成的烟气要采取特殊有效的措施。

伤员要尽快输送到通风良好处，较轻的伤员进行清洗后送医院进一步检查处理。对有烧伤的伤员按烧伤原则进行处理。

被烟气严重熏伤的伤员，首先要保证呼吸道通畅及吸入氧气，必要时行气管插管或面罩吸氧，喉头水肿者要及时进行气管切开。

对呼吸心跳骤停的伤员要及时采取有效快速的心肺复苏，维持呼吸功能，保持血液动力学的稳定，有条件者可给予补液、强心剂等。

现场初步处理后，在保证呼吸、循环功能情况下尽快送医疗单位处理。

2. 地铁毒气事故的急救

当发现有毒气体后，最重要的是迅速阻止毒气对人体的继续伤害。多数毒剂都有特殊气味，如沙林有水果香味；芥子气有大蒜味；氢氰酸有苦杏仁味；光气有烂干草味。当闻到这些特殊气味时，不要再有意去闻，以免中毒，应立即采取紧急措施。

（1）阻止毒气进入人体，用湿毛巾或衣物堵住口、鼻，有条件时最好用5%~10%苏打水将毛巾或衣物浸湿，紧急情况下可用尿液渍毛巾、衣物，这样吸气时毒气经过液性过滤后毒物明显减少。

（2）迅速离开现场，由戴有防护装具的人员（如防毒面具）引导尽快离开染毒区。

（3）采取紧急措施，阻止继续中毒。立即给解毒剂，当发现神经性毒剂中毒症状时，即给肌肉注射急救针 1 支，对严重者注射 2~3 支。后送途中可视病情重复注射 1~2 支，每次间隔 1~2 小时，使中毒者出现阿托品化。无急救针时，可酌情注射硫酸阿托品。

（4）清除表面污物。对口腔、鼻腔、眼、暴露的皮肤进行消毒，用4%苏打水漱口，冲洗鼻腔，对皮肤、眼睛可用生理盐水冲洗，或用1%~2%碳酸氢钠溶液冲洗，洗后用1%阿托品溶液滴眼1~2滴。

（5）心肺复苏。现场发现伤员呼吸抑制或停止时，要立即进行人工呼吸。在染毒区内，应用带有滤毒罐的呼吸器进行人工呼吸。离开染毒区后或在未污染的大气中，无呼吸器时，经对中毒者的面部消毒后用口对口或口对鼻进行人工呼吸。在染毒区如无带滤毒罐的呼吸器时，在带有防毒面具的条件下，用压胸法或压背法进行人工呼吸。如病人状况及条件允许，可施行气管插管或气管切开术。如同时伴有心跳骤停时，要同时进行胸外心脏按压。

（6）转送。经现场初步处理后急送医疗单位救治。

第四节　海难事故急救

海难事故泛指海上船舶、飞机在航运中发生的安全事故。海难事故急救是指对遇难船舶、飞机所实施的救援及对遇险人员进行寻找、捞救及医疗后送等救援措施的总称。由于各种自然因素和人为因素的影响，海难事故时有发生，而且造成的事故多非常严重。不仅造成船只、货物和财产等巨大经济损失，而且常常伴有严重的人员伤亡。

一、海难事故发生的原因和特点

海难事故发生的原因，除战争因素外，多因自然因素（如雷电、暴雨、飓风、海啸等）、人为因素（违章、技术不熟练、判断失误等）及船只、飞机故障造成。海难事故的发生常常是上述因素综合作用的结果。海难事故常常具有以下特点：

（一）突发性

海难事故常常突然发生，而且后果多为破坏性和毁灭性的灾祸。从出现故障到船只破损、沉没时间非常短暂，由于情况不可预料，乘员多无思想和心理准备，暴发过程瞬息万变，常常来不及作出急救反应就发生翻沉事故。

（二）时间、地点不确定性

何时何地发生海难事故，没有明确的地点和时间，也无规律可循，这就需要设有完善的通信联络系统，昼夜不停地监听遇难求救信号，以便确定遇险船只的船名、失事时间、地点和险情。1982 年美国、加拿大、法国和苏联，把两套海上卫星救生系统投入使用。1984 年健全了全球卫星救生系统，增强了全球范围、全天候的海上救援的能力。国际上已制定了海上援救公约，我国也设立了地区海上救助协调中心，负责所辖海区各国遇难船舶和遇难人员的海上救援，加强了通信和卫星跟踪，一旦收到呼救信号，中心即向国际救援组织和附近海军、空军发出求救信号，及时就近派遣救护飞机和船舶实施救援。

（三）后果严重性

船舶发生破损或沉没事故，往往来之突然，在短时间内出现大量伤员和落水人员，遇难船舶对人员的伤害因素不能立即去除，如果人员不能获得及时营救，其生存将会受到严重威胁。

海难中主要的致伤因素和致伤机理有：高爆炸力炸药爆炸致使舱内人员遭受穿透性损伤；燃烧环境中致使烧伤；严重有毒气体导致中毒、缺氧和窒息；弃船落水人员遭受爆炸冲击波伤，溺水或体温过低伤亡，以及海面上的燃油和水中海洋生物等威胁；即使是登上救生筏的人员仍将面临严重缺水、缺粮、晕船、炎热酷暑和心理障碍等问题。这些威胁不仅直接影响落水人员的求生，也给海上救援带来了很大的困难，导致海难事故中不仅受伤人数众多，而且伤情严重，死亡率高。

二、海难事故急救

由于海难事故的突发性和后果严重性，海难事故的急救要求建立一支业务素质高，精干的救援队伍，起得动，跟得上，救得下，具备快速反应能力，并配置高度机动、迅速开展、功能齐全和保障能力强的医疗装备，从而保障实施有效的救援，使落水人员尽快脱险，越快越好，从而赢得抢救时间。

海难事故急救内容主要是海上捞救和医疗急救两方面。前者是从遇难船上或水中将落水人员转移、捞救到救援船和飞机上，应根据海上当时的环境条件，遇难船的受损情况，救援船、飞机的操纵性能和现场可用的打捞救生设备而定。遇难船舶遭受严重、复杂破损时，往往伴有大量伤员。对此，海上捞救是海难救援工作的重要环节。后者是将遇难者捞救到救护船只、飞机上后进行的现场急救措施。

（一）落水人员的搜索与打捞

1. 搜寻落水人员

海上捞救任务的首要环节就是在海上尽快找到落水人员。在较平静的海面，能见度良好的情况下，利用目力和望远镜观察，可发现2海里左右范围内的救生筏，1海里范围内的落水人员。但这样的气候条件是比较少的。常因气候复杂、大风浪，或在夜间因没有求救信号而延长搜索时间，扩大了不必要的搜索区，浪费了人力、物力，甚至有时在二三百米的情况下，落水人员大声喊叫、鸣枪，也未能被发现救援。因此，为赢得时间保证搜寻效率，救援人员必须制定搜索方案。方案的主要内容包括：根据风向水流判断落水者的可能去向；组织船员用目力和观察器材实施严密的观察了望；注意海面漂浮物和求救信号；飞机搜索、空投飘浮物引导舰船接近落水者。

2. 打捞落水人员

当发现落水人员时，先从下水方向接近落水者，到达一定距离时，利用捞救器材将落水者救上岸船。船舷高的舰船应放下小艇、舢板或救生筏、橡皮艇等，甚至人员直接下水捞救。常用捞救器械有：

（1）捞救钩

用5米左右长的竹竿，远端连接一铁钩，捞救人员乘坐汽艇或橡皮艇，携带捞救钩，直接钩住落水者胸、腹部衣服，向舰舷牵拉，救入艇内。

（2）捞救套

用长约5米的铝合金管，中间穿过8米长的缆绳，在远端和帆布带联结成套状。帆布带中间有一按钮，扣在竹竿上使活套口径加大。使用时套住落水者躯干部分，然后抽拉绳子，按钮自动打开，使活套收紧，再拉到近舷处，将落水者提上船。它的优点是取材方便，制作简单，容易掌握，捞救时安全迅速，救人捞物都可使用。

（3）捞救网

系用钢筋作成的网圈，略成椭圆形，网圈长径 60 厘米，宽径 50 厘米，网深 70~80 厘米，尾端是长 3 米以上的竹竿。网圈两端是两条白棕绳，由 3 人操作，当 1 人将落水者救到网内时，两根绳索同时用力，将落水人员拉上船来。用这种方法捞救，落水者较舒适。

（4）救生篮球

将普通篮球装入网袋内，口扎紧，再系上一条约 40 米左右的强度较好的细绳即成。在无救生器材时，这是抢救落水者的一个简便而有效的方法，投到身上也不会有危险。

（5）带缆救生圈

将救生圈系一条缆绳，其用法同救生篮球。

（6）联球法

用篮球 8 个，尼龙网袋 9 个，1 厘米粗 60 米长的尼龙绳一条。将篮球分别装入尼龙袋内，然后逐个保持 5 米左右的距离，连接在尼龙绳上，制成串珠状的捞救缆球。捞救人员乘小艇接近落水伤员后，围绕落水人群呈弧形运动，同时将缆球按前后顺序逐个放入水中。此时缆球对落水人员形成半个包围圈，待落水人员抓住篮球时，营救人员一边收缆绳，一边将被救伤员逐个救入艇内。

（二）现场医疗急救和后送

被捞救上船的落水人员，常需要进行医疗急救措施及特殊护理。

1. 救命

确保呼吸道畅通，上颚、面部受伤者可采取俯卧姿势，其他伤者可采取仰卧姿势。对呼吸、心跳停止者立即行心肺复苏术。对外伤所致休克者可给予抗休克措施。

2. 处理创伤

对体表软组织、骨关节创伤者应进行止血、包扎、固定等措施。

3. 处理烧伤

海难事故中烧伤可为燃烧火焰直接引起，或吸入灼热、刺激性烟雾所致。

全身症状明显者可服用2克去氢化可的松，伤员清醒者可口服电解质溶液如碳酸氢钠，必要时可输液。体表烧伤处理措施见相关烧伤急救章节。

4. 处理冻伤

海难遇难者常因落水后在过冷的水中浸泡，发生不同程度冻伤，使体温不断下降，严重者可冻僵甚至冻死。

将落水者自低温水中捞救上船后，应立即安置在温度不低于22℃~25℃的船舱或机舱内，并迅速采取“水浴快速复温”措施：将病人衣服脱去，浸在38℃~42℃的温水中，并不断添加热水，以维持温度的恒定。如无条件用热水浸泡快速复温，可在室温较高的舱室，以躯干为主，裸体冲洗加温。还可以在较高室温下，病人全身裹以毛巾，每隔几分钟向全身倾倒40℃左右的热水进行热敷。在进行快速复温中，应连续测定肛温，以利及时掌握体温恢复情况，并采取相应措施。禁止用电炉烤及用热水袋直接接触皮肤等错误的方法加温。采取快速复温后，病人多在10~30分钟内体温接近或恢复正常，待体温恢复10分钟且意识清醒后，即可停止浸泡，擦干体表，盖以被褥，卧床休息，再少量多次给予热饮料（温度在40℃~50℃），宜高糖、高维生素，特别是维生素C要丰富。浸泡时间长者应慢慢地复温保温。

5. 肢体僵硬、痉挛的处理

由于低温作用于体表并向深部扩展，可使肢体和关节部位发生僵硬、颤抖，并有肌肉（尤其是腓肠肌）强烈痉挛等症状，但病员神志一般清楚。此时应进行局部升温处理，即在温度较高的舱室，用40℃~50℃的热水对关节及肢体进行温热敷，并盖以烘热的被褥和给予少量热饮料（40℃~50℃）。病情好转后可给予针灸或按压穴位、局部按摩和少量酒，以促使痉挛缓解。一般取穴位：上肢取合谷、内关透外关、曲池等；下肢取太冲、足三里、环跳等。注意观察体温，10~15分钟测一次。如发现温度不断下降，应迅速采取复温和对症处理。

6. 脱水者的处理

病员落水后因缺少饮水而发生脱水、电解质平衡紊乱、血液浓缩，有唇干、口渴、不安等脱水症状。可给以温茶水或从静脉输入等渗葡萄糖溶液等治疗。

7. 伤口和疾病的处理

对长时间浸泡在海水中的伤口，出水后应先用消毒的干燥敷料包扎，并在全身情况好转后，尽早进行清创术。落水后，由于寒冷及其他不利因素的影响，容易加重和诱发疾病，故出水后应详细询问和检查，给予必要处理。

8. 浸渍足的处理

两下肢长时间浸泡在低温水中或穿着湿鞋袜，可使小腿和脚的局部受冻温度降低，小腿麻木、活动障碍，甚至丧失知觉、发生肿胀等，严重者从趾端开始出现组织坏死。对于这种浸渍足的处理，可在全身情况好转后，将脚和小腿均匀地加压包扎以防止随后发生的水肿，同时要卧床休息，注意保暖，升高舱室气温。切忌用电炉烤或热水袋直接热敷皮肤，以防烧烫伤发生。

（三）后送

快速用急救船只或飞机将初步处理的遇难者转送医疗单位进一步救治。

三、海难事故救援注意事项

为提高海难事故救援效率，在海难急救过程中应注意以下事项：

（1）弄清船舶遇难性质、船号、方位，遇险人员数量及海区自然条件、救生器材的完备程度等。

（2）一边迅速投入救援力量，调配快速运送工具，搜索投放救生器材；一边布置岸基待收床位，调剂药品器材，实施捞救、治疗、后送一体化全程保障，并协助做好海难救援的善后处理。

（3）先发现先施救，后发现后施救。因为在浩瀚的海洋上不易发现落水人员，所以一旦发现应立即救援，不要失掉机会。特别对少数或个别漂流浮散人员，更应及时援救。

（4）先救单人，后救集体。因个别漂流的落水人员多系伤病较重，或受风浪的影响单独漂流，精神紧张，恐惧孤独，体力不支，且不易被发现，而集体漂浮人员，能互相帮助，有支持力，目标较大，容易被发现。因此，在两者被同时发现时，应先救单个遇难者，后救集体。

（5）先捞救无救生器材者，后救有救生器材者。因前者身体支持力小，精神、身体疲竭，危险性大。后者有救生器材可控制恐惧发展，救生有望，被发现和捞救可能性大。

（6）先近后远，主次兼顾。即先救离捞救人员近者，可节省捞救时间，以便救出更多的落水者。

（7）先救伤病员，后救健康者，最后打捞死亡者。对落水的健康人员，可令其向援救船浮游，沿舷梯上救生船，船上的人员会给予必要的协助。

（8）先抢救治疗，再快速后送。对落水的危重伤员有条件要就地紧急救护治疗，在转送途中也应坚持边送边治的原则，使伤病员始终保证良好的救治，减低伤亡率。

(9) 先稳定伤情，后确定性治疗。对伤员首先进行分类检查，按照轻重缓急等实施确定性治疗。在一般的情况下，如果水中遇难船和救生艇上均有遇难者，但应首先营救水中的人员，给最需要者以优先救援，这是一个不可动摇的抢救原则。

第五节　民航飞行事故现场急救

一、民航飞行事故概述

民航飞行事故常被称为空难，是民航飞机在飞行过程中发生的撞击、燃烧、爆炸、坠毁等事故，是最严重的人为灾害之一。空难也具备灾害的两大基本特性：突发性和群发性。所谓突发性是指灾害突然发生，很难预测其发生的时间、地点及范围。尽管有些灾害在发生之前可以有先兆征象，但有些灾害在发生前可以完全无先兆征象，或在先兆征象出现后随即发生灾害性事件，后两种情况更使人猝不及防，给应急救援工作带来很大困难。所谓群发性是指群伤群亡，伤亡人数可达数百人。而且损伤多极其严重，多数人当场死亡。

从灾害发生地点看，民航飞行事故大约70%发生在民航飞机场及其附近。据资料统计，几乎一半的飞行事故发生在飞机着陆的最后阶段（下滑飞行时）或发生在着陆的进程中，22%的飞行事故发生在飞机起飞和开始爬高阶段。而航线飞行与低空飞行的事故大多数由小型飞机，少数为中型飞机酿成。其中约一半为迫降，另一半由于撞山及其他原因酿成。随着大型宽体客机逐步取代中、小型客机投入航线运行，由于中、小型客机等导致的航线飞行与低空飞行所致事故比例将会进一步缩小，相对而言，发生在机场及其附近的飞行事故比例会进一步加大。从应急救援角度看是比较有利的，因为绝大多数民航机场建在大中城市近郊，交通方便，应急救援特别是医疗急救力量强，抢救半径小，大大缩短了受灾伤员从受伤到初级救护，专科康复治疗的时间，从而有利于降低死亡率、减轻伤残程度，把空难的损失降低到最低限度。

从空难事故所致损伤种类看，民航飞行事故如由于飞机坠毁绝大多数为机械性损伤。其中大多数可为多发性损伤，颅脑损伤可达80%～90%，胸、腹、四肢损伤均可发生。合并火灾时则合并烧伤、烟雾吸入伤，从而导致复合性损伤。如果飞机爆炸还可引起爆炸冲击伤，高空飞行时由于飞机密封增压座舱突然失密尚可引起减压伤。其他如航空毒物中毒等都比较少见。

从空难事故损伤的严重程度看，民航飞行事故导致的损伤，受灾伤员死亡率高，伤残重。

二、空难发生原因、类型、表现及应急措施

空难发生的原因包括人为因素、机械故障及气象因素。其中以人为因素为主。常见空难类型有：

（一）坠机

坠机是最常见的空难，通常提到的空难主要就是指坠机导致的民航飞行事故。坠机时，飞机撞击地面产生非常突然的减速度，飞机的动能非常大，力的变化也很大。坠机时对乘员的损伤因素，除突然减速度的损伤外，还有飞机结构损坏所造成的损伤。坠机如不合并失火、爆炸等继发性致伤因素，伤情种类主要是机械性损伤，而且以多发伤多见，可涉及全身各脏器与组织，常导致多系统、多脏器组织结构的毁损，伤员可因严重出血、休克、血气胸和其他重要脏器功能障碍等致命并发症而很快死亡。现场急救必须重视气道通畅、积极补液、纠正休克、尽快稳定伤情监护后送，监护后送途中应连续监护治疗。

（二）失火与爆炸

飞机失火可能发生于飞行中，也可因飞机坠毁后或撞山后引起。飞行中失火可能随时都会发生，它的后果严重性主要决定于几方面因素：失火的性质、火势、机舱内最初和最主要的失火部位、机组的反应能力；能否正确使用安全设施和控制乘客可能出现的恐慌；失火和着陆之间可以利用的时间。其中最后一点被认为是最重要的，乘客和机组人员的生存常常取决于此。

一架飞行中的飞机失火，在机舱内不能扑灭时，温度将急骤升高，烟雾迅速蔓延，在迅速恶化的情况下，很快发展成为不可救药的状态。一项实验表明，一架飞机失火的时间不到两分钟，机内平均温度可达200℃，空气中氧气的百分比可下降至8%。因此失火除了导致乘员烧伤外，还常常引起窒息。

飞机坠毁或撞山后发生失火多因飞机坠毁或撞山时油箱破裂，随之发生飞机使用的高挥发性燃油等易燃液体的溢出，它们同高温的飞机金属部分接触，或由于搬移飞机残骸或损伤电路而引起。这类起火可能发生在飞机着陆的时候，也可能在飞机失事或事故之后即刻发生，或在援救作业过程中随时发生。其后果常取决于现场客观条件和施救人员救援经验。由于在机场或在机场附近抢救生命的机会最多，因此，对一个机场来说准备充分的条件、专用的设备、

迅速处理发生这类事故的措施是头等重要的。

由于飞机失火导致的损伤主要是烧伤、烟雾吸入伤及毒物中毒。如果飞机起火后爆炸，则情况更为复杂。爆炸冲击伤常成为形成损伤的一个重要因素。

飞机失火的急救：

1. 飞机在飞行中失火

飞机在飞行中失火其严重性取决于失火和着陆之间可以利用的时间，乘客与机组人员的生命常常取决于此。当飞机在飞行中失火，火势被迅速控制时，乘员可能受到烟雾熏伤的损害。而当火势不能迅速扑灭时，烟雾迅速蔓延，飞机又不能确保乘客在生存的时间内着陆，此时，除继续灭火外，唯有打开机窗方能获得生存的机会，这还取决于机长是否能够使飞机在机场安全着陆。如果飞行中突然起火，火势蔓延，如果飞机能够在几分钟内到达一个机场，则可能获救。此时机场的紧急救援可分为三部分：突击灭火、撤离、医疗急救。

2. 飞机坠毁后起火

发生在机场及其附近的也同样采取上述三个步骤：突击灭火、撤离、医疗急救。对于撞山后起火的急救，或飞机飞行中失火，不得不紧急迫降时的急救工作则比发生在机场及其附近时的失火复杂得多，情况也严峻得多。撞山后起火，幸存者应依靠自救互救。由于失事后仍有生存的可能，搜索救援工作应立即执行。紧急迫降前，机组人员应按《中国民用航空飞行规则》和《客舱乘务员手册》中的有关规定，机长立即向地面指挥员报告，并制定紧急脱离方案。失火中仍应奋力灭火，并指导做好迫降准备，系好安全带，做好安全姿势。迫降后迅速组织好紧急离机工作，只要有互救能力，竭尽全力做好自救互救工作，争取与地面援救单位联系并配合其援救工作。

对于飞机失火，机场应做好以下紧急救援措施：

（1）突击灭火。

（2）紧急撤离。在突击灭火的同时，应尽快组织幸存者撤离失事飞机，若离机方法不当仍可能导致死亡。在很大程度上，能否生存取决于机上人员是否具备在高温中毒环境中的限定时间内离开座位到出口的能力，若不能离机，肯定会在3~5分钟内死亡。乘客往往想不到紧急出口，所以要用发光标志和方向指示牌等多种系统引导乘客到紧急出口，由于座舱上部烟雾最浓，应爬着离机，同时屏气或少换气以减少烟雾吸入性损伤和毒气中毒。

（3）医疗急救。坠机后失火，损伤种类除了烧伤、烟雾吸入伤、毒气中毒以外，伤员往往同时存在机械性损伤。如果起火后爆炸则情况更为复杂、伤情更为严重，可致当场立即死亡。幸存者则以复合伤多见，如烧伤与创伤并存，也可以是烧冲复合伤。而烧伤、烟雾吸入伤、毒气中毒三种情况往往合并存在，现场抢救应同时重视与处理。

（三）密封增压座舱突然失密

20 世纪 40 年代，对人体进行全面防护的密封增压座舱客机研制成功。它克服了高空中异常环境因素如高空低气压、缺氧、寒冷、高速气流等对飞机安全和机上人员身体健康的影响，而且还具有对噪音、振动、碰撞、臭氧、紫外线和粒子辐射等的防护作用。为人们提供了适当的空中环境和微小气候条件。使民航客机能在 8 万米以上高空平流层飞行，大大提高了机组人员的飞行效率，保证了飞行安全，而乘客虽在万米高空，但增压机舱内的微小气候条件，仍使健康乘客犹如在家一样。

增压座舱突然失密的原因：增压座舱密封系统故障、失灵，飞机结构部件疲劳、意外地出现裂孔或破洞（包括人为的破坏如劫机）等。

密封增压座舱突然失密后，坐舱会迅速减压，乘客就会立即产生缺氧和气压性损伤。迅速减压对人体主要的影响：发生在 4000 米以上高度出现暴发性或急性高空缺氧，在 6000 米以上高度出现高空胃肠胀气，在 8000 米以上的高空出现高空减压病（高空气栓），在 19000 米以上出现体液沸腾。其他有高空寒冷致伤、肺损伤以及由于来不及系安全带而造成碰伤或各种碎片伤等，甚至能将人体通过破洞抛出舱外，飞机也可能解体。

事故性减压对人体的危害主要取决于两个因素：一是发生减压的高度。高度越高，对人体的影响越大。如发生在中空或低空对人机安全的威胁则较小。二是减压的速度，减压的速度越快影响越大。减压时间与机舱裂口大小、机舱容积和舱内外压差密切相关。机舱裂口越大，机舱容积越小，舱内外压差越大，则减压时间就越短，就称为“迅速减压”（曾称“爆炸性减压”）。如机舱破口（或裂缝）面积较小，机舱容积较大，舱内外压差较小，则减压速度就小，称为“慢速减压”。慢速减压在民航客机中发生的较多，有时间立即采取应急防护措施，因此可以减少对人机安全的威胁。

由于密封增压座舱失压的严重危害，目前设计时对飞机构架的强度以及加压系统的可靠性要求非常高，从而使座舱失压的可能性极小。而且万一座舱失压，其相对高度不应超过在亚音速旅客机上使用的常规供氧装备，在飞机下降高度这段时间内，使用常规供氧装备完全可以使旅客得到可靠的保障。旅客机在舱内高度 3000 米时，机上装备有供空勤人员用的固定氧气系统，以备高空减压后应急使用。

增压座舱突然失密的主要表现：迅速减压可听到“轰”的爆破声，天昏地暗、轰鸣震耳（慢速减压可听到漏气声），机舱内出现水蒸汽“烟雾”，舱内压力表指向零。机上乘员由于快速减压体腔内气体急剧膨胀，空气从口鼻内突然喷出，面颊和嘴唇在气流中“跳动”，急性高空缺氧和寒冷随之而来。如不采取紧急措施，一般人只能坚持十几秒至数分钟即意识丧失，最严重时暴露时间超过3~4分钟即可引起急性心力衰竭、脑组织损伤，甚至死亡。

增压坐舱失压后紧急处置：

（1）机组人员立刻打开紧急用氧开关，戴氧气面罩吸氧，并将飞机紧急下降至安全高度。

（2）乘务员就近使用氧气面罩或活动氧气瓶，边吸氧、边广播。

（3）旅客面罩自动下落，旅客戴好面罩吸氧，保持镇静。到达安全高度后，一般旅客停止供氧，需继续供氧的旅客可用活动氧气瓶供氧，对伤病旅客提供医疗救治。

（4）安全降落后对患有减压病的伤员，特别是表现有头痛、疲劳、恶心和呼吸困难者应立即送往加压舱加压治疗，使气泡缩小，加快氮的排出，给缺氧部位供氧。运送伤员到加压舱以前的急救很重要，主要有：戴面具吸100%氧气，促进氮的排出，减少氮气泡的增多；输入等渗电解质液；应用阿斯匹林，抑制血小板聚集；对症治疗如服用镇痛剂等。

（四）航空毒物中毒

1. 毒物来源

航空毒物中毒多因人为因素引起，而且毒物多为气体形式，一般看不见、摸不着，闻得到的不多，故易被人为忽略。毒物来源途径多，飞机座舱内可能出现的有害物质如发动机废气，电器设备（发电机、变压器、蓄电池）及其热分解产物，机械用液（液压油、冷却液、防冻液）的喷雾，灭火器中的化学物质及货物中的有害物质泄漏，或飞机携带的喷洒有毒农药，也可为臭氧；另外飞机上燃料、滑润油、液压液以及飞机上的许多设备和用品如座椅中泡沫塑料的椅垫、座椅上的表层人造革、座舱内壁的涂料，甚至旅客的餐具和托盘等易燃的高分子化合物常为航空毒物的主要来源。这些物质在遇热分解和燃烧过程中可以产生大量的有毒气体，而这种热解作用常常使不活跃的低毒或微毒的高分子化合物转化为有剧毒或高毒的单分子化合物，特别是在飞机遇难着火时，在客舱不大的空间中，这种毒害可以迅速达到极其严重的程度，以致危及受难者的生命。

2. 毒物种类及毒性反应

一氧化碳：主要来自燃油废气、滑润油及电器设备绝缘物的热分解产物中。利用发动机进行座舱加温的飞机可能污染座舱，因为一氧化碳无色无味，难以被发现，易导致中毒。

二氧化碳：主要来自化学灭火剂，机内通风装置失效时（喷气式发动机废气中含5%二氧化碳），运输鲜货保持低温的干冰（固体二氧化碳）可挥发进入座舱。二氧化碳中毒的主要症状：呼吸快而深，有窒息感，头痛、头晕等。

醛类：醛类是喷气式飞机座舱中常见的有害气体。它是滑润油的热分解产物，如丙烯醛和甲醛，其刺激性很强，可刺激眼、鼻、粘膜，引起疼痛、流泪，影响视力，还可引起注意力不集中、心理功能障碍，影响飞行安全。

航空燃料：航空煤油和航空汽油均为碳氢燃料，燃油蒸气可因通风系统、液压系统的故障和座舱裂缝进入座舱内而污染空气，急性中毒时可有头痛、眩晕、恶心、兴奋、口干，严重时可发生意识丧失。如汽油中加入抗爆剂四乙基铅，其毒性更大。若其蒸汽浓度高时则有双重危险——中毒及爆炸。

航空毒物急性中毒常常因毒物毒性大，浓度高，发病急剧，病情演变快。在飞行中如果机上乘员突然出现头痛、头晕、刺眼、刺鼻、恶心等症状，集体发病又无其他原因可解释时，应考虑到航空毒物急性中毒的可能。

3. 航空毒物中毒急救措施

航空毒物中毒若发生在航线运行当中，急救主要措施是针对缺氧和一氧化碳中毒，应迅速采用面罩吸入纯氧，特别是飞行员，以防突然失能。同时对易产生有害气体的设备和系统立即进行检修，以控制有害气体的来源。

飞机着火事故中，毒物中毒的最大危险仍是缺氧和一氧化碳中毒，其次为氰化物中毒。在客舱不大的密闭空间中，这种毒害可迅速达到危及受难者生命的程度，一些遇难者可直接由于急性中毒而致死，但更多的是合并烟雾吸入伤与烧伤。应迅速逃离机舱，现场急救最重要的措施是立即给予伤员吸入纯氧。解毒药物可以静注维生素C，它是细胞还原氧化剂，能改变新陈代谢，并起解毒作用。重症中毒者通常合并氰化物中毒，可予吸入亚硝酸异戊脂。重症烟雾吸入伤时早期大量使用强效激素，如地塞米松；轻症者可吸入盐酸倍他米松气雾剂，注意维持呼吸道通畅，保证气体交换。对烧伤者应注意对烧伤皮肤的保护，同时行抗休克、镇痛等措施。

三、民航飞行事故中地面救援

民航飞行事故因其突发性和灾害严重性，除空中应急处理外，飞机降落或坠毁后地面及时有效的救援对提高空难事故急救效率也十分重要。地面救援根据空难发生性质和发生地点的不同，救援工作的组织和急救内容可不同。除民航机场外，常需消防、公安、军队、政府以及自发群众等人员参与救援。警务人员除了保护现场、疏导交通和协助查清事故原因外，还常常可协助进行抢险和医疗急救工作。空难事故具体施救工作包括三个方面：

（一）消防与撤离

包括失火飞机的突击灭火，将遇难者包括幸存者和死亡者从失事飞机上尽快撤离。飞机火灾的突出特点是在很短时间内即达到完全致命的程度。由于在机场及其附近地区抢救生命的机会最多，消防工作对于抢救飞机火灾是头等重要的大事。飞机失事后要求消防车辆在不超过 3 分钟的时间内到达现场，开始救火作业。重点控制关键地区——机身地区的火灾，创造人在机舱内能生存的条件和可进行救援作业的条件。一旦主要火势已被控制住或飞机载人部位周围的关键地区已经保护起来，这时带防毒面具、穿隔离服的急救员、消防员应立即进入机舱、提供照明设备，采取自然通风或应用机械通风措施，尽快地创造一个飞机内适于生存的环境，消除难以忍受的烟雾，以及各种物质热溶分解后的有毒气体，以保护那些不能脱离飞机的机上人员，并为急救员、消防人员进行机内搜寻和援救提供方便。在飞机内有冒烟物体，或在有加速气流经过的飞机外部的任何位置上，通风随时都会产生助长火势的危险，因此，必须随时准备对付火灾的突然爆发。

援救包括对机上人员脱离失事飞机所经过的通道的保护，飞机外的救援活动包括救火、覆盖燃油浸湿的飞机邻近地面，有效地协助使用脱离飞机的应急救生设备，以及准备灯光，在援救现场这些活动将加速机上人员撤离飞机，并使其迅速转移到安全地区。

援救机上人员应以最快的速度来进行，重点援救机上没有直接帮助不能撤离的重危伤员，在火灾或有爆炸威胁存在时，尽量尽快抢出伤员，保全生命是最高宗旨。首要的是将他们搬移出火灾威胁区，搬运时尽可能小心谨慎，注意保持合适体位，避免加重他们的伤势。

消防、急救人员的中心任务是抢出伤员，机组人员应以保证机上人员安全为共同目标，机组人员应与急救人员、消防人员密切合作，贸然打开舱门或紧急出口是危险的，这样做可能使火焰或有毒的烟雾进入机身，或可能促使火势蔓延到飞机的其他部位。

机上人员撤离飞机的工作由机组作出决定，救援人员和消防人员在机组指导下行动。机上人员紧急撤离时，通过紧急出口，使用紧急救生滑梯是最好的撤离措施。救援人员、消防人员要站在滑梯脚旁，帮助从机舱出来的人滑到滑梯脚下，并引导他们到离事故现场一定距离的安全地点。被疏散的人员使用机翼上的出口撤离时，一般使用机翼前缘或襟翼。如翼面至地面的距离过大，没有梯子的话会使撤离飞机的人严重受伤，而使用消防人员带来的扶梯则有助于从机翼表面上的撤离。同样，飞机舱门只有装了扶梯或滑梯才可作紧急撤离用，这样才不会直接影响机上人员的生命安全。

机组人员首要职责是对飞机及机上人员负责。如果机组人员能够以正常的方式行使职责，撤离的最后决定和实施撤离的方法一定要听机组人员安排。救援人员、消防人员用一切可能的方法协助机组人员，在机组人员不能行使职责的场合，救援人员、消防人员要担负起机组人员所应做的那些援救工作，确保撤离工作的顺利进行。

在援救工作中，只有在由于特殊原因使正常的进入方法不具备或不适用时，破折飞机才作为一种最后的措施。强制进入的方法有：从正常舱门或紧急舱门或窗口强制进入；在舱内座位水平线以上，行李架以下的窗户之间，或在机舱顶部中心线的两侧处锯断、劈开破折飞机；有些飞机有破折位置点，可在此位置点进行锯断、劈开破折飞机，强制进入机舱，抢救机上人员。

（二）现场检伤分类

飞机失事所致损伤多为机械性创伤，伤情多严重，也可出现烧伤、爆炸冲击伤、中毒等损伤，即空难损伤主要表现为为复合伤和多发伤，死亡率高。很多空难发生后所有机组人员和乘员无一幸免。若有幸存者，应快速进行伤情评估并采取针对性急救措施。检伤分类方法同其他灾害事故。

（三）医疗急救和后送

在现场医疗救护中，优良的初级救护、稳定伤情是现场急救的中心环节，对重症伤员尽快施行初级救护是降低死亡率与伤残程度的最重要措施。初级救护除了采取固定、止血、包扎、止痛、保证病人的合适体位等一般措施外，更须注意维持伤员机体重要功能的各项措施，因为对生命没有紧急危险的损伤引起的生命功能障碍会导致对整个机体的严重影响，伤员的命运往往决定其内脏合并症。这些生命功能障碍可以是急性颅内压增高、心血管系统的急性机能不全、急性呼吸功能不全等。在现场初级救护中，必须积极处理伤员的致命性并发症，维持伤员的生命功能，稳定伤情，为后送继续治疗做适当的准备。为后送提高安全性，应采取必要的措施，消除或减轻脑水肿，防治休克，消除低血容量，维持循环呼吸功能。每个伤员应依据各自的伤情获得相应的恰当处理。

经过现场初级救护、伤员稳定伤情后，应根据伤员的诊断、预后判断和下一步的救治需要，确定伤病员后送地点、次序、运输工具的种类和后送姿势。

对于死亡者，应保护好现场，经公安、法医人员拍照、检查后运至殡仪馆或者有冷藏设备的停尸所。

第八章　其他人为灾害的现场急救

第一节　火　　灾

一、火灾概述

火灾是平时和战时最常见的灾难之一，除极少数火灾因雷电灾害引起外，多数火灾是人为因素引起。

火灾可发生于家庭、单位、公共场所或野外森林等场合，多为意外事故，也可见于自焚、纵火他杀或纵火破坏案件。由于火灾的多发性与严重性，火灾不仅给社会、家庭和个人造成巨大物质财产损失，而且常常导致大量人员伤亡。

二、火灾发生常见原因

（一）日常生活用火不慎

日常生活中火灾发生多因生活用火不慎造成，如吸烟者乱扔未熄灭的烟蒂、取暖、照明（蜡烛、火把）、饮食用火不当（火锅、煤气泄漏）、野外施火（烧荒、烧纸钱、烧香、烧烤）等都可能导致火灾发生。

（二）电器电路与雷击起火

包括电器电路故障如电线老化、年久失修、私自拉线入室而未安装熔丝保险、电熨斗过热、电热毯持久通电加热；雷电发生时没有安装避雷点设备的场所，尤其是易燃易爆物品仓库常在雷电引起的高温作用下发生燃烧甚至爆炸。

（三）烟花爆竹引燃

由于管理不善，导致烟花爆竹在生产、储存、运输、销售及使用等环节中发生燃烧甚至爆炸事故。

（四）建筑缺陷施工不当失火

包括建筑布局不合理、设计错误、装修选材及施工问题、消防设施短缺等因素，可酿成灾祸。

（五）易燃液气起火

乙炔、乙醇、柴油、汽油、液化石油气等易燃液气在存放、使用中因管理不善意外起火也可造成火灾。

（六）粉尘飞絮引燃

主要是棉、麻、面粉及煤粉漂浮于空气中，可因电路火花、明火或与氧作用而氧化产热，进而引起燃烧。

（七）交通车船失火

多因交通事故如撞车、翻车或触礁引起油箱着火；途中加油遭遇明火或装载危险物品等引起。

（八）仓库失火

仓库失火多为储存易燃易爆危险品仓库在建筑设计、使用管理中违反消防管理条例引发的意外事故。

（九）森林火灾

可为人为因素如野外用火不慎引起，也可为雷电、地震等自然灾害引发。

（十）人为故意纵火

即违法犯罪分子故意纵火作案造成的治安、刑事案件。

三、火灾对人体的危害

（一）烧伤

因火灾发生时间、地点、原因、施救条件的不同，导致火场中人员烧伤程度可不一致，轻者可仅表现为体表轻度烧伤，严重者可发生大面积深度烧伤甚至出现休克、烧死。

（二）中毒

火场中因燃烧不全常产生大量一氧化碳及其他有毒气体，吸入后可引起中毒。

（三）窒息

多因伤员吸入灼热烟气或烟灰引起呼吸道灼伤和呼吸道异物导致呼吸道不通畅所致。

（四）创伤

火灾发生中常导致建筑物倒塌或爆炸，人体在逃生过程中常发生高坠等意外，从而导致伤员出现压砸、爆炸和坠落伤。

四、火灾的现场急救

火灾的现场急救内容包括火场脱险和现场医疗急救和后送。火场脱险包括自救、互救和消防人员专业救险，目的是防止损伤加重；现场医疗急救主要是处理火灾发生中伤员的各种危重伤情，维持生命，而后尽快转送医疗单位进一步救治。

（一）火场脱险

1. 灭火

当家庭居室内发生火灾时，切勿惊慌失措。首先应立即查明火灾来源，只要火尚未成势就应尽快扑救。如果是电路短路引起，应先切断电源后再进行扑救；若因煤气泄漏引起，应先关闭煤气管道、煤气罐阀门控制火源后再将余火扑灭；家庭内灭火多采用水浇法，但不可因等待自来水浪费时机，可先用棉被快速覆盖，用力在被子上扑打灭火，以防手烧伤。同时大声呼喊家人接自来水倒于被子上，直至确信火被扑灭为止。在灭火过程中不要为了释放房中烟雾而打开门窗，否则可能火借风势越烧越烈。

如果身上着火，切勿奔跑以防风助火势愈烧愈烈，应脱去着火的衣服，也可采取水浇或采取在地上慢慢打滚方式将火扑灭。注意套衫尤其是化纤类套衫，不可再套头脱下，应剪开或撕扯开。

室外发生火灾时，一旦身上着火，可就地缓慢滚动压灭身上的火苗，也可跳进附近水池或沟渠内灭火，用自来水或井水灭火更好。切忌奔跑呼喊，以免风助火威，越烧越旺，以及吸入灼热烟气引起呼吸道烧伤。

2. 逃生

一旦居室火已经燃烧成势，不要勉强扑救，而应尽快逃离火场。一般木制结构平房，应防止屋顶烧穿塌陷，可用棉被裹住头和躯干后冲出房屋外或跳窗逃生；若为混凝土结构的楼房失火，跳窗十分危险。此时应沿楼梯向下逃生，不可向上逃，否则火势继续发展，会很快向上蔓延，使逃生难度更大。若楼梯尚未被火封死，可用湿毛巾、衣服、被套裹住头和躯干后快速逃离；若楼梯已经被浓烟烈火封死，此时强行下楼十分危险，应找其他安全通道或进入未着火的房间并关好房门隔断火源、浓烟与毒气，再在窗口发出呼救信号，也可寻找粗绳或用其他衣服、床单接成长绳从窗口滑下地面逃生。注意逃生过程为了防止吸入灼热烟雾和毒气，应用湿毛巾捂住口鼻，同时采取匍匐爬行姿势移动，碰到关闭的房门时不可随便打开，应先触摸门把手了解门内或门外火势。

（二）现场急救

（1）迅速灭火，脱离热源。

消防人员、民警和医疗急救人员达到火灾现场后，应尽快采取各种灭火措施控制火势蔓延，救出房屋中人员。

（2）对烧伤伤员迅速用冷水冲洗或浸泡局部甚至全身 20～30 分钟，可减轻局部疼痛和防止损伤加重。体表烧伤处理措施见“日常生活中意外的急救”章节。

（3）保持伤者呼吸道通畅，处理休克和窒息。呼吸、心跳停止者行心肺复苏术。

（4）处理火灾中出现的各种创伤，具体措施见“机械性创伤的现场急救”章节。

（5）尽快送医疗单位。一般小面积烧伤很少发生休克，对后送时间要求不高，中等面积以上的烧伤，特别是深度烧伤，应尽快转送，先送最近医院进行抗休克处理，待病情平稳后再转送专科医院进行治疗。

第二节 爆 炸 伤

一、概述

爆炸是物质发生变化的速度不断急剧增加，并在极短时间内释放出大量能量的现象。多为日常生活意外，如煤气泄漏引起燃烧爆炸、烟花爆竹、氢气球爆炸；也可表现为工业生产中意外事故，如锅炉爆炸、一氧化碳、氢气、氧气、甲烷及乙烯等可燃性气体在生产、运输、储存、使用等环节中发生爆炸；近年来随着民用爆炸物品在工农业生产中的广泛使用和管理失控，导致这类物品引起的意外爆炸事故和治安案件、刑事案件及治安灾害事故逐渐增多。爆炸时常产生巨大声响、闪光以及强烈的破坏作用，常常造成大量物质毁损和人员严重伤亡。爆炸后还可引起火灾，有时发生二次爆炸或连锁爆炸，使伤情不断加大。故现场急救时首先应排除险患，再进行医疗急救活动。

二、爆炸对人体的伤害

（一）炸伤

由于爆炸瞬间释放出巨大的能量，使爆炸中心产生大量的高压气体，这些高压气体向四周扩散时形成强大的冲击波，从而导致现场物品和人员发生炸伤。

（二）击伤

由于爆炸冲击波的作用，导致现场物件、弹片飞散，击中人体后可导致人体不同部位创伤。

（三）烧烫伤

爆炸瞬间常产生巨大的热能，使现场中心温度急剧升高，甚至引发火灾，从而造成人员烧伤。锅炉爆炸时还可伴有烫伤形成。

（四）跌伤、压砸伤

离现场爆炸中心较远者可发生跌倒，形成跌伤；也可因重物倒伏压砸形成压砸伤。

所以爆炸造成的损伤多为复合伤和多发伤，而且伤口污染多严重，极容易引起严重感染。

三、爆炸伤急救

爆炸事故或爆炸案件发生后，第一时间应报警，寻求专业帮助，防止二次灾害，尽快营救伤员。现场急救应重点做好以下工作：

(1) 根据爆炸原因，分析现场环境中有无危险因素如二次爆炸或其他继发灾害出现的可能，及时采取措施防止伤情扩大。如关闭电、气源、搬走易燃易爆危险物品、利用现场条件灭火等。

(2) 将伤员安全撤离现场至安全场所。

(3) 快速进行伤员伤情评估和检伤分类，处理危重伤员如大出血、休克、通气障碍和窒息者。

(4) 处理伤员各类创伤、烧伤，具体措施见有关章节。

(5) 现场初步处理后将伤员快速送到医疗单位救治。

第三节　矿山事故

一、矿山事故概述

矿山事故是工业生产中最常见的事故。据统计，全世界每年至少有3万人在煤矿事故中丧生。我国一直也是采矿大国，每年因矿山事故导致的人员伤亡和残疾占工业生产事故中人员伤亡的60%。特别是近年来，随着经济的发展，各种规模的个体、集体小煤窑急剧增加，安全防范管理没有及时跟上，导致安全事故不断发生。为了应对这种局面，国家在加强对采矿业管理的同时，也逐步加快了矿山应急救援体系的建设步伐，在应急救援法规、机构、队伍建设等方面都有了突破性进展。

2002年，国家从国债资金中投资1.14亿元，为全国86支矿山救护队伍配备了正压氧气呼吸器、备用氧气瓶、新型矿山救护车和矿山救援指挥车等设备。一度中断的矿山救护队伍指挥人员培训工作，得到恢复和强化。

2003年2月国家矿山应急救援指挥中心成立并正式投入运作，成为针对全国矿山救援工作的专门指挥中枢。负责指导协调伤员急救工作的矿山医疗救护中心，也正式运行。与此同时，矿山救援技术研究中心、矿山救援技术培训中心等机构，也逐步组建并开始运作，《矿山救援行动规则》《国家应急矿山救援队管理办法》《国家应急矿山救援队内务规范》等一系列矿山救援的法规也先后出台，对救援工作和队伍建设等，提出了一系列具体规范和要求。

二、矿山事故常见类型

(一) 瓦斯事故

瓦斯是井下采矿过程中产生的各种有害气体的总称。包括甲烷、一氧化碳、硫化氢、二氧化氮等。瓦斯事故多因井下通风不良和防范不周引起，常见形式有：

1. 瓦斯爆炸

瓦斯爆炸多因井下通风不良时蓄积的甲烷骤燃引起，瓦斯爆炸后可产生高温、高压和大量一氧化碳气体，从而对作业工人造成严重烧伤、炸伤和中毒。

2. 瓦斯中毒

主要为一氧化碳、硫化氢和二氧化氮中毒。

（二）矿井火灾

矿井火灾也是矿山主要灾难之一，多因矿井内煤与空气接触氧化后变质时着火点降低，发生自燃火电缆着火、皮带机摩擦起火、电器开关接触不良发热起火、电动机着火、放炮和瓦斯爆炸起火等引起。由于井下空间小，风速大，火势极易蔓延，烟雾和毒气很快弥漫整个巷道，导致伤亡严重。

（三）矿井水灾

矿井水灾也是矿山开采中的多发灾难，发生频率仅次于瓦斯事故。多因对矿区水文地质情况不清楚，挖穿水窖；因防、排水设施不符合要求；麻痹大意，忽视透水隐患；违章指挥或违章作业；施工人员技术水平差等因素，导致灾难性水源突然涌入。

（四）矿山冒顶事故

冒顶是在采矿生产过程中，由于矿井岩石稳定性差，当强大地质应力传递到顶板或两帮时，使岩石和支护遭到破坏而引起的煤矿顶板垮落。冒顶是矿山事故中最严重的事故，由于顶板大面积崩塌，施工人员常常被埋压或困于井下，可导致严重创伤和窒息、中毒。

三、矿山事故的现场急救

由于矿山事故发生突然，而且现场多位于井下，常规施救工作难以展开，所以伤亡人数众多。矿山事故急救除了现场人员的自救互救外，主要依赖于专业矿山救护队伍，警务急救和专业医疗急救多在现场抢险完成后，即将伤员从井下抢出后进行，主要处理各类危及生命的创伤、烧伤、窒息和中毒，重点是抢救生命，在伤员伤情稳定后尽快送医疗单位救治。

第四节 战 争

一、概述

战争分正义和非正义战争，但无论何种战争，一旦引发，必然导致不同程度物质财产毁损和人员伤亡。从其直接后果看，战争对人类造成的损伤也符合突发性强、伤亡大而集中的灾害特点，因此从救援角度看，战争也是一种人为灾害。

二、战伤伤情特点

战伤主要表现为火器伤，即现代战伤主要是枪弹或军用爆炸物等高速、高动能的致伤物造成，损伤多严重而复杂，常造成严重的穿透性伤口，引起大失血、多发性骨关节损伤和内脏破裂等严重合并症，而且都是污染伤口，感染率高，导致战伤死亡率和伤残率高。部分战伤也因使用核武器及生化武器所致，除了造成严重创伤外，还可能导致严重核辐射伤和严重脏器功能障碍。

三、战伤分类

战伤分类是根据伤情和负伤种类对伤员进行收容救治、转送类别和次序的区分，目的是解决现场大量伤员救治需求与救治力量不足的矛盾，保证伤员在现场得到及时合理的救护、医疗急救和后送，从而提高急救效率。其具体检伤分类方法同其他灾害。

四、战伤急救

战伤急救与其他灾害急救不同，常是在伤亡危险并未完全消除的情况下紧急进行的。从程序上看，包括战场上火线抢救和战场下急救及后送二线医院救治。一般有不同的专业抢救组和救护所分别完成。

（一）火线抢救

主要是进行伤口包扎、止血、伤肢临时固定；预防窒息、抗休克；对心肺功能不佳及停止者进行复苏术等紧急处理后送至救护所。

（二）战区救护所急救

主要对危重伤员进行血管结扎、气管切开、导尿、血气胸的包扎、封闭、穿刺排气等紧急外科处理；输液、输血、吸氧等积极防治休克；创口清创处理；抗感染、解毒；骨折正规固定等。最后在伤员伤情稳定情况下转送二线医院救治。

第九章　中 毒 急 救

第一节　中毒急救概述

一、毒物与中毒的概念

（一）毒物

1. 毒物概念

凡作用于人体后能导致人体组织解剖学结构遭到破坏或者引起生理功能紊乱的化学物质，都称为毒物。

毒物与非毒物并无绝对界限，主要是进入人体剂量与方式的不同而后果各异。如水、食盐及维生素等人体必不可少的营养物质，一旦过量摄入，也可引起生理紊乱甚至严重疾病。很多临床疗效极佳的药物一旦使用不慎，也可酿成大祸，如正常治疗剂量的氯化钾若静脉推入人体，可导致呼吸、心跳骤停。蛇毒常为剧毒，但蛇毒口服却无毒性作用。水银口服无毒，但若以蒸汽形式经呼吸道吸入，则可导致致命后果。一般医学上所称毒物是指以小剂量进入人体就能导致人体组织结构遭到破坏或引起人体组织脏器生理功能障碍的化学物质。

毒物在自然界广泛存在，多为固态，也有液态和气态形式。除天然存在的毒物外，还有很多人工合成的化学毒物，在其生产、储存、销售、运输、使用等各环节中一旦不慎，就会导致中毒意外。毒物若落入违法犯罪分子手中，则可引发治安案件、刑事案件和灾害事故。

2. 毒物的分类

毒物种类很多，不同行业如工业、农业、军事、医药、食品加工业等接触毒品的范围不同，毒物的分类方法也不一样。这里，从生存救护角度出发，对日常生活及工农业生产中常见的一些中毒所涉及的毒物根据其来源、理化性质、用途、毒理作用，可分为以下几类：

（1）腐蚀性毒物，主要为强酸、强碱及部分有机酸类，这些毒物具有很强的理化刺激性，能使接触毒物的局部组织发生变性、坏死等炎性反应。

（2）毁坏性毒物。这类毒物包括砷及其化合物、汞及其无机化合物等，其并无明显局部刺激作用，被吸收入血液后，可损害人体内肝脏、肾脏等实质性脏器，导致相应脏器实质细胞损伤。

（3）功能障碍性毒物。这类毒物吸收进入人体后，作用于人体不同功能系统，不引起明显组织结构破坏，而主要引起不同系统功能障碍。

①引起中枢神经系统功能障碍的毒物。这类毒物进入人体后主要作用于人体中枢神经系统，抑制或兴奋中枢神经系统的活动，如镇静催眠药物、生物碱类毒物。

②引起呼吸功能障碍的毒物。这类毒物进入人体后主要影响人体呼吸功能引起缺氧窒息症状，如氢氰酸及氰化物、一氧化碳、亚硝酸盐等。

（4）农药。农药作为杀虫剂、除草剂广泛应用于农业生产中，其种类多，毒性大小不一。

（5）杀鼠剂。

（6）有毒动植物，如蛇毒、河豚、斑蝥等动物毒及毒蕈、雷公藤、雪上一枝蒿等植物毒。

（7）细菌及其他病源微生物污染的食物。

（二）中毒

1. 中毒概念

中毒是毒物进入机体后与人体发生毒性作用使人体表现出的疾病状态。

2. 中毒分类

根据毒性症状出现的快慢，中毒可分为急性中毒与慢性中毒。前者是指人体在短时间内接触大剂量毒物，很快出现中毒症状甚至致死者；后者是指毒物小剂量多次进入人体，在体内蓄积慢慢出现中毒症状。院前急救所涉及中毒主要为急性中毒。

二、毒物对机体的作用

毒物对机体的作用主要为两种形式，即局部作用与全身作用。局部作用主要见于强酸、强碱等腐蚀性毒物，这类毒物可以导致接触部位如皮肤、黏膜等部位的组织结构破坏。全身作用是毒物吸收进入血液后随血液循环至全身各组织器官，与人体发生各种反应，从而表现出各种全身性中毒症状。

三、毒物作用的条件

毒物发生毒性作用受许多因素的影响，实践常常可以见到这种情况：在同一中毒事件中，各人的中毒症状轻重不一，有的甚至不发生中毒。影响毒物毒性作用的因素如下：

（一）毒物剂量及作用时间

毒物需达到一定的剂量方能引起中毒。凡能使机体发生中毒症状的毒物最小剂量被称为中毒量；凡能使机体中毒致死的毒物最小剂量，被称为致死量。一般来说，毒物量越大，中毒越快、中毒症状也越重。这里指毒物剂量并非服入的剂量，而是指毒物吸收后进入血液的毒物量。有些毒物如三氧化二砷，服入大量后因反射性呕吐，胃内容物大量排出，结果血中浓度低于致死量，中毒反而不严重。

一般毒物作用于人体的时间越长，其毒性作用也就越大，后果越严重。故对中毒者急救应争分夺秒，尽量缩短毒物在机体内作用时间。

（二）毒物的理化性质

毒物在体液中必须为可溶性方能进入血流引起中毒。一般说来，液体状态毒物比固体毒物容易吸收。气态物质在肺内能迅速而完全地被吸收，溶解于血中，从而迅速发生作用。固态毒物的毒性作用视能否溶解于水或胃肠液而不同，能溶解则能发挥作用，否则无毒。液态毒物的毒性随浓度大小而异，浓度越高，毒性作用越强。

（三）毒物进入机体的途径

各种毒物进入机体的途径不同，吸收进入血液的速度不同，毒性症状出现的早晚、严重程度和结果也不同。一般毒物经各途径进入血液的速度从快到慢的排列次序为：静脉注射>呼吸道吸入>腹腔注射>肌肉注射>皮下注射>口服>灌肠>皮肤粘膜接触。

（四）机体状态

由于人体体质的特异性，常常在同一中毒事件中即使服入剂量相同，各人反应也可不一样，常见影响毒性作用的机体因素有：

1. 体重

一般体重越大者所需中毒量也越多。

2. 年龄

小儿除因体重小只需较少剂量外，通常小儿对毒物较成人敏感；老人因代谢低，中枢神经系统反应性迟钝，分泌、排泄器官功能减退，故对毒物的耐受性也较低。

3. 性别

妇女在妊娠、哺乳或月经期时对毒物反应较强烈。

4. 健康状态

疾病对毒物的作用有极大影响，全身性疾患能降低机体的抵抗力，特别是心脏、肝脏或肾脏有病变时，更能加重毒物的作用。肝脏是解毒的主要器官，肾脏是排泄毒物的主要脏器，一旦有病，耐受毒物的能力自然减低。由于神经系统的状态在中毒中可起主导作用，如麻醉可以阻断某些毒物的作用。精神病患者对镇静剂的耐受量特别大，往往致死量的镇静剂尚不能使之安静。另外，人体处于饥饿、疲劳、体力及抵抗力下降时，往往对毒物比较敏感。

5. 特殊生理状态

即习惯性和过敏性。长期经常使用同样药物如安眠药、麻醉剂者，对该毒物的反应逐渐减弱，能达到耐受中毒量甚至致死量的程度。相反，有些人由于特异体质或变态反应对某种物质特别敏感，即使接受治疗量也可发生中毒症状。

四、毒物在人体内的吸收、分布、代谢、排泄

（一）吸收

毒物吸收的速度随进入机体的途径不同而异。毒物进入机体常见途径包括消化道进入、呼吸道吸入、皮肤粘膜接触、静脉注射、肌肉注射及皮下注射。一般而言，静脉注射吸收最快，中毒反应最早出现，其次为呼吸道吸入、肌肉注射、皮下注射、消化道进入，最慢为皮肤粘膜吸收，而且只有脂溶性毒物才可吸收。

（二）分布

毒物吸收进入血流后，在血中停留一定时间，即透过毛细血管壁分布到全身各组织器官。由于毒物的化学特性、细胞膜渗透性的差异，以及对各器官、组织的亲和力不同，毒物在体内并非均匀分布，其分布规律如下：

（1）能溶解于体液的可均匀分布。如钠、钾、氟、氯、溴等。

（2）砷、锑贮留于肝或其他单核吞噬细胞系统，吗啡贮留于胆汁中。

（3）铅、钡贮留于骨骼中。

（4）汞对肾脏、砷对毛发及指甲的角质蛋白、冬眠灵对脑组织的亲和力较大，故多贮留于上述组织中。

（5）脂溶性毒物与脂肪亲和力强，因而在身体脂肪中蓄积的浓度最高。

（三）代谢

毒物进入机体后，通过与细胞和组织内某种酶作用，部分发生代谢转化。完全不变化或完全变化的毒物均较少，多数毒物通过氧化、还原、水解、结合等代谢变为低毒或无毒的产物，部分毒物经代谢后转变为毒性更大物质发挥更强毒性作用。通过代谢还可增强极性和水溶性，从而影响其分布。毒物代谢主要在肝脏进行，故肝脏功能不好者，解毒能力差。

（四）排泄

毒物在体内经代谢转化为代谢产物后，可经肾脏、胆汁、汗液、皮脂、唾液、乳汁、消化液等分泌物排出体外。肾脏是最重要的排泄途径，毒物经肾脏排泄可使肾组织遭到损害，如金属毒物、强酸或酚等。

五、毒物中毒的常见表现

不同毒物具有不同的毒理作用，从而引起不同的中毒症状，根据某些症状的特点，常可推测为何种毒物中毒，为中毒急救和检材采取做好准备，为毒物化验提示方向。例如瞳孔缩小、肌纤维颤动、多汗和口吐白色泡沫等是有机磷农药中毒较特殊的症状表现；呕吐物和呼气中有电石气臭味及口渴是磷化锌中毒常见的症状；集体食物中毒伴有低钾症候群（软瘫），则应考虑可溶性钡盐中毒的可能性。但在多数情况下，中毒症状仅能提示属哪一类毒物中毒，如中毒者出现昏迷可能是催眠、镇静、安定药或一氧化碳等中毒，而排除番木鳖碱等毒物中毒。不同的毒物也可出现类似的中毒症状；某些疾病也可具有与中毒相似的症状，应注意鉴别，以免贻误抢救时机。如有将敌鼠钠盐中毒误诊为过敏性紫癜，也有将急性砷中毒误诊为急性胃肠炎或细菌性痢疾；升汞静脉注射投毒案例误诊为维生素 B1 过敏性休克；将水银静脉注射投毒引起慢性中毒误诊为再生障碍性贫血；小剂量多次磷化锌中毒，被误诊为急性胆囊炎。上述情况，应当在现场救护中引起注意和警惕。

对中毒症状特点及毒物种类的分析，还可结合现场环境、遗留呕吐物和排泄物进行。

现将常见中毒症状可提示哪些主要毒物，分别叙述如下：

短时间内迅速死亡：氰化物、有机磷农药等。

恶心、呕吐、腹痛、腹泻：强酸、强碱、金属盐类、有机磷、磷化锌、氟化物、多种有毒动植物。

呕吐物及呼气有特殊气味：有机磷、磷化锌、酒精、苯酚、来苏、氨水等。

昏迷：催眠镇静安定药、麻醉药、一氧化碳、硫化氢、酒精、有机磷、氰化物等。

抽搐：有机磷、有机氯、局部麻醉剂等。

瘫痪：可溶性钡盐、肉毒杆菌毒素、一氧化碳、蛇毒、河豚毒等。

瞳孔散大：阿托品、氰化物、酒精、催眠药等。

瞳孔缩小：有机磷、阿片、吗啡、氯丙嗪、毒蕈碱等。

视力障碍：甲醇、钩吻、阿托品等。

呼吸加快：颠茄类、番木鳖碱、咖啡因、甲醇、刺激性气体等。

呼吸减慢：阿片、吗啡、一氧化碳、催眠药、酒精、豆薯子等。

肺水肿：刺激性气体、安妥、有机磷等。

紫绀：亚硝酸盐、氯酸盐、硝基苯、苯胺等。

黄疸：磷化锌、四氯化碳、三硝基甲苯、可溶性铅盐、砷化物、毒蕈、苍耳、鱼胆、酵米面黄杆菌毒素等。

少尿或无尿：升汞、四氯化碳、磷化锌、砷化氢、磺胺、蛇毒、鱼胆、斑蝥、雷公藤等。

血液凝固障碍：敌鼠钠盐、蛇毒、肝素等。

六、毒物中毒的诊断

毒物中毒的诊断可根据毒物接触史、现场遗留毒物及伤者中毒症状进行，综合分析是否中毒、毒物种类、中毒程度、进而采取及时有效急救措施。

（一）毒物接触史

多数毒物中毒都有明确的毒物接触史。在接触中毒者及急救过程中，一定应注意询问中毒者及现场知情人员，了解中毒过程，分析毒物种类。

（二）现场毒物

在中毒现场一般可找到毒物或毒源及有关物品如注射器、容器等，有些中毒现场虽未发现毒物，但可能找到部分与中毒有关的痕迹如呕吐物、排泄物等，也可有助于分析毒物种类。

（三）中毒症状

毒物无论以何种方式进入机体达到一定剂量，发生毒性反应时必然会出现一定中毒症状，现场急救时应注意观察、询问中毒者中毒症状，很多毒物可有相同或相似的毒性反应，很多毒性反应与临床很多疾病症状又很相似，应注意鉴别中毒与疾病，进而分析毒物种类，决定下一步的急救措施。

七、急性毒物中毒的急救原则

毒物中毒特别是急性中毒由于毒性发作快，症状严重，若不及时处理，后果多较严重，故一定要重视现场急救，即使不能肯定是中毒及毒物种类，也应按急救基本原则对症处理，保持呼吸道通畅，监护被救护者生命体征，随时做心肺复苏术并尽快送医院处理。

现场急救常用措施有：

（一）隔离及排出毒物

口服中毒者可用催吐、洗胃、导泻、服入隔离性物质如牛奶、蛋清、活性碳、温水等尽可能减少毒物吸收。但应注意，对于昏迷、抽搐、惊厥未控制之前或可能出现上消化道穿孔、易出血者不可催吐，否则容易出现窒息、消化道穿孔等致命后果。

皮肤接触者可采取冲洗法，根据不同毒物可用清水、稀醋酸、肥皂水等冲洗。

吸入有毒气体中毒者，急救人员进入有毒气体区域时，应穿戴适当防护器具，避免处于下风向。进入现场后先尽快断绝毒物污染源并排除毒物，然后迅速将中毒者转移至空气新鲜的地方，防止毒物继续吸入，有条件者可给予吸氧气措施。

（二）维持基本生命体征

现场急救时，急救者应随时注意观察中毒者呼吸道是否通畅及呼吸、循环、血压等生命体征，一旦呼吸、心跳停止应随时做心肺脑复苏术。

（三）解毒

针对毒物的特性采用相应解毒剂解毒。

（四）及时转送医院

现场初步急救后，无论效果如何均尽快应送医院处理，以防出现中毒“迟发性反应”并处理中毒并发症。

第二节 吸入有毒气体中毒急救

一、煤气中毒

（一）概述

煤气中毒一般指一氧化碳中毒，是由于人体吸入高浓度一氧化碳气体而导致人体缺氧而引起的神经中枢系统严重受损的疾患。煤气中毒多见于冬季，主要为日常生活中烹饪、洗浴、采暖时保护不当而发生的意外，偶见于工业生产中。

（二）中毒原因及机理

1. 工业生产中煤气中毒

多因劳动保护不当吸入工业生产煤气、矿井炮烟、内燃机废气等引起。

2. 家庭中煤气中毒

多因使用煤炉、液化石油气、管道煤气、天然气时不慎发生中毒，如冬天用煤炉取暖时门窗紧闭，取暖火炉不安烟囱，或烟囱不通、漏气、倒风等导致排烟不良或液化气灶具泄漏或煤气管道泄漏等引起室内一氧化碳大量蓄积。

一氧化碳吸入人体后，能与氧气竞争性地与血中血红蛋白结合，形成碳氧血红蛋白，使血液失去携带氧气的能力，从而导致组织缺氧窒息。救治不及时，吸入者可很快因呼吸抑制而死亡。

（三）煤气中毒表现

煤气中毒依吸入空气中所含一氧化碳的浓度、中毒时间的长短，常分为三种类型：

1. 轻度中毒

中毒时间短，血液中碳氧血红蛋白为10%~20%。主要表现为头痛、眩晕、耳鸣、恶心、呕吐、心悸、无力等。此时脱离中毒环境，吸入新鲜空气，数小时后即可恢复。

2. 中度中毒

中毒时间稍长，血液中碳氧血红蛋白占30%~40%。除以上症状加重外、还有面色潮红、口唇樱桃红色、脉快、多汗、烦躁、步态不稳、嗜睡甚至昏迷。一般治疗1~2天即可恢复，无明显后遗症。

3. 重度中毒

发现时间过晚，吸入煤气过多，或在短时间内吸入高浓度的一氧化碳，血液碳氧血红蛋白浓度常在50%以上。表现为深度昏迷，各种反射消失，大小便失禁，四肢厥冷，血压下降，呼吸急促，常并发肺炎、肺水肿、心肌损害等合并症，最后因呼吸衰竭而很快死亡。即使侥幸存活，也会留下痴呆、记忆力和理解力减退、肢体瘫痪等后遗症。

（四）现场急救

1. 现场排险

救护者不可冒然地冲进煤气浓度很高的室内，防止自己中毒。应及时报警求助，或戴专用防毒面具方可进入室内救人。紧急情况下必须进入时，可先吸一大口空气，然后用湿毛巾或手帕等捂着鼻子进入室内，先打开窗户，关掉煤气开关。不可开电灯、使用打火机和火柴等，谨防爆炸。找到煤气中毒者后，尽快将中毒者带离所在房间。进出煤气中毒的房间时，可采取匍匐前进的方法，因一氧化碳比重比空气轻，离地面30厘米以下的空气中一氧化碳浓度较低，可减少中毒几率。室外发生煤气中毒者也应将中毒者移到通风良好、空气新鲜的地方，松解衣扣，保持呼吸道通畅，清除口鼻分泌物并注意保暖。

2. 心肺脑复苏术

若中毒者呼吸、心跳停止，立即就地行心肺脑复苏术急救，有条件者给予吸氧措施。

3. 按压相应穴位

对轻度、中度中毒昏迷者，可针刺或按压太阳、列缺、人中、少商、十宣、合谷、涌泉、足三里等穴位使中毒者逐渐苏醒。

4. 送医院进一步救治

无论现场急救效果如何，均应及时将中毒者送医院进一步救治，转送医院途中应保证中毒者有效呼吸与血液循环。

二、氨中毒

（一）氨中毒概述

氨是无色而有刺激气味的碱性气体。主要用于皮革、染料、化肥、制药等工业生产中，常由意外事故而吸入中毒。空气中氨气浓度达500~700mg/立方米时，可出现“闪电式”死亡。

（二）氨中毒表现

根据氨形态、中毒途径不同，中毒症状可不一。

1. 吸入氨气中毒

主要表现为局部刺激症状，如口、眼、鼻有辛辣感觉、咳嗽、流泪、流涎、胸痛、胸闷、呼吸急促、有氨味；甚者皮肤糜烂、水肿、坏死，肺水肿，喉痉挛和呼吸困难等。

2. 皮肤接触中毒

可见皮肤红肿、水疱、糜烂、角膜炎等。

（三）现场急救

（1）将中毒者快速带离现场，静卧，有条件者可给予吸氧措施。

（2）眼、皮肤烧伤时可用清水或2%硼酸溶液彻底冲洗，并点抗生素眼药水。

（3）速送医院抢治。

三、甲烷中毒

（一）甲烷中毒概述

甲烷（CH4）又称为“沼气”，是一种无色无味的气体，是天然气、煤气的主要成分，广泛存在于天然气、煤气、沼气、淤泥池塘和密闭的窖井、池塘、煤矿（井）和煤库中的有害气体之一。倘若上述环境空气中所含甲烷浓度高，使氧气含量下降，就会使人发生窒息，严重者会导致死亡。

（二）沼气中毒症状

空气中的甲烷含量达到25%~30%时就会使人发生头痛、头晕、恶心、注意力不集中、动作不协调、乏力、四肢发软等症状；含量超过45%~50%以上时就会因严重缺氧而出现呼吸困难、心动过速、昏迷以致窒息而死亡。

（三）现场急救措施

（1）抢救人员必须佩戴有氧防护面罩，迅速将中毒者从中毒现场移至空气新鲜通风处；

（2）对心跳、呼吸停止者行心肺脑复苏术；

（3）尽快送医院救治，有条件者可给予吸氧措施，途中严密监护中毒者生命体征，有危急症状时对症处置。

四、苯中毒

（一）苯中毒概述

苯是一种无色有芳香气味的油状液体，挥发快，而且易燃、易爆。在工业生产和生活中主要作为有机溶剂和原料普遍应用于染料、制药、橡胶业等。作为油漆和喷漆的溶剂和稀释剂时，若在通风不良场所或室内工作，因苯大量挥发，导致人体短时间吸入高浓度的苯蒸汽而引起急性中毒。

（二）苯中毒表现

随苯蒸汽浓度高低、吸入时间长短不同而表现为不同中毒症状。

1. 轻度中毒

表现为乏力、头痛、头晕咽干、咳嗽、恶心、呕吐、视力模糊、步态不稳、幻觉等。

2. 中度中毒

表现为眩晕、酒醉状称“苯醉”，中毒者可表现为嗜睡、意识障碍、手足麻木、步态蹒跚，甚至昏倒。

3. 重度中毒

主要表现为意识丧失，血压下降，瞳孔散大，全身肌肉痉挛或抽搐，可因呼吸麻痹而死亡，个别病例可有心室颤动。极高浓度苯蒸气，可使人短时间内闪电式死亡。

（三）现场急救措施

（1）应立即将患者移到空气新鲜处，迅速脱离现场，换去被污染的衣服，及时清洗被污染的皮肤（因为液态苯可经皮肤被机体吸收）；

（2）呼吸、心跳停止者行心肺脑复苏术；

（3）尽快送医院救治，途中有条件者给予吸氧措施，并严密监护中毒者生命体征。

五、沥青中毒

（一）沥青中毒概述

一般分为天然沥青、石油沥青、页岩沥青和煤焦油沥青四种。以煤焦油沥青毒性最大，常因直接接触受到阳光照射的沥青而产生过敏，或接触了它的尘粉或烟雾易造成中毒。

（二）中毒表现

1. 局部皮损

可表现为皮炎、毛囊口角化、黑头粉刺及痤疮样损害、色素沉着、赘生物等。

2. 全身表现

可出现咳嗽、胸闷、恶心等全身症状，还可见流泪、畏光、异物感及鼻咽部灼热干燥、咽炎等症状。

（三）现场急救

对沥青中毒者应撤离沥青现场，避免阳光照射；对出现皮炎者可内服抗组织胺药物或静脉注射葡萄糖酸钙、维生素C及硫代硫酸钠等，局部视皮损程度对症处理，如皮炎平外搽；对毛囊性损害可外搽5%硫磺炉甘石水粉剂或乳剂；有色素沉着者可外搽3%氢醌霜或5%白降汞软膏；对赘生物可不处理或手术切除；对全身及眼、鼻、咽部症状可对症适当处理。

六、芥子气中毒

（一）芥子气中毒概述

芥子气为致伤性毒剂，于第一次世界大战后期首先由德军大量使用，其后各国军队相继效仿，造成大量人员伤亡。其伤亡率占毒剂总伤亡人数的88.7%，目前尚无特效解毒剂，故有“毒剂之王”之称。第一次世界大战到“两伊”战争使用证明，芥子气是经过“战争考验”的最有效的化学战剂之一。

芥子气与皮肤黏膜接触后2~3分钟尚滞留于体表（此时用消毒剂可除去），至10~15分钟大部被吸收。其中约12%的芥子气“固定”于局部引起局部损伤，其余大部进入血循环并分布全身。其中以肾、肺、肝等脏器含量较多，可能与供血量有关。游离状态的芥子气在血液中存留时间一般不超过30分钟。但严重中毒者芥子气在体内组织器官中可滞留7天。

芥子气中毒机理迄今尚未完全阐明。目前认为，芥子气在体内主要与核酸、酶、蛋白质等生物大分子结合，特别对DNA的烃化作用是引起机体广泛损伤的生物学基础，它与抗癌化疗药物烃化剂（或烷化剂）具有类似的药理学与毒理学性质。

（二）中毒表现

芥子气可引起机体多方面的损伤。无防护情况下，常同时出现眼、呼吸道及皮肤损伤。通过吸收并可引起全身中毒。

1. 局部损害

液态芥子气接触皮肤时皮肤损伤典型临床经过可分为潜伏期、红斑期、水疱期、溃疡期和愈合期。

（1）潜伏期：一般2~6小时，可因剂量、皮肤情况及气温等而异。炎热潮湿季节可缩短至1小时。此期主客观表现均不明显，皮肤薄嫩、潮湿部位可有刺痒感。

（2）红斑期：染毒局部出现界限明显的红斑，灼热发痒，伴轻度水肿，对触压敏感。损伤轻时不发生水疱，红斑消退脱屑自愈。

（3）水疱期：一般在染毒后12~24小时出现。依染毒程度，水疱有浅、深之别。如未压迫，浅层水疱可保持几天不破。常先在红斑区出现分散细小水疱，排列呈环形，以后融合成大疱。

水疱周围皮肤充血水肿，疱液先为黄色清亮透明，易抽吸引流，后变混浊并呈胶冻状。染毒严重量，红斑中央呈灰白色坏死区，周围出现许多大小不等的水疱，这些水疱互相融合后形成环状水疱。大剂量染毒可形成凝固性坏死，无水疱形成。

（4）溃疡期：小水疱自行吸收。浅层大疱张力大，易破溃，露出粉红色糜烂面，一般无感染，7~10天即可愈合；深层水疱多在几天后破裂，出现深达真皮的溃疡，并可覆盖一层乳白色坏死膜。由于坏死组织脱落较慢，易感染出现脓性分泌物。3~4周后始愈合。

（5）愈合期：愈合快慢可因中毒程度、损伤部位及有否感染而异。皮肤创面在愈合过程有痒感，愈后有色素沉着，深度创面有疤痕形成。

接触蒸气态芥子气时，染毒初期无刺激性，一般只在皮肤暴露部位（如面、颈、手等）出现弥漫性红斑。也可透过衣服损伤非暴露部位的皮肤。会阴、腰部、腋窝、腘窝等皮肤薄嫩多汗等敏感部位易受影响。战时无防护情况下，可同时出现眼及呼吸道损伤。

2. 眼损伤

在无防护情况下，眼损伤发生率占第一位。主要病变是结膜炎和角膜炎，甚至全眼炎。若伴有角膜坏死穿孔则可致永久性失明。

3. 呼吸道损伤

初期接触时无明显刺激。局部损伤程度自上而下逐渐减轻。临床表现类似重感冒或支气管炎症状，并常伴有全身吸收中毒表现。少数严重中毒者症状发展较快，数天后由鼻到支气管黏膜广泛坏死形成伪膜（由坏死组织、纤维蛋白和炎性渗出物构成）。支气管下部管腔较窄，伪膜阻塞易引起肺不张，造成严重换气障碍。因此，常因喉头水肿、伪膜脱落阻塞引起窒息或并发支气管肺炎死亡。但严重中毒一般少见，多因吸入高浓度毒剂引起或在炎热、丛林地区发生。

严重呼吸道中毒多在中毒后3~4天或9~10天引起死亡，早期死于严重全身吸收中毒或窒息，晚期死于肺部继发感染（肺炎、肺坏疽、肺脓肿等）或心肺功能障碍。

4. 消化道损伤

主要因误食染毒水或食物而引起。初期症状与普遍急性胃炎、胃肠炎相似。潜伏期后很快出现流涎，上腹部剧痛并扩及全腹。中毒者出现恶心呕吐，厌食、腹泻及柏油样便。如未及时急救常引起出血性胃炎、胃溃疡甚至胃穿孔。口腔粘膜广泛充血水肿、起疱和溃疡，并出现吞咽困难和言语障碍。严重者全身虚弱、淡漠、心搏过速、呼吸急促、痉挛、昏迷等全身症状。恢复后可遗留消化不良、腹胀、腹痛、胃酸低、胃蠕动及排空障碍等，严重中毒时预后较差，并可因全身吸收中毒和严重休克而死亡。

5. 全身吸收中毒

一般严重的吸收中毒并不多见。只是在大面积皮肤染毒又未及时消毒或较长时间暴露在高浓度毒剂蒸气中未得到及时防护时可能引起。误食重度污染的水和食物，也有这种可能，但这种情况比较少见。主要症状有：

（1）神经系统的症状

早期出现恶心、呕吐，随后有头痛、头晕、烦躁不安。继则情绪低落、抑郁寡言、神情淡漠、反应迟钝、无力和嗜睡等。有的在夜间惊叫，呓语以及舞蹈样动作。部分中毒者在中毒后的长时间内呈抑制状态，静静地躺着，不愿参与周围的活动。

严重中毒伤员，可能出现类似休克的情形；极端严重中毒的伤员在阵发性惊厥、谵妄和神志不清以后出现全身肌肉松弛、麻痹，以致死亡。

（2）造血系统的症状

骨髓和淋巴组织对芥子气很敏感。一般皮肤染毒面积在1%以上或中等度以上呼吸道中毒的全身症状中，即可见白细胞数轻、中度减少。

（3）消化系统的症状

除经口中毒外，非经口吸收中毒者早期也可见恶心、呕吐、食欲不振或消失以及便秘等消化道症状。严重者可因小肠粘膜上皮隐窝细胞分裂受抑制，绒毛上皮剥离，血浆样液体渗入肠腔可有稀便、腹泻并可带血或呈柏油样便。

（4）心血管系统的症状

早期心跳加快、心音亢进、血压升高及期外收缩等。严重者心跳变慢、心律失常、内脏血管麻痹扩张出现丝状脉，血压下降或虚脱，乃至严重循环衰竭。

（5）泌尿系统的症状

中毒严重者可见急性中毒性肾炎，肾小管上皮细胞及肾小球变性。尿量减少，出现蛋白质，管型尿及血尿。

（6）物质代谢的症状

糖代谢障碍出现血糖升高和糖尿，蛋白质及脂肪分解增加，尿中氮、氨、肌酸、肌酐及磷总排泄量增加。血液乳酸、酮体含量增高，可发生酸中毒。严重者急性期后出现严重消瘦、虚弱，呈“芥子气恶病质”状态。

（7）体温的情况

轻度中毒体温正常或在数天内有低热，中度以上中毒最初几天可达38℃~39℃或更高，以后稍降，持续2~3周。合并感染者可再度上升。由于白细胞减少，机体衰弱和免疫功能降低，易并发肺部感染。

（三）现场早期诊断依据

1. 中毒史

在染毒区内停留时间长短、有无饮水和进食、有否闻及大蒜气味、当时防护及急救情况、皮肤及服装染毒和消毒情况、有无他人同时中毒及毒区征象等。

2. 症状特点

芥子气中毒当时一般无明显的疼痛及不适，常有数小时至十几小时的潜伏期，潜伏期后相继出现眼、呼吸道、皮肤或消化道损伤的临床表现。

（四）现场急救

芥子气现场急救原则：尽快组织自救互救，及时进行局部消毒，使用防护器材，除去染毒服装及撤离染毒区等。具体应注意以下事项：

（1）急救人员应穿防护服并佩带防毒面具进入现场进行急救；

（2）将中毒者带离染毒区；

（3）除去染毒服装；

（4）现场急救中毒人员，主要进行局部消毒措施，减少毒物吸收，并对危急重症进行对症处理。

皮肤染毒者，应先以纱布、手帕等蘸去可见液滴，避免来回擦拭扩大染毒范围，然后用消毒剂消毒。可选用下列消毒液：20%氯胺乙醇溶液；1∶10 次氯酸钙悬浮液；1∶5 漂白粉浆等。胺类化合物（如氯胺 T、氯胺 B）属氧化、氯化消毒剂，可与芥子气作用生成无毒化合物，消毒效果较好。常用于皮肤消毒。由于消毒剂对局部皮肤有一定刺激，消毒 10 分钟后应用清水冲洗局部。无上述消毒剂时，肥皂水、碱水、清水等都可以应急消毒使用。大面积皮肤染毒局部处理不彻底时，应进行全身消洗。

对伤口染毒者，可立即除去伤口内毒剂液滴，四肢伤口上端扎止血带，减少毒剂吸收。用消毒液加数倍水或大量清水反复冲洗伤口，简单包扎，半小时后松开止血带。

对眼染毒者，立即用 2%碳酸氢钠液、0.5%氯胺水溶液或清水彻底冲洗。

对口服中毒者，立即用手指刺喉（或舌根）反复引起呕吐。最好用 2%碳酸氯钠、0.02%～0.05%高锰酸钾或 0.3%～0.5%氯胺水溶液，每次 500 毫升反复洗胃十余次。水温及压力要适当，动作要轻，以免加重胃粘膜损伤。洗胃后取药用活性炭粉 15～20 克混合于一杯水中吞服。洗出的胃液及呕吐物应及时消毒处理。

七、汽油中毒急救

（一）汽油中毒概述

汽油中主要含有芳香族烃、不饱和烃类、硫化物等毒性物，若添加防震剂四乙基铅则具有强烈毒性。

汽油中毒有三种途径，即蒸气吸入、液体吸入和直接入口中毒。由于汽油具有溶解脂肪和类脂质性能，进入人体后对机体的神经系统有选择性损害。

（二）中毒表现

由呼吸道吸入时，即可引起剧烈咳嗽、胸痛，继之发热、咯血痰、呼吸困难、发绀、头昏、视力模糊，甚则恶心、呕吐、痉挛、抽搐、血压下降、昏迷等症状。

（三）现场急救措施

（1）使中毒者脱离中毒环境，并去除污染衣裤鞋袜；

（2）静卧、保暖、吸氧；

（3）口服中毒者立即服色拉油 200 毫升以减少吸收，若口服汽油量较多时，可用色拉油洗胃；

（4）尽快送医院救治。

八、硫化氢中毒

（一）概述

硫化氢是具有腐蛋异臭的刺激性和窒息性的有害气体，人体常在极高浓度下很快因嗅觉疲劳而不觉其存在而中毒。

硫化氢常为生产过程中产生的废气，另外阴沟、蓄粪池、污物沉淀池等有机腐败物场所也常产生大量硫化氢气体。故硫化氢中毒常发生在造纸和其他一些化学工业中或修理地下水道、隧道、矿井等作业中工人。

（二）临床表现

轻度中毒者主要表现为刺激症状，如怕光流泪，眼灼热和刺痛，咽喉灼热感，伴有刺激性咳嗽和胸闷等症状。

吸入高浓度硫化氢时，患者除上述刺激症状外常有头痛、头晕、呕吐、呼吸困难、共济失调等全身症状，如不及时抢救，可很快发生昏迷、抽搐、呼吸麻痹而死亡。

吸入极高浓度（1000mg/立方米以上）硫化氢时可立即猝死，即电击样中毒。

（三）急救措施

（1）立即将患者移至新鲜空气处。

（2）清除局部硫化氢。眼部受刺激者可立即用温水或2%小苏打水洗眼，再用4%硼酸水洗眼。然后滴入无菌橄榄油，继续再应用抗生素眼药水，醋酸可的松眼液滴眼，二者同时应用，每日滴4次以上，可起到良好的效果。

（3）窒息者应立即行人工呼吸，有条件者给予吸氧措施。

（4）及时转送医院。

第三节　化学毒物中毒急救

一、腐蚀性毒物中毒

（一）强酸类毒物中毒

1. 概述

强酸类主要包括硫酸、盐酸和硝酸等。它们都具有强烈的刺激或腐蚀作用。强酸类中毒的原因，多为生产过程中接触或吸入而发生，或误服引起。近年来利用强酸作为犯罪手段进行杀人、毁容案件也时有所见。强酸主要经呼吸道、皮肤及消化道而进入体内，在体内除被中和解毒外，可由肾脏排除体外。强酸可使蛋白质凝固，造成接触部位凝固性坏死而引起灼伤、溃疡、穿孔，其后疤痕收缩引起管道狭窄。强酸类烟雾刺激上呼吸道引起急性肺水肿。强酸吸收进入血液后还可引起代谢性酸中毒从而出现全身中毒反应。

2. 中毒症状

吸入强酸类烟雾引起者可出现呛咳、流泪、胸闷、呼吸加快、肺部可听到干、湿罗音，有时可引起明显呼吸困难、喉头痉挛甚至窒息。

皮肤接触引起者可表现为皮肤接触部位灼伤、腐蚀、坏死及溃疡形成。硫酸引起者皮肤溃疡界限清楚，周围微红，溃疡较深，溃疡面上盖以棕黑色痂皮，受损部位疼痛剧烈。硝酸引起者局部为黄色。盐酸引起者局部出现红斑和水疱造成灼伤。

眼部受强酸类烟雾刺激后，可引起眼睑浮肿、结膜炎症性充血水肿，角膜灼伤变混浊甚至穿孔，严重者引起失明。

口服引起者可出现口腔、咽部、胸骨后和腹部发生剧烈的灼热性疼痛。嘴唇、口腔和咽部可见有灼伤。呕吐物内有褐色物及食道胃黏膜的碎片。严重者可发生胃穿孔急腹症表现。有时出现喉头痉挛和水肿。声音嘶哑、吞咽困难及便秘、腹泻。经积极治疗后常有食道及幽门处的疤痕收缩而导致狭窄及消化道功能紊乱。

中毒后可出现头晕、恶心、乏力等，重者烦躁不安、惊厥及昏迷等全身症状。

3. 现场急救措施

不同途径中毒应采取不同急救措施：

(1) 对吸入性中毒者的急救措施

迅速撤离现场；

眼伤害应立即用大量清水或生理盐水彻底冲洗，给予可的松滴眼液及抗生素滴眼液交替滴眼；

有喉头痉挛及水肿者立即气管切开，保持呼吸道通畅；

急送医院处理。

(2) 皮肤灼伤的急救

立即用大量肥皂水洗涤皮肤再用清水冲洗，冲洗后创面处理同一般灼伤。

(3) 对口服中毒者的急救措施

严禁洗胃、催吐及碳酸氢钠口服以防胃穿孔；

可口服牛乳200毫升，或生鸡蛋清调水口服后再服用植物油100~200毫升；

急送医院处理。

(二) 急性强碱类中毒

1. 概述

强碱包括腐蚀性最强的氢氧化钠、氢氧化钾、氧化钠、氧化钾与腐蚀性较弱的碳酸钠、碳酸钾等。碱性的固体或溶液与组织接触后，迅速吸收组织内的水分，并与组织蛋白质结合成为胶冻样的碱性蛋白盐，与脂肪酸结合成为肥皂，造成严重的组织坏死。此种坏死易于溶化而在局部遗留较深的溃疡。强碱吸收入血后可导致代谢性碱中毒而引起全身中毒反应。

2. 中毒表现

口服者有强烈的消化道刺激症状。嘴唇、口腔、咽及胃肠道有剧烈疼痛。恶心、呕吐，呕吐物为褐红色黏液物质，伴腹痛、腹泻、血样便，严重者有休克、胃穿孔等。

皮肤黏膜接触者可见皮肤粘膜充血、水肿、糜烂，开始为白色，后变为红色或棕色并形成溃疡。

强碱吸收入血后可引起碱中毒，由于血中游离钙浓度降低，中毒者可有手足抽搐表现。

3. 急救措施

（1）皮肤灼伤者，立即用大量清水冲洗，洗到皂样物质消失为止，然后按灼伤处理；

（2）眼部灼伤者，立即用大量清水冲洗，不可用酸性液体；

（3）口服中毒者，严禁洗胃及催吐，可口服1%～3%醋酸、桔汁、柠檬汁，也可给蛋清、牛乳、植物油，每次200毫升；

（4）急送医院处理。

二、氰化物中毒

（一）概述

氰化物为剧毒类毒物，可分为无机氰化物和有机氰化物两大类，前者如氢氰酸、氰化钾（钠）等；后者如乙睛、丙烯腈、正丁腈等，均能在体内很快析出氰离子，均属高毒类。很多氰化物，凡能在加热或与酸作用后或在空气中与组织中释放出氰化氢或氰离子的都具有与氰化氢同样的剧毒作用。

氰化物广泛应用于电镀、油漆、染料、橡胶等工业中。日常生活中，桃、李、杏、木薯、枇杷等含氰甙，在酸作用下，可水解成为氢氰酸，其中以苦杏仁含量最高。氰化物中毒多因生产中保护不当或日常生活中进食含氰甙较多的食物引起，由于氰化物的剧毒性，也常被用作自杀、他杀手段。

（二）毒理作用

氰化物进入人体后析出氰离子，与细胞线粒体内细胞色素氧化酶的三价铁结合，阻止氧化酶中的三价铁还原，妨碍细胞正常呼吸，组织细胞不能利用氧，造成组织缺氧，导致机体陷入内窒息状态。另外某些腈类化合物的分子本身具有直接对中枢神经系统的抑制作用。

（三）中毒表现

氢氰酸及氰化物为最烈性毒物，是常见毒物中作用最快的一种。吞服大量或吸入高浓度时，常引起“闪电式”死亡。中毒者突然发出尖叫，随即倒地，意识丧失，瞳孔散大，抽搐 2～3 次后死亡。如剂量较小，则引起急性症状，初有咽喉紧缩感、强度恐怖感、胸内抑闷感，眩晕、恶心、呕吐、眼球凸出，随后意识丧失、冷汗、肌肉痉挛、脉搏细快、呼吸表浅，最后因呼吸麻痹而死。

（四）现场急救

（1）立即将患者移至空气新鲜外，吸氧。

（2）呼吸停止者应进行人工呼吸（但避免用口对口人工呼吸法），心跳停止者，应立即作胸外心脏挤压。

（3）尽快送医院救治。

三、砷化物中毒

（一）概述

砷为暗红色类金属，元素砷毒性很低，引起砷中毒者主要是砷化合物，特别是三氧化二砷，通称砒霜。三氧化二砷为白色粉末，无臭，无味，微溶于水，易升华。常见的砷化物还有亚砷酸盐（如砷酸钠、砷酸钙）、氯化砷等。

砷化物广泛应用于工农业生产和医疗中，砷化物中毒多为意外事故，但因其毒性剧烈，也常被用作自杀、他杀手段。

（二）毒理作用

三氧化二砷可从消化道、呼吸道、皮肤吸收，进入血液后，由于砷和体内酶蛋白的巯基或羟基结合，形成稳定的化合物，使酶失去活性，从而干扰了组织代谢和细胞的呼吸功能，致使器官组织功能紊乱。

（三）中毒表现

急性砷化物中毒可分为麻痹型和胃肠型。

1. 麻痹型

大量砷化物进入体内时可引起严重循环衰竭，表现为血压下降、脉搏细速、呼吸困难而浅表。同时呈昏迷或半昏迷状态，偶有抽搐，可于数小时内死亡。

2. 胃肠型

主要表现为明显的胃肠炎症状，恶心、呕吐、腹绞痛，大便水样，有时带血，严重者酷似霍乱。呕吐、腹泻可引起脱水和休克，一两天内死亡。

（四）急救措施

（1）口服中毒者立即催吐、洗胃。可用温水或0.2%~0.5%活性炭混悬液洗胃，再服生蛋清或牛奶。

（2）皮肤和黏膜损伤者可用2.5%二巯基丙醇油膏或地塞米松软膏涂敷。

（3）吸入砷化氢中毒者应立即撤离现场，维持心肺功能，出现喉头水肿窒息者立即行紧急气道切开术，然后尽快送医院处理。

四、汞及其化合物中毒

（一）概述

汞是唯一在常温下呈液态的金属。因金属汞不溶解于胃肠液中，故口服无毒，但金属汞在室温下即可蒸发，温度愈高，蒸发愈快。汞蒸气有剧毒，经呼吸道吸入体内可引起急性和慢性中毒。

汞的无机化合物有高汞和低汞两类，前者如升汞（$HgCL_2$），毒性强，易水溶性，医药上常用作消毒防腐剂；后者如甘汞（HgCL），毒性较小，不溶于水，医疗上曾用作驱虫泻剂。汞的化合物中毒多因升汞引起，主要见于医务工作中意外。也有用升汞进行自杀、他杀者。

有机汞化合物主要用作农业杀菌剂，因其毒性大且污染环境，目前世界各国均已经停止生产，并禁止使用，故中毒罕见。

（二）毒理作用

升汞进入人体后，汞离子与酶蛋白的巯基结合，抑制酶的功能，阻碍细胞的正常代谢。升汞由消化道进入时还可刺激消化道黏膜，导致消化道黏膜腐蚀与坏死。

（三）中毒表现

1. 消化道症状

口服后立即发生剧烈恶心、呕吐，呕吐物夹杂灰白色粘膜碎片，口腔有金属味及烧灼感，口腔和咽喉黏膜充血、糜烂甚至溃疡形成，另有腹痛、腹泻，可有黏液脓血便、里急后重感。

2. 神经系统症状

主要表现为头痛、头昏，情绪易激动，共济失调、肌肉震颤。严重者可抽搐、昏迷而致死亡。

3. 泌尿系统症状

中毒4~10天后发生坏死性肾病，患者有蛋白尿、管型尿及镜下血尿，可导致急性肾功能衰竭。

（四）现场急救措施

（1）洗胃。及早用2%碳酸氢钠溶液或温水洗胃，忌用生理盐水洗胃，以免促进毒物吸收。也可先服入或从胃管灌入活性炭混悬液，将毒物吸附后，再将炭液洗出。洗胃应轻巧，防止胃穿孔。

（2）内服磷酸钠及醋酸钠混合液可使升汞还原成毒性较低的甘汞；或内服蛋清水或牛奶数百毫升，因蛋白质能与汞结合，阻滞汞的吸收和保护粘膜。

（3）急送医院应用解毒剂。

第四节　药物中毒急救

药物与毒物的区别有时只是剂量大小而已，疗效再好的药物一旦过量或给药途径不对，便会出现适得其反的效果，不仅治不了疾病，还可能出现很多不良症状，即导致药物中毒。一旦抢救不及时，可中毒致死。

临床与家庭生活中药物中毒多因误用所致，包括吃错药和打错针，如误服过量药物、服入外用药物或把静脉滴注药用作静脉推注等；药物中毒也可见于自杀或他杀案件中。如果药物性能比较平和，可能不会有什么大反应；如毒性较强，则可出现严重中毒症状，甚至引起死亡。所以临床药物治疗中一定要严格遵守操作规程，严格按医嘱剂量、方式用药。一旦出现药物中毒，必须立即进行急救。

药物中毒抢救的原则是尽快去除药物和阻止吸收，具体办法与其他毒物中毒一样，如催吐、洗胃、导泻、解毒等。发现有人吃错药，要在最短的时间内采取应急措施，千万不要坐等救护车或不采取任何措施急着送医院，否则耽误一分钟就会增加一分钟损害。

一、巴比妥类催眠药物中毒

（一）概述

巴比妥类药物是临床常用的镇静安眠类药物，常分为四类：①长效类，如苯巴比妥；②中效类，如异戊巴比妥；③短效类，如司可巴比妥；④超短效类，如硫喷妥钠。巴比妥类药物均为白色粉末，常呈结晶状，无臭，微溶于水，易溶于醇、醚和氯仿等有机溶剂，溶液呈弱酸性。巴比妥类药物中毒多因误服或过量服用而引起。

（二）毒理作用

巴比妥类药物进入机体途径可为口服或注射。其毒理作用为抑制中枢神经系统，特别是大脑皮层及间脑视丘下部，使反射功能逐渐麻痹，大量时，可抑制人体呼吸及循环功能，导致呼吸、心跳停止而死亡。

（三）中毒表现

中毒者开始有眩晕、头痛、恶心、呕吐、无力、神志不清等症状，渐渐进入昏迷。昏迷逐渐加深，有时伴有兴奋、谵妄、躁动和紧张性痉挛。呼吸变慢而浅，以后呈潮式呼吸。血压下降，脉搏速而弱，既而缓慢；体温减低，皮肤湿冷，发绀，肢体软弱，反射迟钝，进而消失。瞳孔多数散大，有的缩小。严重急性中毒者，可很快因呼吸、循环抑制而死亡。

（四）现场早期诊断要点

（1）病人有误服过量或注射过快巴比妥类药物史。

（2）有上述巴比妥类药物中毒表现。

（五）现场急救措施

1. 洗胃

口服中毒者应立即用 1∶4000～1∶5000 高锰酸钾溶液或生理盐水、温开水反复洗胃。服药时间超过 4~6 小时者仍需洗胃。洗胃愈早、愈彻底愈好。对昏迷病人洗胃时应防止胃内容物反流进入气管内引起窒息。

2. 导泻

洗胃后由胃管注入硫酸钠 15~20 克，或注入生大黄煎液 30 克，或注入药用活性炭悬浮液，以促进毒物排泄。但禁用硫酸镁，以避免镁离子吸收后加重中枢神经系统抑制。

3. 促进毒物排泄

（1）快速输液

静滴 5%~10%葡萄糖溶液或生理盐水，24 小时输液量应达 2000~3000 毫升，心功能不全者应减少输液量。

（2）利尿脱水

快速静滴 20%甘露醇 250 毫升，15~20 分钟滴完，或于甘露醇中加入呋塞米 20~40 毫克静滴。应注意及时补钾，并观察血清钾、钠和心功能的情况。

4. 急送医院救治

送医院途中应注意保持中毒者呼吸道通畅，并严密监护其生命体征。

二、阿片类中毒

（一）概述

阿片是从罂粟果实中得到的天然产品。吗啡是阿片中最主要、含量也最多的有效成分，味苦，难溶于多种溶剂中，药用吗啡主要为硫酸盐、盐酸盐，为白色有丝光的针状晶体或白色结晶形粉末，作为止痛、镇咳、止泻、控制内出血及麻醉前用药广泛应用于临床。海洛因是将吗啡乙酰化后得到的吗啡衍生物——二乙酰吗啡，俗称“白面”，效价与成瘾性是吗啡的 3~5 倍，称为毒品之王。海洛因溶于水，脂溶性强。不作药用，其中毒多因吸食或用其盐酸盐作静脉或皮下注射过量引起。

（二）毒理作用

阿片类吸收入血后主要作用于人体中枢神经系统，对中枢神经系统的作用是抑制和兴奋的复杂结合，其中抑制占优势。主要抑制大脑皮层、视丘下部和脑干，严重者抑制呼吸中枢，使呼吸中枢麻痹而导致机体缺氧窒息死亡。

（三）中毒表现

急性阿片类中毒主要表现为中枢神经系统深度抑制而昏迷。最初中毒者颜面潮红、头晕、沉重，有疲劳感，意识朦胧，精神恍惚，常有恶心、呕吐，逐渐陷入昏睡，严重中毒者表现为呼吸深度抑制，发绀，呼吸慢而浅表、不规则；脉搏细弱、血压下降、体温下降、瞳孔缩小如针尖大，对光反射消失。最后死亡于呼吸、循环衰竭。

慢性阿片类中毒即阿片依赖者表现为消瘦、贫血、精神萎靡、早衰、食欲不振、便秘及阳痿等。一旦断药，则表现为典型戒断症状，表现为自主神经系统功能亢进和精神运动性焦虑。病人表现为肌肉、骨骼、关节和背腰部的弥漫性疼痛、大汗、流涕、流泪；瞳孔扩大、体温升高、脉搏加快、血压上升、呼吸深快；肌肉震颤、腹痛、腹泻，严重者可虚脱致死。

（四）现场急救措施

现场急救主要针对急性阿片类药物，常见措施有：

（1）用 1∶2000 高锰酸钾液洗胃，或催吐。

（2）胃管内注入或喂食硫酸钠 15～30 克导泻，促进毒物排出。

（3）如系皮下注射过量引起者，应尽速用橡皮带或布带扎紧注射部位的上方，同时冷敷注射部位，以延缓毒物吸收。结扎部位应每 20～30 分钟间歇放松 1～2 分钟，不能连续结扎。

（4）保持呼吸道通畅；对呼吸困难、缺氧者应持续人工呼吸，有条件者直接给氧。

（5）尽快送医院救治。

三、苯并二氮杂卓类药物中毒

（一）概述

苯并二氮杂卓类药物为弱安定剂，包括利眠宁，安定、硝基安定、氟安定，去甲羟基安定、佳静安定等，是临床应用广泛的镇静、催眠、抗癫痫药物。急性中毒多因误用或一次用量过大引起。

（二）毒理作用

苯并二氮杂卓类药物吸收入血后，主要抑制中枢神经系统，具有安定、肌肉松弛及抗痉作用。剂量过大时，可抑制呼吸、循环功能。

（三）中毒表现

常见症状有头晕、头痛、醉汉样表情、嗜睡、知觉减退或消失。严重者表现为昏迷、休克、呼吸困难、抽搐、瞳孔散大、呼吸和循环衰竭。

（四）现场急救

（1）洗胃或催吐。剂量与方法同巴比妥类药物中毒。

（2）用硫酸钠导泻。用胃管注入或喂食硫酸钠 15~30 克导泻，促进毒物排出。

（3）呼吸受到抑制时应给予吸氧，对呼吸、心跳停止者行心肺脑复苏术。也可针刺人中、百会、合谷、十宣等穴位。

（4）尽快送至医院进一步救治，途中注意保暖，并严密监护生命体征。

四、乙醇中毒

（一）概述

乙醇俗称酒精，为无色易燃、易挥发的液体，具有特殊的芳香气味，沸点 78.4℃，比重为 0.813~0.816，能与水和大多数有机溶剂混溶。酒精中毒多因摄入过多含乙醇（酒精）饮料引起，中毒程度因摄入酒精量大小不同而不同，严重者可致死。

（二）毒理作用

乙醇吸收进入血液后，主要作用于中枢神经系统，首先抑制大脑的最高级功能，导致低级功能失去控制，故显得异常活跃，形成兴奋状态。随血液中乙醇浓度增加，皮层下中枢和小脑活动受累，延髓血管运动中枢和呼吸中枢受到抑制，导致呼吸、循环功能障碍。

（三）中毒表现

乙醇中毒者毒性反应时间及中毒表现因个体及口服剂量不同而异。中毒症状主要表现为对中枢神经的抑制作用，其抑制作用由浅到深，一般可分为三期，但各期之间无明显界限。

1. 兴奋期

表现为大脑高级功能先被抑制，表现为舒适感，情绪好，自觉精神与体力倍增。兴奋现象为高谈狂笑、手舞足蹈、面色潮红，眼发亮，脉搏快速。

2. 共济失调期

表现为言语行动均失调，舌重口吃，脚步不稳，呈典型醉汉状态。可发生呕吐、熟睡。

3. 昏睡期

表现为深睡不醒、昏迷，颜面苍白，皮肤湿冷、口唇发绀，瞳孔散大或正常，呼吸缓慢而有鼾声，脉搏快速，体温降低，呼吸障碍，最后因呼吸中枢麻痹死亡。

（四）急救措施

（1）催吐。对意识清醒的轻度中毒者可用刺激咽喉的办法（如用手指或木筷等）引起呕吐反射，将酒等胃内容物尽快呕吐出来，然后要安排他卧床休息，注意保暖，注意避免呕吐物阻塞呼吸道；观察呼吸和脉搏的情况，如无特别，一觉醒来即可自行康复。如果患者卧床休息后，还有脉搏加快、呼吸减慢、皮肤湿冷、烦躁等现象，则应马上送医院救治。

（2）洗胃。胃管内注入或喂食硫酸钠 15~30 克导泻，促进毒物排出，洗胃时对已经出现昏迷者，应防止气道误吸。

（3）保持呼吸道通畅，对呼吸、循环功能严重障碍者随时行心肺脑复苏术。

（4）尽快送医院救治，途中注意保暖。

民间多采用咖啡和浓茶解酒，此举并不合适。喝浓茶（含茶碱）、咖啡的确能兴奋神经中枢，从而有一定醒酒的作用。但由于咖啡和茶碱都有利尿作用，可能加重急性酒精中毒时机体内的水分丧失，而且有可能使乙醇在转化成乙醛后来不及再分解就从肾脏排出，从而对肾脏起毒性作用；另外，咖啡和茶碱有兴奋心脏的作用，可加重心脏的负担；咖啡和茶碱还可加重酒精对胃粘膜的刺激，因此，用咖啡和茶解酒并不合适，饮酒后可喝些果汁、绿豆汤、生吃梨子、西瓜、荸荠（马蹄）、橘子之类的水果来解酒。

第五节　农药中毒急救

农药是指防治危害农作物及农产品的病、虫、杂草的药剂。其种类多，毒性大小不一。农药广泛应用于农业生产和日常生活中，急性中毒多因使用时保护不够，或误服引起，部分农药中毒可见于自杀、他杀案件。

一、有机磷农药中毒

（一）概述

有机磷农药多为黄色或棕褐色油状液体，具蒜臭味，易挥发，多难溶于水，易溶于多种有机溶剂。有机磷农药是农业生产中广泛应用的杀虫剂，对人、畜具有极强的毒性。其品种多，毒性大小不同，根据其毒性大小将有机磷农药可分为四类：剧毒类如甲拌磷（3911）、内吸磷（1059）、对硫磷（1605）；高毒类如甲基对硫磷、甲胺磷、氧乐果、敌敌畏；中毒类如乐果、敌百虫；低毒类如马拉硫磷等。

有机磷农药中毒原因多为职业性中毒，即在生产加工、包装、运输、使用过程中，农药跑、冒、滴、漏污染皮肤黏膜，或药液挥发以及喷洒过程中，经呼吸道吸入中毒的，另有部分属生活性中毒，即因误服、误用引起。如食用农药喷洒过的瓜果、蔬菜或拌过农药的糖食，饮用农药污染的水。误用有机磷治疗皮肤病等。另外还有服毒自杀、投毒加害引起中毒者。

（二）毒理作用

有机磷农药经胃肠道、呼吸道、皮肤黏膜吸收入血后，迅速分布于全身各脏器，其磷酰基与体内的乙酰胆碱酯酶活性部分结合形成较稳定的磷酰化胆碱酯酶，使乙酰胆碱酯酶失去分解乙酰胆碱的能力，导致乙酰胆碱在体内积聚，从而引起胆碱能神经和部分中枢神经先过度兴奋然后抑制的中毒表现。

（三）中毒表现

中毒者有农药接触史，身体污染部位、呼出气及呕吐物具有特殊的蒜臭味。口服中毒多在10分钟至2小时出现以下表现：

1. 毒蕈样症状

由于胆碱能神经节后纤维的兴奋，引起胃肠道、支气管、胆道、泌尿道收缩，消化腺、支气管腺和汗腺的分泌增加，出现厌食、恶心、呕吐、流涎、多汗、严重者发生腹泻、里急后重、大小便失禁、呼吸道分泌物增多、口吐白沫、呼吸困难，甚至肺水肿而发绀。由于虹膜括约肌和捷状肌收缩，中毒者瞳孔缩小、视力模糊，由于心血管受抑制，导致心跳缓慢，血管扩张及血压下降。

2. 烟碱样症状

由于自主神经节及横纹肌的兴奋，中毒者出现眼睑和舌部肌肉抽搐，面、颈、眼肌抽搐，甚至全身肌肉抽搐、肌无力、呼吸肌力弱而致呼吸肌麻痹，出现窒息表现。另外由于交感神经的兴奋和肾上腺分泌增加，中毒者心跳加速、血压上升。

3. 中枢神经系统症状

主要有头晕、头痛、疲倦、乏力、发热、言语不清、嗜睡、昏迷、脑水肿、抽搐、惊厥，最后可因呼吸、循环衰竭而死亡。

（四）现场急救措施

1. 清除体表毒物

迅速将患者脱离中毒现场，立即脱去被污染的衣服、鞋帽等。用大量生理盐水或清水或肥皂水（敌百虫中毒者禁用）清洗被污染的头发、皮肤、手、脚等处，防止毒物进一步吸收。

2. 洗胃、导泻

对口服中毒者可用清水、2%碳酸氢钠（敌百虫中毒忌用）或 1：5000 高锰酸钾溶液（对硫磷中毒忌用）反复洗胃，直至洗出液清晰无农药气味为止。如无洗胃设备，病人又处于清醒状态时可用一般温水让中毒患者进行大量饮服。轻轻刺激咽喉致使呕吐，如此反复多次进行，直至呕吐出的水达到要求为止。此法简便快速易行有效。洗胃后可给 15~30 克硫酸钠或 10%甘露醇等导泻。

3. 迅速送医院解毒治疗

运送途中注意监护生命体征，随时行心肺脑复苏术。有条件者可给氧气吸入。

二、有机氮农药中毒

（一）概述

有机氮农药又称杀虫脒，是一种高效、广谱的杀虫杀螨剂，农业生产中主要用于防治水稻螟虫和棉花红铃虫等。其纯品为白色片状结晶，工业品为淡黄色结晶，加工成 25%或 50%的水剂或粉剂。易溶于水、醇、丙酮，也能溶于氯仿、乙酸乙酯等有机溶剂。一般经呼吸道、皮肤吸收或口服而中毒。

（二）毒理作用

杀虫脒可经消化道、呼吸道、皮肤吸收。毒理作用尚不明了，目前多认为其具有作用于交感神经而对副交感神经没有独特的影响作用。有人认为其及其代谢产物对氯邻甲苯胺能引起血红蛋白变性，成为正铁血红蛋白，失去携氧功能；能使细胞线粒体氧化磷酸化过程解偶联，并能激活三磷酸腺苷酶的活性；能直接或间接作用于心肌和血管平滑肌，导致心血管功能衰竭。

（三）中毒表现

主要为意识障碍、发绀及出血性膀胱炎三大症候群。中毒者常表现为神经兴奋、躁动、胸闷、心悸、恶心、呕吐、血尿。重者可出现昏迷、抽搐、明显发绀，可因心血管衰竭而很快致死。

（四）现场急救措施

(1) 脱离中毒现场。将中毒者转移至空气新鲜流通的地方，并脱去染毒的衣服、鞋、帽。

(2) 洗胃。神志清醒者，可自己喝大量的淡盐水或2%左右的小苏打水，然后用手指、筷子或牙刷等轻轻刺激咽喉部引起呕吐，如此反复进行，直至呕吐液清亮为止。

(3) 尽快将中毒者送至医院抢救。

第六节　杀鼠药中毒急救

杀鼠药是指用于杀灭啮齿类动物（仓鼠、田鼠和家鼠等）的药物，其种类繁多，根据其化学特性可分为熏蒸杀鼠剂、如氢氰酸、磷化氢；无机杀鼠剂，如磷化锌、磷化铝；有机合成杀鼠剂，如安妥、敌鼠钠；天然植物杀鼠剂，如红海葱等。日常生活中及工农业生产中使用的杀鼠剂多为磷化锌、安妥、敌鼠钠等，中毒多见于误服，少儿多见，虽然杀鼠剂毒性不如农药，但剂量大时也可引起严重中毒，不及时急救，可导致中毒死亡。

一、磷化锌中毒

（一）概述

磷化锌是一种剧毒黄磷制剂，是我国广泛使用的一种杀鼠剂，其杀鼠效果好，但对人畜毒性也大，常被人误食或服毒自杀而引起急性中毒。磷化锌纯品为深灰色、有光泽而沉重的粉末，有强烈的电石气臭味，比重4.72，不溶于水及乙醇，微溶于碱与油，易溶于酸。其遇酸可产生无色有剧毒的磷化氢气体，是中毒的由来。日常生活中及工农业生产中常将磷化锌与粗粮面粉混合制成诱饵灭鼠。急性中毒多因小儿误食毒饵或成人误食被磷化锌污染的食物引起，也可见于自杀服毒或他杀投毒案件。

（二）毒理作用

磷化锌进入胃内，与胃酸作用产生磷化氢和氯化锌，二者对胃肠道黏膜有刺激和腐蚀作用，引起局部炎症、充血、溃疡和出血等。其所产生磷化氢被吸收后主要作用于中枢神经系统及心、肝、肾等实质脏器。磷化氢进入细胞内，可和细胞内酶的某些共价键结合，破坏细胞酶活性，使酶功能下降，乃至丧失，使细胞代谢障碍，细胞内窒息，引起细胞变性坏死，使中枢神经系统、呼吸系统和心血管系统及肝、肾功能均受损害，而以中枢神经系统受累最重。

（三）中毒症状

1. 胃肠道症状

磷化锌中毒毒性反应多在 15 分钟到 2 小时之间，表现为口干舌燥，上腹不适，烧灼感，恶心、呕吐，呕吐物混有灰黑色泡沫或粉末，并有电石气味；呕吐剧烈者，呕吐物中可含胆汁或咖啡色血性液体。

2. 中枢神经系统症状

表现为头晕、头痛、乏力、烦躁、神志不清，有时可见瞳孔缩小、抽搐。

3. 其他症状

可见心跳过速或缓慢，并有呼吸急促、血压下降及休克等症状。严重者可在 1~2 小时内死亡。

（四）现场急救措施

怀疑为磷化锌中毒时，应立即抢救，原则是保持呼吸道通畅，抢救呼吸和循环衰竭。具体措施有：

1. 清除毒物

（1）洗胃。对口服中毒者尽早进行洗胃，一般于误食磷化锌 4~6 小时内洗胃均有效。用 1∶5000 高锰酸钾或 0.1%硫酸铜洗胃，每次灌入洗胃液成人 200 毫升，儿童约 100 毫升，婴幼儿相应减少。洗胃方法简便有效，洗胃要彻底，直至洗出液清亮无大蒜臭味为止。禁用硫酸镁洗胃，因硫酸镁与磷化锌的代谢产物氯化锌作用的生成物可引起中毒。

（2）催吐。对意识清晰、无胃出血者可催吐。

（3）导泻。洗胃后给液体石蜡导泻，液体石蜡可使磷溶解其中，而被排出，且不为胃肠道吸收。勿用其他油类及含脂肪的物质如牛奶等，以防促进磷的吸收。

2. 促进毒物排泄

对意识清晰者可让其大量饮水或葡萄糖液增加尿量，促使毒物排泄。

3. 监护生命体征

监护生命体征的同时，及时送医院。

二、敌鼠钠中毒

（一）概述

敌鼠纳是一种高效抗凝血的高效杀鼠剂，纯品为无臭的黄色针状结晶，工业品稍有一点气味，不溶于水而溶于丙酮、乙醇等有机溶剂。敌鼠钠为敌鼠钠盐，可溶解于热水中，是一种良好的家庭杀鼠剂，对鼠毒性大，杀鼠作用强，对人和家畜毒性较低，但剂量大时也可中毒致死。敌鼠钠中毒原因与磷化锌同，多为意外，也可见于自杀、他杀案件中。

（二）毒理作用

敌鼠纳是血液抗凝剂，其结构与维生素 K 相似，有竞争性抑制维生素 K 的作用，维生素 K 在体内有形成凝血酶原及凝血因子Ⅶ、Ⅸ、Ⅹ的辅酶作用，维生素 K 被抑制后即影响这些因子的合成，使血中含量明显降低，而起抗凝血作用。此外，敌鼠可直接损伤毛细血管壁，引起无菌性炎症，使血管壁通透性及脆性增加而破裂出血。

（三）中毒症状

敌鼠钠重度症状出现慢，主要表现有腹痛、恶心、呕吐，3~4 天后断续出现鼻出血及牙龈出血，皮肤出现紫瘢，主要分布在前胸和下肢，为散在出血点，重者紫瘢密集，融合成片。严重者还可表现为咯血、尿血、便血及继发性贫血。

（四）现场急救

（1）清除体内毒物。由于敌鼠钠毒性慢，症状明显时胃中毒物多已经吸收，故常规洗胃、催吐、导泻不适用。但急性中毒者也可用上述方法消除体内毒物。

(2) 解毒。可用维生素 K_1 作解毒剂。

(3) 尽快送医院救治。

第七节　有毒植物中毒急救

植物中毒多见于日常生活意外，也可见于疾病治疗过程中，如误食有毒植物如毒蕈、野芹；药用植物如曼陀罗、乌头、洋地黄等中草药过量或用法不当；植物加工处理不当如木薯、苦杏仁；可食用植物变质，如马铃薯、四季豆等。

有毒植物种类繁多，其有毒成分十分复杂，常见的有生物碱、强心甙、氰甙、皂甙、毒蛋白等。不同植物所含的有毒成分不同，有的含多种有毒成分，但其中一种是主要的。

一、乌头属中毒

（一）概述

乌头为毛茛科植物，品种繁多，遍及世界各地，主要分布在亚洲，在我国云南北部、四川西部、西藏东部的高山地带多见，东北诸省、陕西南部也大量栽培。因产地不同，名称各异，常见的有：川乌头、草乌头、雪上一支蒿、搜山虎等。乌头全株有毒，以块根为最。主要毒性成分为双酯型二萜类生物碱，其中以乌头碱毒性最大，含量最高。乌头块根是著名中草药之一，主治风寒湿痹、关节酸痛及麻木、跌打损伤等，民间多采用水煎、泡酒或加醋研磨，或制成粉剂，配成丸药等，多因误服过量而中毒，是最常见的引起中毒的有毒植物之一。除意外中毒外，因其毒性大，也常被用于自杀、他杀。

（二）毒理作用

乌头碱经胃肠道、破损皮肤吸收后，主要作用于神经系统和心血管系统。周围神经及中枢神经均是先兴奋，后抑制。在口腔咽喉黏膜等接触部位首先出现烧灼及疼痛感觉，继而皮肤和黏膜神经末梢麻痹。

乌头碱选择性地兴奋中枢神经系统，特别是延髓的迷走神经中枢，使心率变慢、心率失常、血压下降；另外，乌头碱对心肌有直接刺激作用，使心肌细胞钠离子通道开放，加速钠离子内流，促进细胞膜去极化，而产生高频异位节律，出现室性心动过速及心室纤颤。

（三）中毒症状

一般口服后半小时出现症状，快者数分钟，慢者2小时，依乌头剂型而不同。在口腔、咽喉黏膜等接触部位首先出现烧灼和疼痛感觉，继而皮肤和黏膜神经末梢麻痹，手指、口、舌陆续出现麻木感，然后麻木遍及全身。胃有烧灼感，干渴、欲饮大量凉水，但不能下咽，语言困难。可有呕吐、腹痛、腹泻；由于心脏迷走神经兴奋，表现心悸、气急、心动过缓及心率失常。严重者可有阵发性抽搐、呼吸浅慢、昏迷，最后因呼吸、循环衰竭而死亡。

（四）现场急救

（1）快速清除体内毒物　可用洗胃、催吐及导泻等方法。

（2）保持呼吸道通畅，对呼吸、循环功能不佳者，随时准备行心肺脑复苏术。

（3）尽快送医院救治。

二、毒蕈中毒

（一）概述

毒蕈俗称毒蘑菇。由于毒蕈与食用蕈形态相似，常易被误食而引起中毒。毒蕈中毒误食引起意外中毒，多呈一户或数户集体发生。不同形态的毒蕈所含毒素不同，临床表现各异，按其表现分有五型：胃肠炎型、神经精神型、精神异常型、溶血型、中毒性肝炎型。

（二）毒理作用

毒蕈毒性成分主要有以下几类：

（1）毒肽，包括5种化学结构不同的毒素，重要的是鬼笔环肽，主要作用于肝细胞内质网。

（2）毒伞肽，包括至少6种有毒和无毒成分，其中以a-毒伞肽毒性最大，其毒性为毒肽的20倍。主要作用于肝、肾。

（3）毒蕈碱，其作用类似乙酰胆碱，可刺激副交感神经系统。一般烹饪对其毒性无影响。

（4）异噁唑类衍生物，主要作用于中枢神经系统。

(5) 蟾蜍色胺和光盖伞素类，前者产生色的幻视和头痛、皮肤潮红、气急等。后者可引起幻想、幻视、兴奋、震颤、牵连感觉等神经精神紊乱症状。

(6) 马鞍酸和鹿花菌素，能引起溶血。

(7) 落叶松蕈酸和胍啶，能引起胃肠炎症。

(三) 中毒症状

多数为一个伙食单位或数户同时发病，其临床表现可分为五种类型：

1. 胃肠炎型

多因误食毒粉褶菌、虎斑蘑等毒蕈引起，潜伏期 10 分钟至数小时。表现为剧烈呕吐、腹泻、腹痛等，大便呈水样，有时带血，严重者发生脱水及酸中毒。

2. 神经精神型

因误食毒蝇伞、豹斑毒伞等毒蕈所引起。其毒素为类似乙酰胆碱的毒蕈碱。潜伏期为 1~6 小时，临床表现除类似胃肠炎外，尚有副交感兴奋症状，如多汗、流涎、流泪，脉搏缓慢，瞳孔缩小，严重者可因肺水肿、呼吸抑制、昏迷而死亡。

3. 精神异常型

由误食牛肝蕈引起，除胃肠道症状外，以精神异常为主，多有幻觉，部分患者有被害妄想，类似精神分裂症，经治疗后可康复。误食角磷灰伞蕈等引起者，除胃肠道症状外，也有头晕、精神错乱、神志不清、昏睡等症状。

4. 溶血型

因误食鹿花蕈等所引起。其毒素为鹿花蕈素。潜伏期为 6~12 小时，除引起胃肠道症状外，尚可引起溶血，导致贫血、肝脾肿大、黄疸、血红蛋白尿。

5. 中毒性肝炎型

由误食毒伞、白毒伞、鳞柄白毒伞等所引起。其潜伏期较长，食后 6~24 小时才开始出现呕吐、继而腹痛和腹泻，少数重症病例可由于中毒性心肌炎或中毒性脑病，病情迅速恶化，在一两天内死亡。大多数病例在吐泻症状后出现假愈期，实际上此期肝损害已经开始，表现为肝脏肿大，继而缩小，黄疸、出血倾向等，也可有烦躁不安、谵妄、抽搐、昏睡、昏迷，重症者可死于肝性脑病。

(四) 现场急救措施

1. 排出毒蕈

食后尚未完全将蕈毒吸收者应立即用 1：2000 或 1：5000 高锰酸钾溶液或

0.5%鞣酸液等反复洗胃，最后用硫酸镁30克导泻。

2. 及时转送医院进行解毒处理

送医途中注意监护中毒者生命体征。

三、马铃薯中毒

（一）概述

马铃薯又名土豆、洋番薯、山药蛋或洋山芋。有毒成分为茄碱，又称马铃薯毒素或龙葵甙。龙葵甙对中枢神经系统有麻痹作用，对消化道黏膜有明显的刺激性和腐蚀性。每100克马铃薯中含龙葵甙10毫克。未成熟的马铃薯，或经阳光照射后表皮发紫或发芽的马铃薯中龙葵甙含量明显增多，每100克马铃薯中含龙葵甙可高达400~500毫克，以芽、皮、芽孔和溃烂处最多。当大量食用这些未成熟或发芽马铃薯时可引起急性中毒。一般每次食入龙葵甙0.3毫克/千克体重，可有中毒表现，食入0.3克可导致严重中毒。如果每人每次食入这种有毒的马铃薯30~50克就能引起中毒。

（二）中毒症状

进食后10分钟至数小时发病，主要表现有：

1. 消化道症状

中毒后首先出现口腔及咽喉部瘙痒或烧灼感，继之出现恶心、呕吐、腹痛、腹泻、腹部不适等症状。病情严重者可有脱水、电解质紊乱及酸碱平衡失调症状。

2. 中枢神经系统症状

可表现为头晕、头痛、烦躁不安、谵妄，严重者出现意识障碍、抽搐、瞳孔散大。

3. 呼吸系统症状

主要表现为呼吸困难、紫绀、呼吸衰竭，最后多死于呼吸中枢麻痹。

4. 其他表现

部分中毒者可表现为血压降低、肠原性紫绀等。

（三）现场急救措施

急性发芽马铃薯中毒无特殊解毒剂，治疗原则为洗胃、导泻以去除毒物和对症治疗，防治休克和呼吸衰竭。现场急救措施有：

1. 排毒

可采取催吐、洗胃、导泻或灌肠术。误食后立即给于1∶5000高锰酸钾溶液或0.5%鞣酸液或茶叶水洗胃。洗胃后从胃管内注入硫酸镁导泻。中毒超过6小时者，应采用高位灌肠排除毒物。

2. 对症处理

维持中毒者生命体征，及时转送医院。

四、四季豆中毒

（一）概述

四季豆也称扁豆、菜豆角、小刀豆等。四季豆中含的毒素为毒蛋白和皂甙，前者具有凝血作用，加热可被破坏；后者对胃黏膜有刺激作用并可引起溶血。四季豆中毒多因一次食入大量未熟透的四季豆而引起，常呈一家或一个伙食单位集体发病。

（二）中毒表现

中毒者有进食四季豆史，而且同食者常数人发病，症状相似，一般在食后数小时发病。主要中毒症状为胃肠道刺激症状，如胃部烧灼感、恶心、呕吐、腹痛、腹泻及乏力、头晕、肢体麻木、重者可引起脱水及酸中毒。

（三）现场急救措施

（1）早期可给予催吐、洗胃、导泻等措施，尽早清除胃肠道内毒物。

（2）及时转送医院，途中注意监护中毒者生命体征。

五、芦荟中毒急救

（一）概述

芦荟属百合科多年生草本植物，品种繁多，为泻下通便的中药之一。好望角芦荟（产于非洲）、库拉索芦荟（产于南美洲）和斑纹芦荟（产于我国南方诸省区）为我国南方有毒植物。芦荟全株均含有毒成分芦荟碱和芦荟泻甙（芦荟大黄素甙）。芦荟中毒多因用芦荟食疗时服用过量引起。

（二）中毒表现

以胃肠道症状为主，表现为恶心、呕吐、头晕、出血性胃肠炎、剧烈腹痛、腹泻，甚则失水和心脏遭到抑制而出现心动过缓，可引起孕妇流产。

（三）现场急救措施

（1）口服浓绿茶或3%鞣酸溶液洗胃；
（2）在4~5个鸡蛋的蛋清中加入活性炭10克调服；
（3）尽快送医院救治。

第八节　动物有毒成分中毒急救

动物有毒成分中毒多见于生活意外，或因被动物咬、螯伤引起，也有因食用动物食物时处理不当导致误食有毒成分而中毒。本节主要就后者引起的中毒如何急救加以阐述，前者急救见于日常生活意外急救章节。

一、斑蝥中毒

（一）概述

斑蝥为鞘翅类地胆科甲虫，主要有两种：南方大斑蝥和黄黑小斑蝥。斑蝥制剂常用作局部刺激药、生发药和抗癌药物，也常作为风湿痛、牛皮癣及神经性皮炎等疾病的治疗用药而广泛应用于临床。由于其毒性极大，过量即可引起严重中毒甚至致死后果。

（二）毒理作用

外用可引起发疱，皮肤红斑、水疱形成，甚至坏死。内服可引起急性胃肠炎症，黏膜出血、坏死；无论内服或外用，吸收后均可引起肾脏损害，发生中毒性肾病，可因急性肾功能衰竭而死亡。对心肌、肝也可引起出血及变性。此外，对骨髓还有一定刺激，可致红细胞及白细胞增多；对性器官有兴奋现象，可使阴茎勃起、子宫收缩，可引起孕妇流产。

（三）中毒表现

皮肤接触时可有局部烧灼感、潮红，继之形成水疱和溃疡。

内服可引起剧烈消化道症状：口腔咽喉烧灼感，黏膜发生水疱及溃疡，恶心、呕吐、腹部绞痛、便血。还有头晕、头痛、视力模糊等神经系统症状及腰痛、尿少、尿频、尿道烧灼感、血尿等泌尿系统症状。重症中毒者可发生高热、休克和昏迷等症状；最后死于循环衰竭和肾功能衰竭而死亡。

（四）现场急救措施

(1) 皮肤接触者，应尽快清除残留药液，并用清水、肥皂水冲洗局部皮肤。

(2) 内服中毒者，若服入后不久，可采取洗胃、催吐等措施清除尚为吸收的毒物。时间长者可采取灌肠措施。

(3) 对症处理，尽快送医院救治。

二、河豚中毒

（一）概述

河豚，学名暗色东方鲀鱼，俗名吹肚鱼、气泡鱼等，分布于我国沿海大江河口，为无鳞鱼的一种，体粗短，前部钝圆，后部渐狭小。口小，端位，横裂。口唇发达，眼小，侧上位。背面自鼻孔后方至背鳍起点，腹面自鼻孔下方至肛门均有小刺。背鳍与臀鳍几乎相对，体背灰褐，腹白色。

河豚肉质鲜美，但内脏含有剧毒。河豚中毒多因加工不当导致误食河豚毒素引起。河豚的毒素主要有河豚毒及河豚酸两种，集中在卵巢、睾丸、肝、肠等组织和血液中。其毒性稳定，经盐腌、日晒和烧煮均不能被破坏。

（二）毒理作用

河豚毒素对胃肠道有局部刺激作用，吸收后迅速地作用于神经末梢和神经中枢，表现像箭毒样的毒理作用，使神经传导障碍。一般先是感觉神经麻痹，继而运动神经麻痹，肢体无力，甚至软瘫。以后血管运动中枢麻痹引起血压下降，脉搏迟缓；呼吸中枢麻痹引起呼吸衰竭而死亡。

（三）中毒表现

河豚毒素中毒的特点是发病急剧。一般在食后半小时至三小时内迅速发病，病情进展快，发病后 4~6 小时可发生死亡。典型病例是开始全身乏力，胃部不适，恶心、呕吐、腹痛、腹泻，继之出现口唇、手指、舌尖麻木，随之病情继续进展，四肢肌肉麻痹，共济失调，丧失运动能力，导致瘫痪状态。重者吞咽困难，言语不清，呼吸困难，心律失常，昏睡、昏迷，最后引起呼吸中枢麻痹和血管运动中枢麻痹而死亡。

（四）现场急救

（1）尽快排出毒物，可用5%碳酸氢钠溶液洗胃。洗胃完毕时，从胃管注入硫酸钠溶液导泻；

（2）保持呼吸道通畅，对呼吸、循环不佳者随时行心肺复苏术；

（3）尽快送医院救治。

第九节　食物中毒急救

广义的食物中毒是指进食被致病性细菌及其毒素、真菌毒素、化学毒物所污染的事物，或因误食含有自然毒素的食物所引起的急性中毒性疾病。从狭义上讲，食物中毒只指进食被致病性细菌及其毒素、真菌毒素污染的食物所引起的急性中毒性疾病。本节主要阐述狭义食物中毒的急救。

一、细菌性食物中毒

（一）概述

细菌性食物中毒是由食入被细菌或细菌所产生的毒素污染的食物引起的中毒。最常见由沙门菌、肉毒杆菌、葡萄球菌和嗜盐菌引起，此外，变形杆菌、大肠杆菌、韦氏杆菌、绿色链球菌等也常与食物中毒有关。

细菌性食物中毒分两类：传染性食物中毒和毒素性食物中毒。前者由大量活菌污染食物所致，如沙门菌、变形杆菌、嗜盐菌食物中毒；后者由细菌在食物中繁殖，产生大量毒素所致，如肉毒中毒及葡萄球菌食物中毒。

引起细菌性食物中毒的食物主要为肉类和各种肉制品、鱼类和鱼制品、牛奶和奶制品、蛋类、蔬菜、水果甚至腌菜、面类发酵食品等。细菌污染途径多，如动物生前感染以及蔬菜或野菜在生长过程中被污染；动物死后污染或食物制品在加工过程中被带菌者污染；食物制品被昆虫或鼠类污染以及人为故意散播致病菌于食物上等。

细菌性食物中毒，多突然发病，与进食有密切关系，且常常集体发病，造成中毒事件。所以，现场急救除了急救中毒者外，必须同步进行现场调查、采集现场痕迹物证，查清中毒原因并及时处理。

（二）中毒表现

细菌性食物中毒发病快，且多人同时发病，因污染食物的菌类、进食者食入量及体质不同，中毒症状可不一样。

1. 沙门菌食物中毒

进食后几小时至一两天发病，开始表现为食欲减退，厌食、恶心、畏寒及头痛，全身乏力，继而呕吐、腹痛腹泻，粪便恶臭，呈黄色或黄绿色水样。体温升高达 38℃以上，甚至可达 40℃。

2. 酵米面黄杆菌素食物中毒

潜伏期 1~24 小时，一般 9~12 小时为多。初发症状多为胃肠道症状，如腹部不适、恶心、呕吐、腹痛、腹胀，有的可轻度腹泻。继而出现神经症状，如无力、头痛、头晕、表情淡漠、嗜睡，严重者可有谵语、昏迷、四肢抽搐，体温一般不升高，少数可有中等度发烧。儿童多发病急，突然抽搐、昏迷，预后差。

3. 肉毒中毒

潜伏期多为 12~48 小时，主要表现为进行性肌无力，走路不稳，易跌倒，头晕、头痛。由于眼肌麻痹，可有复视、眼睑下垂、瞳孔散大、视力模糊，对光反应消失；继而由于喉肌麻痹发生吞咽困难，舌不灵活、失音；由于胃肠道肌麻痹而出现便秘、鼓肠；患者意识清楚，感觉正常；体温降低，少有体温升高，最后可因呼吸肌麻痹而死亡。

（三）现场急救措施

（1）进食不久发病者可用催吐、洗胃、导泻等措施清除胃肠道染毒食物；

（2）对症处置危急病情，尽快送医院救治。

二、真菌毒素食物中毒

（一）概述

真菌毒素食物中毒是由于摄入被某些产毒真菌菌株污染而发霉变质的食物所引起的中毒。

真菌种类多，其中一部分在适宜条件下可产生毒素，其毒素有强大的抵抗力，食品污染后虽加热，只可杀死真菌，但不能灭毒，流水漂洗虽可除去一些毒性，但难以完全去除，因而对人畜可引起中毒。真菌生长只需要糖和少量的氮及矿物盐，因此极易在含淀粉的食物和粮食上繁殖。人畜因进食被污染的粮食而发生不同程度的中毒。

（二）中毒表现

目前真菌毒素食物中毒多因黄曲真菌污染食物并产生黄曲霉毒素 B_1 引起。中毒者主要表现有胃部不适、食欲减退、恶心、腹胀、里急后重、肝区疼痛等。重者可出现黄疸、浮肿，甚至昏迷、抽搐而死亡。

（三）现场急救措施

（1）进食不久者可采取催吐、洗胃、导泻等措施清除胃肠道染毒食物；

（2）监护生命体征，尽快将中毒者送医院救治。

第十章　日常生活中意外的急救

第一节　中　　暑

一、中暑概念

中暑，民间也叫“发痧”，是人体长时间处于高温高湿环境中导致人体体温调节中枢功能紊乱而发生的综合征。

二、中暑原因

中暑多见于夏季，除日常生活中外，也可见于工农业生产过程中。其发生常与下列因素有关：

（一）高温、高湿环境

如夏天长时间于烈日下、锅炉前作业或长时间处于产热集中的拥挤人群或其他潮湿、通风不良、闷热等不利散热的环境中。

（二）生理、病理因素

剧烈运动、过度疲劳以及体虚多病老人、小儿、产妇、肥胖、心血管疾病等患者容易发生中暑。

三、中暑机理

人体长时间处于高温尤其是高温高湿环境中，散热受阻而体内产热仍持续进行导致体内热量集聚，引起体温调节中枢功能紊乱，导致体温升高。

散热过程中大量汗液蒸发后导致人体体液丧失，引起循环功能改变。

四、中暑症状及体症

根据中暑症状的轻重，又可以分为先兆中暑、轻症中暑和重症中暑。

（一）先兆症状

常表现为轻微的头晕、头痛、耳鸣、眼花、口渴、浑身无力及行走不稳等。

（二）轻症中暑

除先兆症状外，常发生体温升高、面色潮红、胸闷、皮肤干热，或有面色苍白、恶心、呕吐、大汗、血压下降、脉细等症状。

（三）重症中暑

除以上症状外，常有烦躁不安、抽搐、晕厥、昏迷等表现。重症中暑依临床表现不同主要有以下类型：

1. 热射病

多见于闷热的产房、教室及公共场所，尤其夏季考场中易发生，初感头痛、头晕、口渴，然后体温迅速升高、伴有脉快、面红甚至昏迷。

2. 日射病

在烈日下活动或停留时间过长，由于日光直接暴晒所致，症状同热射病，但体温不一定升高，头部温度有时增高到39℃以上。

3. 热痉挛

常见于在高温环境中作业的青壮年，由于身体大量出汗，丢失大量氯化钠，使血钠过低，引起腿部甚至四肢及全身肌肉痉挛。当大量出汗仍难以满足散热需要时，体温可上升到42℃以上。

4. 热衰竭

由于在高温环境中，身体大量出汗，丢失体液，使血液浓缩，引起心血管功能衰竭。中暑者体温不一定升高，主要表现为头昏、乏力、恶心、面色苍白、皮肤湿冷、血压下降、晕厥或昏迷等症状。

五、中暑早期诊断及急救措施

根据患者所处高温、高湿环境及临床表现多不难诊断中暑。

对中暑者现场急救应采取如下措施：

（一）脱离高温、高湿环境

迅速将病人移至阴凉、通风的地方或空调房中，让病人仰平卧位，垫高头部，解开衣裤，以利呼吸和散热。

（二）物理降温

对热射病、日射病者急救重点在快速降低体温，使肛温降至38℃，防止脑损伤加重。常用方法有：

（1）用冷水毛巾敷头部，或用冰袋、冰块置于病人头部、腋窝、大腿根部等部位；

（2）直接将病人置于18℃井水或4℃冰水中，并按摩四肢皮肤，使皮肤血管扩张，加速血液循环，促进散热；

（3）用50%酒精或白酒于体表擦浴，促进皮肤散热。

用上述方法降温时，待肛门温度降至38℃，可停止降温。

（三）补充体液

针对热痉挛、热衰竭者可让其口服含盐清凉饮料或水，从而补充丧失的体液。

（四）按压相应穴位

对昏迷病人可针刺或点按人中、百会、合谷、足三里、涌泉等穴位。

（五）送医

尽快送医院进一步救治。

第二节　溺　　水

一、溺水概念

溺水是日常生活中常见意外之一，是由于人体入水后，水吸入呼吸道导致呼吸道堵塞，或冷水刺激喉头黏膜导致喉头痉挛使呼吸道狭窄甚至关闭，从而引起人体与外界气体交换障碍或停止，导致人体缺氧甚至窒息死亡的一种急症。

二、溺水原因

溺水多属于意外，如游泳事故、航运事故、水中或水边作业时失足落水等原因造成。溺水者多为不识水性者，但会游泳者也常因疲劳体力不支、腿抽筋、到陌生水域被水草缠绕或遭遇大的旋涡被卷入水底而发生溺水事故。

三、溺水表现

早期可表现为神志清醒、惊恐挣扎、呛咳、耳鸣、恶心、心慌、视物模糊等症状，溺水时间长者可表现为昏迷、口唇、指甲紫绀、面部青紫肿胀、双眼充血，口腔、鼻孔充满血性泡沫。肢体冰冷，脉细弱，甚至抽搐或呼吸心跳停止。

四、溺水急救

（一）自救

若不慎落水且不会游泳，此时千万不要慌张，不要将手臂上举乱扑动，否则身体会下沉更快。除呼救外，可采取自救法：取仰卧位，头部向后，使鼻部可露出水面呼吸。呼气要浅，吸气要深。因为深吸气时，人体比重降到0.967，比水略轻，可浮出水面。

会游泳者，如果出现体力不支或发生小腿抽筋，要保持镇静，可采取仰泳位稍作休息或待援，也可用手将抽筋的腿的脚趾向背侧弯曲，可使痉挛松解，然后慢慢游向岸边。若因水草缠住足或身体，可深吸一口气后弯腰埋头用双手迅速将缠绕的水草扯断，然后循来路退回。若不慎遇到涡流，此时容易被卷入水底，应迅速采用扒泳等快速泳姿沿漩流切线方向游离其中心，切忌采用直立踩水姿势。万一被卷入旋涡，也应在入水前猛吸一口气，在水下以潜泳奋力拼搏，不可束手待毙。

（二）溺水急救

1. 水中救援

有人溺水时，不要贸然下水，运用救援工具（救生圈、长杆、木板或树枝等）是较理想的方式。若现场无合适救援工具，急救者入水前应快速脱去长衣裤、鞋帽等，入水后从背后靠近溺水者，防止被溺水者紧抱缠身，可以单手从其一侧腋下穿至胸前握其对侧手，采取侧泳方式将其带出水面；若溺水者已失去意识，就必须让他仰卧，并将头部举出水面，以保持呼吸畅通。若被溺水者紧抱缠伸，可深吸一口气后带着溺水者往下沉，待溺水者松开后再从其背后施救。

2. 出水后急救

对溺水者急救一定要就地进行，尤其对呼吸、心跳停止者，就地进行心肺复苏是救治成功的关键。

（1）保持呼吸道通畅。救出溺水者后，尽快清除其口鼻腔中溺液及泥沙、水草等脏物。救护者可采取半跪姿势，让溺水者俯卧，将其腹部置于救护者膝盖上，同时轻压其背部或救护者站立，用双手从背后紧抱住溺水者腹部，使溺水者头部朝下，有节奏按压其上腹部，使气管及消化道中溺液及内容物排出。

（2）心肺复苏。控水结束后对呼吸停止的溺水者可进行口对口或压背式人工呼吸；若溺水者心脏停止跳动，应该同时进行心脏胸外按压。

（3）现场急救后恢复自主呼吸和心跳者，就近转送医院进一步救治。如果未能恢复自主呼吸和心跳，运送途中心肺复苏不可中断，同时应注意保暖。

第三节 电 击 伤

一、电击伤概述

电击伤是人体直接或间接（如通过潮湿的空气、水或其他导体）接触电源或被雷电、高压电击中，电流通过人体引起的损伤。触电在日常生活中偶有发生，掌握触电后的现场急救原则，对提高救治成功率有很重要的意义。

二、电击原因

电击多见于生产及生活意外，通常是由于不慎触电或遭遇雷击造成。如不懂安全用电常识，自行安装电器；家用电器漏电用手接触开关、灯头、插座；在电线上晒湿衣物；现场对电击伤者急救时直接用手拉触电者等或因大风雪、火灾、地震、房屋倒塌等使高压线断后在地被高压电击中；雷击伤多因雷雨时在房檐下或大树下避雨被雷电击中引起。

电击伤偶见于自杀、他杀案件中。

三、电流对人体的作用

（一）引起细胞、组织、脏器功能紊乱

电流通过人体组织时使细胞内电解质发生极性改变，从而引起细胞、组织、脏器功能紊乱。

（二）引起组织烧伤

电流通过人体时电能可变成热能，使肌体局部组织的温度升高而引起烧伤。因电流强度、接触时间、接触部位不同而烧伤程度不一。

皮肤与电源接触点可有烧焦现象。血管可被烧焦，血液遇热凝固，脑组织蛋白变性。由于人体的肌肉、肌腱、脂肪等深部组织的电阻较皮肤、骨骼较小，极易被电流烧伤，引起小血管损伤，形成血栓引起组织缺血，局部水肿，加重血管压迫，使远端组织严重缺血、坏死。

高压电可使局部组织温度高达2000~4000℃，从而导致严重烧伤。雷电为一种高压直流电，电压高达3万伏至200万伏，电流可达2000安培至3000安培。因此，雷击瞬间局部温度极高，可使人体组织出现炭化。

（三）使肌肉收缩

电流可引起人体肌肉组织强烈收缩，特别是手掌面直接接触电源时，因手指屈肌收缩，易使手指牢牢的抓住电源，不易解脱，造成长时间触电，后果严重。

（四）其他损伤

触电时人体如果正处于高空环境作业，可以引起高空坠落，引起软组织损伤、骨折、内脏破裂和颅脑损伤等严重后果。

四、影响电击伤形成的因素

电流作用于人体是否会形成电击伤及损伤严重程度主要与下面因素有关：

（一）电压的高低

电压越高，产生的危害越大。一般将电压为380伏或以上的称为高压电。电压为220伏、110伏或以下的均为低电压。家用电器多采用为低电压交流

电，低压交流电容易使人体心脏发生心室纤颤，抑制心脏而引起死亡。而高压电流则更容易损伤中枢神经系统，抑制呼吸，使人顷刻死亡，并且引起全身或局部的烧伤。

（二）电流的大小与性质

电流有交流电和直流电之分，没有经过整流的电流叫交流电，经过整流器的交流电即成为直流电。交流电比直流电更容易造成电击伤。另外电频高低也有影响，电频为 50Hz~60Hz 时，容易造成人体的心脏发生心室纤颤、心脏骤停。从电流强度看，电流越大产生的危害越严重。

（三）电流作用人体的时间

接触时间越长，局部及全身损伤越重。如低压电流通过机体小于 25 毫秒时，一般不致造成电击伤。

（四）电流通过人体途径

由于人体不同组织的电阻不一样，电阻大的组织产生的电流小，反之则电流大，故接触电流的人体部位不同后果可不一致。机体各组织电阻从小到大依次为：血管、淋巴管、肌肉、肌腱、神经、脂肪、皮肤、骨骼、手掌、足跟、头皮等。另外人体处于不同环境时组织电阻也不一样，触电后人体电击伤也不同。如干燥的皮肤电阻可达 5 万~10 万欧姆，而湿润的皮肤可降至 1000~5000 欧姆，破损的皮肤电阻仅 300~500 欧姆，电流在机体内一般沿电阻小的组织前行，电流方向通过重要的组织器官者，预后也越严重；如果通过脑干，则可引起呼吸停止；通过心脏引起心脏骤停。

五、电击伤表现

（一）全身症状及特征

（1）轻者，可有头晕，心悸、面色苍白、四肢无力。

（2）重者，可表现为电击休克、抽搐、面色青紫、四肢厥冷、脉搏微弱、心率不齐，昏迷、甚至心跳停止。

（3）被雷电击中时可立即出现呼吸、心跳停止，皮肤上可见树枝状血管纹，体表可见严重烧伤甚至炭化。

（二）局部电击伤

1. 电流斑与电烧伤

电流斑是电流进出人体时在体表电流出入口皮肤上留下的损伤。电流斑是电击伤的特征性变化，一般呈灰白色，圆形或椭圆形，边缘隆起，中央凹陷，质硬而干燥，形似火山口。

电烧伤是电流接触部位皮肤上形成的Ⅰ～Ⅲ度的烧伤，呈灰色或淡黄色，严重者局部皮肤组织出现坏死或炭化，可深达肌肉或骨髓。

2. 体表其他创伤

如触电时跌伤、高处作业时触电可引起高坠伤。可表现软组织损伤、骨折及内脏损伤等。

六、电击伤现场急救

现场抢救触电者应遵循先救命，后治伤，不要轻易放弃的原则。常用措施有：

（一）立即切断电源

为了防止损伤加重及施救人员被电击，急救人员到达现场后应想办法切断电源，常用方法有：

1. 拉闸断电，切断电源

室内电击现场或施工地点发现电击者，应立即拉开电源断电，防止损伤加重。

2. 用现场木棍、塑料棍等绝缘物品将电线移开

室外发生电击时，无法拉闸断电者，不可直接以手拉被电击者，否则会导致急救人员被电击。正确做法是用干燥木棍、塑料棍等绝缘物品把电线从被电击者身上拨开，或用有干燥木柄的斧子砍断电线。

（二）检查病人生命体征，针对不同伤情对症处理

1. 轻型电击

对轻型电击者即指被电打了一下，并没有明显生命体征损害或功能障碍者。可表现为呆滞、面色苍白、心悸，但很快可恢复正常。对这类电击者现场一般无须特殊处理，但应送医院进一步检查。

2. 重型电击

对于呼吸心跳停止的重型电击伤者，应立即给予心肺复苏术。如仅呼吸停

止，心跳尚存在，可实施人工呼吸；对呼吸尚存在，心跳停止者，则实施胸外心脏按压。

（三）妥善处理外伤

1. 机械系创伤

电击伤者如有机械性创伤，应进行有效的止血、包扎、固定、搬运等现场急救措施。

2. 电烧伤

对电烧伤，可用干净的敷料、纱布或代用品（如干净的手绢、床单等）把创面包裹好，避免进一步污染或损伤。

（四）转送

现场初步处理完后应将伤者尽快送医院进一步救治。即使没有生命危险，救护人员也应将其送至医院进行进一步的检查。

第四节　烫　　伤

一、烫伤概述

烫伤是高温液体、气体直接作用于人体而导致人体组织的解剖学结构遭到破坏或（和）出现生理功能障碍。

二、烫伤原因

日常生活中烫伤多发于家庭、餐饮和洗浴等场所，烫伤者多为小儿，偶见于成年人。烫伤物多为高温水、油等液体，偶见于蒸汽。轻者导致局部疼痛、功能障碍甚至残障，发生于颜面部可导致容貌毁损；严重烫伤即大面积、深度烫伤可直接导致休克甚至引起死亡。烫伤后现场早期适当急救处理可避免伤势加重，并可预防感染和防止休克。

三、烫伤表现

（一）局部烫伤

1. 根据局部病理改变可将烫伤划分为三种类型

（1）Ⅰ度：表现为局部红斑，可见表皮受伤，局部发红、肿胀、疼痛、表面较干而无水泡。

（2）Ⅱ度：在红斑基础上形成局部水疱，可见表皮全层坏死，局部红肿、疼痛剧烈、有明显水泡；如伤面愈合，会留有轻度疤痕。

（3）Ⅲ度：表现为局部坏死，表皮全层以及皮下组织、肌肉、骨骼均损伤甚至坏死，表皮可脱落，局部疼痛消失。如伤面愈合，常留下增生性疤痕或造成残废。

2. 根据受伤面积、深度可将烫伤划分为四种类型

以自己右手掌面积为1%，估计烫伤面积占全身面积比值。

（1）轻度：烫伤面积为10%以下的Ⅱ度伤。

（2）中度：烫伤面积为11%~30%或Ⅲ度伤面积在10%以下。

（3）重度：烫伤面积为31%~50%或Ⅲ度伤面积在11%~20%，或虽然烫伤面积不到30%，但有严重休克、全身严重创伤或合并呼吸道烫伤其中之一者。

（4）特重度：烧（烫）伤面积在50%以上，或Ⅲ度伤面积在20%以上者。

（二）全身症状

烫伤者全身症状主要表现为休克，休克原因多为疼痛及大量体液外渗形成大量水泡，导致循环血量下降所致。

三、现场急救

（一）冷水浸泡、冲洗

遇到烫伤情况发生，应沉着镇静，首先使受伤者脱离热源。褪去被高温液体浸湿的衣服，立即将被烫部位浸入冷水中或用冷水及冰水冲洗，以减少热力继续留在皮肤上起作用。烫伤后愈早用冷水浸泡，效果愈佳；水温越低效果越好，但不能低于-6℃。用冷水浸泡时间一般应持续半个小时以上，可减轻疼痛和烫伤程度。

（二）烫伤创面处理

烫伤创面因是高温致伤，伤面是相对“清洁”的，故不需对伤面做更多的处理，只需用消毒纱布覆盖创面后简单包扎即可。如无消毒纱布，也可用消毒纸巾。也可局部外用烫伤油、京万红等烫伤药，但不可用灶灰、泥土和香灰

等涂抹，以防感染。对水疱不可人为挑破、挤压，否则易引起局部感染。

（三）抗休克

烫伤者出现休克多因Ⅱ度烫伤面积过大，体液大量外渗后引起，另外烧伤局部剧烈疼痛也可引起伤者疼痛性休克。在现场除了处理局部烧伤外必须针对伤者全身症状，采取抗休克措施，对清醒伤者可让其喝含盐饮料补充体液，同时采取止疼措施，预防休克发生。

（四）转送

经现场初步处理后尽快将伤者转送医院进一步救治。

第五节　冻　　伤

一、冻伤概述

冻伤是低温长时间作用于人体，导致人体局部乃至全身的损伤。冻伤程度与寒冷的强度、风速、湿度、受冻时间以及人体局部、全身的状态有直接关系。日常生活中全身冻伤主要见于天气突然降温或遭遇暴风雪时，尤其是在衣着单薄、饥饿、疲劳、迷路以及醉酒等意外情况下。

二、冻伤表现

（一）局部冻伤

局部冻伤又叫冻疮，多发生在手指、足趾、手背、足跟、耳廓、鼻尖和面颊部等处。由于这些部位都在身体的末端或表面，血流缓慢，且又经常暴露在外，局部温度低，极易受冻。初期可表现为受冻部位冰凉、苍白、坚硬、感觉麻木或丧失，随着时间延长可逐渐出现一至三度冻伤，严重局部冻伤特别是四肢冻伤可影响肢体外观与功能甚至导致残疾。具体特征为：

1. 一度冻伤

损伤在表皮层。主要表现为局部刺痛、发痒、红肿、灼痛，一般能在短期内（约1周）痊愈。

2. 二度冻伤

损伤达真皮层。表现为局部充血、水肿及浆液性水疱形成。疱液多为澄黄色，透明，疱底呈鲜红色，局部疼痛较剧，但感觉迟钝，对针刺，冷、热感觉消失。如无并发感染，4～5 天后水肿减轻，水疱逐渐干燥，形成痂皮，2～3 周后开始脱痂痊愈。

3. 三度冻伤

损伤达皮肤全层、皮下组织、肌肉甚至骨骼。表现为局部显著水肿和水疱，疱液多属血性，为鲜红色或咖啡色，疱底呈灰白色或污秽色。皮肤为青紫色、灰白色、苍白色甚至紫黑色，指（趾）甲床呈灰黑色。如无继发感染，局部变干、缩小，呈干性坏死；若继发感染，则坏死组织产生恶臭分泌物，呈湿性坏死。干性坏死出现分界线的时间，一般需要 1～2 个月，从坏死组织的完全脱落，到健康肉芽的出现和上皮形成，往往需要 2～3 个月以上的时间。

（二）全身症状

若人体长时间处于低温甚至超低温环境中且缺乏防寒措施，可能引起全身冻伤。早期可表现为代偿性心跳加快、血压上升、呼吸次数增加；如继续受冻，散热超过产热，体温即开始下降，至 32℃以下，寒战不再发生，代谢逐渐降低，血压、脉搏、呼吸也开始下降；至 30℃以下，进入昏迷状态、出现肌肉强直、肌电图和心电图可见细微震颤、瞳孔对光反射迟钝或消失、心动过缓、心律不齐、血压降低、可出现心房和心室纤颤，严重时心跳停止。若不及时抢救，人体很快死亡。

三、冻伤急救

（1）迅速将伤员移入温暖环境。

（2）快速复温。使伤员脱离寒冷环境后，尽快脱掉其衣服、鞋袜，采取全身保暖措施，盖以棉被或毛毯，将热水袋包裹后，置于伤员腋下、腹股沟处，或用电热毯包裹躯干复温。也可进行温水快速复温，可将冻伤肢体浸泡于 38℃～42℃（不宜过高）温水中，至冻区皮肤转红，尤其是指（趾）甲床潮红，组织变软为止，时间不宜过长。对于颜面冻伤，可用 42℃的温水浸湿毛巾，进行局部热敷。在无温水的条件下，可将冻肢立即置于自身或救护者的温暖体部，如腋下、腹部或胸部，以达复温的目的。

（3）局部涂敷冻伤膏，并以无菌敷料包扎。

（4）可内服活血化瘀等类药物。

（5）转送医院。

转运途中应注意保暖，防止外伤。

第六节 鱼刺卡喉

一、概述

鱼刺卡喉在日常生活中极为常见，多为进食鱼或鱼制品等食物时粗心致使鱼刺剔除不全而随食团下咽引起，轻者可导致咽喉部肿痛，影响进食与营养，重者可导致鱼刺扎伤咽喉部重要血管、神经或食道、胃肠组织甚至导致死亡。

二、表现

咽喉部疼痛，吞咽、进食时疼痛加重。

咽喉部红肿，有时可见鱼刺一端。

三、急救措施

有人主张用大口吞咽饭团、馒头或纤维长而多的蔬菜等把咽部的鱼刺拖带下去，这种做法对极细小鱼刺碎屑可能有一定功效，但对完整的或较长的鱼刺，则不仅难以带走鱼刺，反而会使鱼刺越扎越深；还有人采用喝酸醋法，以为能把鱼刺软化后冲下食道，这种做法不仅无济于事，而且可能导致食道黏膜烧灼伤，故必须摒弃。

正确急救方法如下：

(1) 立即停止进食并尽量减少吞咽动作，用手指或筷子刺激咽后壁诱发呕吐动作，以帮助排除咽部异物。

(2) 令患者张大口腔，以手电筒或台灯照亮口腔内部，用筷子或勺柄将舌面稍用力向下压，同时让患者发“啊”声，即可清析看到咽部的全部情况，若发现异物，可用长镊子或筷子夹住鱼刺，轻轻地拔出即可。

(3) 对于位置较深、难以看到或看到但难以拔出的鱼刺，不要乱捅乱拔，以免发生新的创伤，应立即去医院，交由医生处置。

第七节 呼吸道异物

一、概述

呼吸道异物是指外来或自体的固体物体进入咽喉、气管或支气管等呼吸道器官引起人体出现以缺氧为主要征候的一个临床疾患。

呼吸道异物多见于幼儿。吸入的异物种类较多，以蚕豆、瓜子、花生等小颗粒性食物或小玩具多见。多因小儿玩耍嬉戏时将玩具或其他小物件等异物含入口中或进食时大声叫喊、哭闹将食物或上述异物吸入呼吸道，加之小儿呼吸道的咳嗽反射较弱，不易咳出而发生。成人呼吸道异物偶见。多由于饮酒过度、进食时谈笑，工作中将钉子等异物含在口内误吸，老年人的假牙脱落掉入呼吸道或因昏迷，全身麻醉状态下将呕吐物误吸入呼吸道等原因造成。呼吸道异物可直接导致呼吸道不通畅甚至完全堵塞，如救治不及时，常很快出现呼吸困难、窒息甚至死亡。

二、表现

异物进入呼吸道后人体表现与异物大小、数量、堵塞部位有关。小的异物或位于喉头等表浅部位的异物可因剧烈呛咳后咳出而自动缓解和痊愈，无须特别处理。若为大的异物进入呼吸道，则根据停留部位不同，可有不同表现，一般异物首先被吸入喉室内，因刺激黏膜而发生剧烈呛咳、气急等症状，继而出现喉鸣、吸气时呼吸困难、声嘶等表现，在吸气时发出很响的“吼吼”声，如果异物堵塞声门，或引起喉痉挛，可出现口唇、指甲青紫、面色青紫等缺氧症状。异物若越过声门进入气管，初期症状与喉室内异物相似，多以呛咳为主。气管内的异物多可活动，随呼吸气流在气管中上下移动冲击声门，激起阵发性咳嗽和呼吸困难，发出“噗拉、噗拉”的声响。将手放在颈部气管的位置，会感到有一种撞击。若异物嵌顿于声门下面，无法冲出也不能下降，患者立刻会出现口唇、面色青紫、不能言语、呼吸困难等窒息缺氧症状。若不及时急救，则很快陷入昏迷、随后呼吸逐渐停止而死亡。

三、现场急救

发生呼吸道异物时一定要强调现场急救，不可慌慌张张将患者送医院而贻误抢救时机。现场急救是救治成功的关键。

清除呼吸道内异物的方法：

（1）异物位置表浅可见时，可用手指或镊子取出。

（2）背击法。让患儿俯卧在两腿间，头低脚高，然后用手掌适当用力在患儿的两肩胛骨之间拍击 4~5 次。对成人呼吸道异物可让患者趴跪在地上，臀部抬高，头尽量放低，然后用手掌稍用力连续拍打病人背部肩胛间区，以促使异物排出。

(3) 海姆里克法。从患者背后拦腰将其抱住，双手叠放在病人上腹部，快速用力地向后上方挤压，随即放松，如此反复数次，通过隔肌上抬压缩肺脏形成气流，将异物冲出。进行抢救时要注意，动作必须快速，用力适度，以免造成肋骨骨折或内脏损伤。对于小儿，可让其背贴于救护者的腿上，救护者用两手食指和中指用力向后、向上挤压患儿中上腹部，压后即放松，可重复几次，必要时急送医院。

(4) 环甲膜穿刺与气道紧急切开法。对异物嵌顿于咽喉、喉室者，若上述方法无效而病人濒临窒息时可在环甲间隙插入几个粗针头缓解机体缺氧，也可直接在环甲间隙做气道紧急切开；若异物位于喉头以下而上述方法无效时可在气管中下段做紧急切开后插入小塑料管或两端开口的笔管，重新开放气道，再急送就近的医院。

值得注意的是，有些较小的异物呛入气管后，患儿一阵呛咳后，并没有咳出任何异物，却很快平静下来。说明异物已进入支气管内，支气管异物可能没有任何明显的呼吸障碍。但绝不可麻痹大意、心存侥幸，因为异物一旦进入支气管，被咳出的机会是极少的。异物在肺内存留时间过长，不仅不易取出，还可引起支气管发炎、肺萎缩、肺脓肿等严重疾病。所以，凡是明知有异物呛入气管，在没有窒息的情况下，即使没有任何呼吸障碍表现，也应尽早去医院接受检查处理。

第八节　癫痫发作

一、概述

癫痫俗称“羊角风”，是一种较常见的以不定期反复发作的大脑功能失常为特征的神经系统疾病，以儿童及青年多见。癫痫患者若不进行正规治疗和良好护理，可能癫痫发作，甚至导致出现癫痫持续状态，危及生命。由于癫痫发作多在家里或工作中发生，具有突然发作、自动中止和反复发作的特征。如现场急救不当可能导致跌伤、咬伤、窒息或其他危险情况甚至致命后果。

二、癫痫发病原因

癫痫常继发于中枢神经系统感染、脑部肿瘤、寄生虫、脑外伤、脑血管病、某些自身免疫性疾病、代谢障碍性疾病与中毒性疾病所致；婴儿癫痫多因早期脑损伤或感染高温引起。

三、癫痫发作表现

癫痫病人在发作前常有先驱自觉症状，如感觉异常、胸闷、上腹部不适、恐惧、流涎、听不清声音、视物模糊等。

癫痫小发作时，患者表现为突然意识丧失，通常只有几秒钟，没有抽搐痉挛，可表现脸色发白或发红。

癫痫大发作时，病人表现为腿部痉挛抽搐，头部后仰，大叫一声倒地，由于全身肌肉强直性收缩而直挺挺地躺着，双眼上翻，瞳孔散大，随呼吸口中喷出白沫或血沫，常有舌咬伤，皮肤青紫，尿失禁等症状和体征。

四、急救措施

因为癫痫发作是一过性的，一般发作不超过 2~3 分钟便自动缓解。一般情况下，除非癫痫持续状态需要紧急处理外，不需要叫急救车送医院抢救。现场急救主要是保护患者，防止摔伤、烫伤、咬伤、窒息等。具体做法为：

（1）注意安全，避免外伤。癫痫病人应避免从事在发作时有危险的工作，不要开车、游泳，以免发生意外。病人在发作前多有先驱自觉症状，患者本人在预示到癫痫发作前应尽快离开公路、水塘边、炉火前等危险境地，及时找安全的地方坐下或躺下。患者家属要及时发现患者发作时的表现，以便尽早作出预防措施，防止其他意外的伤害的发生，在病人未发作起来时立即用针刺或手指掐人中、合谷等穴位，有时可阻止癫痫的发作。

发病时首先迅速使患者躺下，解开领扣，抽搐时不可强行喂水或用强力按压肢体，以免造成窒息或骨折；在牙关紧闭前用牙垫或布条塞入患者上下臼齿之间，以防咬伤舌。若已经牙关紧闭，不可用手指或筷子强行撬开其口腔，以免出现损伤。

（2）保持呼吸道通畅。让患者平卧，头转向一侧或侧卧，以防呼吸道分泌物误吸或窒息，注意及时清除口咽腔分泌物。对深昏迷患者应防止舌后坠引起呼吸道阻塞，可将患者头部放低，下颌托起，将舌拉出或插入口咽通气管以确保呼吸功能。

（3）癫痫发作是由大脑异常放电引起的，只有放电结束才能停止发作，不要盲目掐人中穴，应让其自然停止。对有攻击行为者应约束肢体活动，或给予镇静药物，以保证病人和他人人身及财产安全。

(4) 处理发作时外伤。对发作时造成的体表创伤应注意及时采取止血、包扎、固定等措施。

(5) 癫痫持续发作时多有呼吸障碍，应要给予吸氧，抽搐后呼吸未能及时恢复应作人工呼吸，并及时送医院抢救。

第九节　昏　迷

一、概述

昏迷是由于各种内在或外来原因，使机体中枢神经系统功能受到严重抑制，以致对外界事物或刺激失去反应而出现意识障碍的一种临床急症。

二、昏迷原因

昏迷的原因多与中枢神经损害有关，主要由两种原因引起：

（一）大脑疾病或外伤

如脑血管疾病（如脑出血、脑梗死等）、脑外伤、脑肿瘤、颅内感染和中毒性脑病等。

（二）全身疾患

常见引起昏迷的全身疾患有酒精中毒、糖尿病酸中毒、尿毒症、肝昏迷、中暑、电击、一氧化碳、安眠药和农药等毒物中毒。

三、表现

昏迷主要表现为意识障碍，无思维、语言、情感等高级神经活动。但仍具有呼吸、出汗、消化、排泄等生理活动，病人呼吸、血压、脉搏、体温等生命体征可以正常。临床上按意识障碍的程度，可将昏迷分为浅、中、深度昏迷。

（一）浅度昏迷

病人表现为意识模糊、呼唤不应、谵语、躁动、无自主运动，但瞳孔、角膜、吞咽反射及其他浅反射及深反射都存在。

（二）中度昏迷

病人意识丧失，对各种刺激反应迟钝，浅反射消失，深反射减退或亢进，病理反射存在，常有尿失禁。

（三）深度昏迷

病人对外界一切刺激均无反应，瞳孔散大、对光反射、角膜反射消失、四肢肌张力消失或极度增高，常伴有呼吸、循环障碍及大小便障碍。

四、现场急救

昏迷病人的早期应急处理的原则是保持呼吸道通畅，监护生命体征，尽快送医院对因处理。具体措施：

（1）保持呼吸道通畅。抬起患者的下颌，防止舌根后坠；若患者有假牙，应取出；若患者咽喉部有痰鸣音，应立即用小橡皮管吸出来；患者有呕吐时，应将患者的头侧向一边，使呕吐物、分泌物容易流出，也可用手帕、纱布缠裹手指，伸入患者口中清除呕吐物。

（2）若病人出现呼吸、心跳骤停，应立即行心肺脑复苏术。

（3）针刺或手指掐压百会、合谷、太冲、人中、内关、足三里等穴位，防止昏迷加深。

（4）注意保暖，保持患者皮肤干燥。体温在 36℃以下者要注意保暖，用热水袋时水温不要超过 50℃，以免烫伤；高热者应以头部冷敷、酒精擦浴等降温。

（5）将病人处于头低侧卧位急送医院处理。

第十节 休 克

一、概述

休克是由多种原因引起的一种以急性循环功能不全为突出特征的临床综合征。常发生在严重感染、严重创伤、大出血之后，主要表现为面色苍白、四肢发凉、冷汗，心跳加快、脉搏细弱、血压下降，很快进入昏迷。若不及时抢救常可危及生命。现场紧急处理对伤员或病人的抢救复苏至关重要。

二、休克的原因

（一）大量失血

大量失血是最常见的休克原因。因大量失血引起的休克被称为失血性休克，常见于机械性创伤引起的出血、消化道溃疡出血、食管静脉曲张破裂和宫外孕破裂等引起。失血后是否发生休克不仅取决于失血的量，还取决于失血的速度。休克往往是在快速、大量（超过总血量的30%~35%）失血而又得不到及时补充的情况下发生的。

（二）严重创伤伴出血

严重创伤特别是在伴有一定量出血时常引起休克，称为创伤性休克。

（三）大面积烧伤

大面积烧伤伴有大量血浆丧失者常导致烧伤性休克。

（四）严重感染

严重感染特别是革兰氏阴性细菌感染如败血症、弥漫性腹膜炎、肺炎、细菌性痢疾、流脑等常可引起感染性休克。

（五）心脏疾病或外伤

大面积急性心肌梗死、急性心肌炎、心包填塞等常可导致心源性休克。

（六）严重过敏

给某些有过敏体质的人注射某些药物（如青霉素）、血清制剂或疫苗时可引起过敏性休克。

（七）神经因素

剧烈疼痛、高位脊髓麻醉或损伤等可引起神经源性休克。

三、休克的表现

休克发生的原因虽然不同，但在休克的发生和发展中临床表现却基本相同。根据休克的病程演变，休克可分为两个阶段，即休克代偿期和休克抑制期，或称休克前期或休克期。

（一）休克代偿期

在低血容量性休克中，当丧失血容量尚未超过总血容量的20%时，由于机体的代偿作用，病人的中枢神经系统兴奋性提高，交感神经活动增加。主要表现为精神紧张或烦躁、面色苍白、手足湿冷、心率加速、过度换气等。血压可正常或稍高，脉压缩小。尿量正常或减少。此时若处理得当，休克可以很快得到纠正。否则病情发展，进入抑制期。

（二）休克抑制期

病人神志淡漠、反应迟钝，甚至可出现神志不清或昏迷、口唇肢端发绀、皮肤冷汗、脉搏细速、血压下降、脉压差更缩小。严重时，全身皮肤黏膜明显紫绀，四肢冰冷，脉搏摸不清，血压测不出，无尿；皮肤、黏膜出现瘀斑或消化道出血；有些病人或伤员可出现进行性呼吸困难、脉速、烦躁、紫绀或咯出粉红色痰，动脉血氧分压降至8kPa以下，虽给大量氧也不能改善症状和提高氧分压时，常提示呼吸困难综合征的存在。

四、休克的急救

（1）体位。将病人置于仰平卧位，下肢略抬高，以利于静脉血回流。如有呼吸困难可将头部和躯干抬高一点，以利于呼吸。

（2）保持呼吸道通畅。将病人尤其是休克伴昏迷者颈部垫高，下颌抬起，使头部最大限度的后仰，同时头偏向一侧，以防呕吐物和分泌物误吸入呼吸道。

（3）止血、止疼。对活动性大出血者应尽快采取止血措施，下肢或腹腔脏器破裂内出血者可用抗休克裤，既达到止血目的，又可增加回心血量。因创伤骨折所致的休克给予止痛措施，并固定骨折。

（4）保暖。体温过低的休克病人可盖上被、毯；但伴发高烧的感染性休克病人应给予降温。

（5）烦躁不安者可给予适当的镇静剂；心源性休克给予吸氧等。

（6）可针刺或手指掐压百会、合谷、太冲、人中、内关、足三里等穴位。

（7）运送。现场初步处理后，应尽快将伤病员就近送往有条件的医院抢救。在运送途中，应有专人护理，随时观察病情变化，有条件者可采取吸氧和静脉输液等急救措施。

第十一节 高 坠 伤

一、概述

高坠伤是指人从高处坠落于地面或其他物体上使人体组织和器官遭到一定程度破坏而引起的损伤。多见于建筑施工和电梯安装等高空作业中意外事故，也可见于自杀、他杀案件中。伤情多严重而复杂，多表现为多发伤与复合伤，即通常有多个系统或多个器官同时损伤，严重者可当场死亡。

二、高坠伤表现

高坠伤严重程度主要取决于坠落高度、地面状态、坠落中有无阻碍物、人体着地部位等，其损伤特点为一侧性分布，而且外轻内重，现场评估伤情时应慎重。

（一）局部表现

躯体一侧体表可表现为表皮剥脱、皮下出血或挫伤，有时可见到创口及骨折或脱臼后局部畸形。若坠落中磕碰到其他物体，可表现出相应磕碰损伤。

（二）全身表现

高坠伤除有体表损伤外，由于常伴有不同程度内脏破裂、内出血，伤员可出现相应内脏功能障碍，如恶心、呕吐、呼吸困难、昏迷及休克等。高空坠落时，足或臀部先着地，外力可沿脊柱传导到颅脑而致伤；由高处仰面跌下时，背或腰部受冲击，可引起腰椎前纵韧带撕裂，椎体裂开或椎弓根骨折，易引起脊髓损伤。脑干损伤时常有较重的意识障碍、光反射消失等症状，也可有严重合并症的出现。

三、高坠伤现场急救

高坠伤伤情多复杂而严重，现场急救除了对体表创伤进行止血、包扎和固定外，应警惕胸腹部内脏、脊柱、脊髓及颅脑损伤损伤的存在，并及时对症处置。现场急救和转运途中应注意以下事项：

(1) 保持呼吸道通畅。松解伤员的颈、胸部钮扣；取掉伤员假牙，清除移位的组织碎片、血凝块、口腔分泌物；舌后坠者可牵出固定；口腔内异物无法清除时，可做环甲膜穿刺或作紧急气道切开。

（2）妥善处理外伤。对体表创伤进行妥善止血、包扎和固定。

（3）胸腹脏器破裂导致内失血休克者可用抗休克裤，既可减轻内脏出血，又可增加回心血量。

（4）在搬运和转送过程中，高坠伤伤员采用硬担架搬运，伤员取平仰卧位，颈部和躯干不能屈曲或扭转，而应使脊柱伸直，以免发生或加重截瘫。

（5）快速平稳地将伤员送医院救治。

第十二节 毒蛇咬伤

蛇咬伤多见于野外作业、郊游等场景，局部损伤多不重，但若被毒蛇咬伤，后果则十分严重，不采取及时有效的救治措施，可很快致死。

一、毒蛇种类及毒理作用

毒蛇种类繁多，分别隶属游蛇科、眼睛蛇科、海蛇科和蝰蛇科等 4 科，常见的有眼镜蛇、眼镜王蛇、金环蛇、银环蛇、蝰蛇、五步蛇、腹蛇、竹叶青、烙铁头、圆斑蝰、海蛇等 10 余种。

蛇毒是从毒蛇的毒腺中分泌出来的一种毒液，为一种类似蛋清样的粘稠液体，含水量为 65%~80%。蛇毒中主要固体成分为蛋白质或多肽类物质，它不是单一物质，而是多种毒性成分的混合物。不同毒蛇的蛇毒成分不同，咬伤人体时，蛇毒可自伤口进入人体，蛇毒吸收入血后发生中毒反应。

根据理化性质不同，蛇毒分血液循环毒素和神经毒素。前者主要引起出血、溶血，并能使血管舒缩功能瘫痪及引起心肌损害；后者主要作用于神经系统，引起呼吸肌麻痹和延髓呼吸中枢的抑制。部分毒蛇的蛇毒兼具上述两种毒素，称混合毒素。

二、毒蛇咬伤表现

（一）血液毒素类毒蛇咬伤表现

1. 局部症状

一般局部有牙痕甚至形成创口，局部肿胀严重，疼痛剧烈，并可发生水疱、血疱、组织坏死，红肿迅速从远端向近端蔓延，伤口可流血不止。局部淋巴结肿大，伴有压痛、触痛。

2. 全身症状

血液循环毒包括出血毒、凝血毒、抗凝血毒、心脏毒及溶血毒等，故全身症状不完全一致。如出血毒使人体多处出血：皮肤、黏膜淤斑、呕血、便血、血尿，甚至颅内出血；发生溶血作用时则表现为溶血性贫血、黄疸、血红蛋白尿、血钾增高等，最终出现肾功能衰竭；心脏受损可呈现中毒性心脏病，心电图异常，重者可发生心力衰竭。

（二）神经毒类毒蛇咬伤后表现

1. 局部症状

局部症状不明显，可能仅有局部麻木感，齿痕小，渗液少或无。

2. 全身症状

常表现为头昏、嗜睡、四肢无力、流涎、恶心、呕吐、吞咽困难、声音嘶哑、言语不清、呼吸困难、视力及听力障碍、发热或寒战、抽搐、昏迷，最后因呼吸麻痹而死亡。

混合毒类毒蛇咬伤后表现则局部与全身的症状都较明显，病势发展快，多死于呼吸麻痹和循环衰竭。

三、毒蛇咬伤预防

野外作业、值勤或郊游露宿时，可采取以下预防措施：

（1）用木棍或手杖打草惊蛇，把蛇赶走。

（2）不要随便在草丛和蛇可能栖息的场所坐卧，禁止用手伸入鼠洞和树洞内。

（3）进入山区、树林、草丛地带应穿好鞋袜，扎紧裤腿。

（4）在山林地带宿营时，睡前和起床后，应检查有无蛇类潜入。

（5）遇见毒蛇，应远道绕过；若被蛇追逐时，应向上坡跑，或忽左忽右地转弯跑，切勿直跑或直向下坡跑 。

四、现场急救

被蛇咬伤后，必须紧急处理，越早效果越好。首先不要惊慌，若蛇还在附近可看是否为毒蛇或打死后查看蛇种类。若不能肯定是否为毒蛇咬伤，则按毒蛇咬伤处理。其现场急救原则包括：阻止或延缓蛇毒的吸收；清除或破坏伤口周围组织中的蛇毒；咬伤伤口的局部处理以及支持和对症治疗。现场急救具体措施如下：

（一）防止毒素扩散

（1）近心端结扎阻流。蛇咬伤后，立即用软绳、布带、弹性物等用品在伤口的近心脏一端5~10厘米处结扎，这比较适用于肢体。结扎要有一定的压力，以能阻止静脉回流为度，但不应过于用力，以免动脉血不能流入。

（2）伤肢制动。伤肢应立即停止活动，忌走动、奔跑，以免毒素扩散加快。

（3）有条件者可进行伤肢局部降温，减少吸收。

（二）排毒

1. 冲洗

冲洗是清除组织内的蛇毒最简单的办法。首先设法去除可能存在于伤口中的毒牙，再以清水或双氧水、凉开水、肥皂水、高锰酸钾水反复冲洗伤口，将伤口周围粘附毒液洗掉。可在结扎后自近心端向远心端反复压挤，并与冲洗相互配合。

2. 负压吸毒

可用中国拔火罐的方法，将一燃烧纸片放入一空玻璃瓶或罐中，然后快速将瓶（罐）口覆盖于伤口表面，利用负压将毒液吸出；因蛇毒口服时无毒性作用，情况紧急时可直接用口吸出毒液，但若有口腔有溃疡或其他伤口、龋齿时不可采用此法急救。

3. 利用刀片逼出毒液

可用锋利刀片，以毒牙痕为中心，将伤口处组织作十字划开，再进行冲洗或用负压吸出毒液。

（三）解毒

可口服或外用蛇药，中和人体已经吸收的蛇毒。中国治疗毒蛇的药物很多，有较好的效果。知名蛇药有：湛江蛇药散、蛇伤解毒片、上海蛇药、南通蛇药（适于腹蛇）和群生蛇药等。

（四）包扎伤口

经过上述清创措施后可在伤口上敷盐水纱布或高锰酸钾纱布而后用绷带或三角巾包扎伤口。

（五）送医院处理

现场处理完后就近转送医院，进一步清创以及肌肉注射破伤风抗毒素、蛇毒血清抗毒素。同时进行其他救治措施。

第十三节 犬 咬 伤

一、概述

生活中被犬咬伤较常见，尤其多见于农村，城市中宠物犬一般性情温顺，多不咬人。普通的犬咬伤主要表现为局部创伤，多不严重，无生命危险，简单清创、包扎、抗感染即可。但若为狂犬咬伤，即使伤口不明显，也会使狂犬唾液中的狂犬病毒沿伤口进入体内，该病毒可在体内大量繁殖而引起狂犬病，因此必须采取及时有效的救治措施，否则可因狂犬病很快致死。

二、表现

（一）局部创伤

创口深浅不一，浅者皮肤上可见犬牙痕，创口可渗出淡黄色液体；深者创口可见血液外流，创口不规则，伴局部肿胀、疼痛。个别严重狗咬伤可引起大出血甚至咬伤致死。

（二）全身症状

普通犬咬伤多无特殊全身症状，被狂犬咬伤感染狂犬病者可依次出现以下症状：

1. 潜伏期

狂犬病潜伏期长短不一，平均1~2个月。被咬伤的部位距头部近、伤口深且大、咬伤部位没有衣服保护、伤者年龄幼小，潜伏期就越短。潜伏期多无明显症状。

2. 前驱期

前驱期常持续数小时至两天。病人表现为头痛、发热、烦躁、恶心，伤口愈合处麻木、痒、痛，皮肤有蚁行感，并可出现神经紊乱。

3. 兴奋期

兴奋期又称为恐水期，常为发病 2～4 日后。病人主要表现为惊恐不安，发作时全身痉挛，高度兴奋。出现怕水、怕风、怕任何声音，病人看见水或听到水声即如大祸临头，开始全身抽搐，饮水时咽喉痉挛剧痛，病人极口渴却不敢喝水。

4. 麻痹期

即发病 5~6 日后，患者停止抽搐，恐水症状消失，主要表现为中枢抑制状态，可呈昏迷、瘫痪、瞳孔开始散大，最后呼吸心跳停止死亡。从发病到死亡最多不超过 10 天。病死率为 100%。

三、现场急救

（一）对狗的处理

对咬伤人的狗，若无接种狂犬疫苗史，应隔离观察其 2 周，看有无狂犬病发作症状。若为狂犬，应立即处死，将其尸体焚烧。

（二）对伤者处理

无论是否为狂犬咬伤，均应按狂犬咬伤谨慎处理。

（1）排毒。如果四肢被咬伤，应在伤口近心端结扎止血带，然后用吸奶器或火罐将伤口内的带毒素的血液吸出。

（2）彻底清创。可用 20%肥皂水或 0. 1%新洁尔灭液（两者不能同时使用）或清水反复洗伤口至少 30 分钟，洗后用酒或 70%酒精擦伤口周围，用干净布包扎，切忌缝合伤口。

（3）尽快送医院、防疫站注射狂犬疫苗、破伤风抗毒素，有时可在伤口周围肌肉注射抗狂犬病免疫血清，以增加预防效果。

（4）对狂犬病发作、狂躁不安的病人，应立即隔离在安静的暗室内，避免声、光、电、风的刺激；保持病人呼吸道通畅、给氧等对症处理。

（5）病人死亡后应对其所有用具、住房彻底消毒。

第十四节　海蜇蜇伤

一、概述

海蜇蜇伤多见于海水中游泳或其他海水中作业。海蜇属空肠动物，通体透明或半透明，伞盖下有许多触须，其上有密集的刺丝囊，内含毒液。当触须触及人体及皮肤时，即可刺入皮肤并放出毒汁，使人体中毒。

二、海蜇螫伤表现

（一）局部表现

主要表现为局部触电样刺痛、麻木、瘙痒及烧灼感，经4~6小时可出现线状红斑、丘疹、风团、水疱和瘀斑。

（二）全身表现

表现为肌肉痛、乏力、胸闷气短、心慌、气促、低烧、口渴、出冷汗等；少数恶心呕吐、腹痛、腹泻、呼吸困难、烦躁不安、血压下降、咯血痰等，若抢救不及时，可死于肺水肿及过敏性休克。

三、急救

（1）局部涂碱性溶液或1%氨水并冷敷患处，也可用1%碳酸氢钠液、明矾水冷敷。

（2）口服抗过敏药物，如非那根、扑尔敏或苯海拉明。

（3）静脉点滴1%葡萄糖酸钙液10毫升或地塞米松5~10毫克。

（4）血压下降时，肌肉注射肾上腺素0.5~1毫升。

（5）呼吸困难时，取半坐卧，清理口鼻内异物，吸氧。

（6）转送医院处理。

第十五节　蜂　螫　伤

一、概 述

蜂螫伤多见于农村，如成人在劳动中、儿童在玩耍时常被蜂螫伤。蜂种类繁多，主要有蜜蜂、黄蜂、大黄蜂、土蜂等。其腹部后端有毒腺与螫刺相连，当刺入人体时，将毒液中的蚁酸、神经毒素和组织胺等注入人体内，并将毒刺遗弃伤处，能引起溶血、出血、过敏反应，严重者可致死。

二、蜂螫伤表现

多有明确被蜂螫病史。主要表现有：

（一）局部伤口

被螫伤局部皮肤上可见毒刺存留，伴剧痛、灼热感、红肿、水疱形成，1~2 天自行消失。

（二）全身症状

如被蜂群螫伤多处后，有发热、头晕、恶心、烦躁不安、痉挛及昏厥。过敏者，可出现荨麻疹，口唇及眼睑水肿，腹痛、腹泻、呕吐，甚者喉水肿、气喘、呼吸困难、血压下降、昏迷，最后因呼吸、循环衰竭而死亡。

三、急救

（一）局部螫伤处理

1. 用镊子将毒刺拔出，用肥皂水或用 3%氨水或 3%碳酸氢钠溶液、盐水或糖水洗伤口。胡蜂及马蜂蜇伤可用食用醋冲洗伤口。

2. 局部应减少动作，可用冷水或冰块冷敷，此法有止疼效果，也使局部血管收缩，减少吸收。

3. 可用口或拔火罐吸毒，也可以近心端结扎。

4. 外涂肤轻松软膏，黄蜂螫伤后，用食醋敷或用鲜马齿苋汁涂于伤口。也可用南通蛇药（即德胜蛇药）以温水溶后涂伤口周围。

（二）脱敏、抗休克

可口服扑尔敏或非那根，重者可肌肉注射肾上腺素或麻黄碱、地塞米松等处理。

（三）送医救治

送医院进一步救治。

第十六节　蝎子螫伤

一、概述

蝎子螫伤主要见于农村，可为野外作业或居家休息时被蝎子意外螫伤。蝎子称全虫，其习性为昼伏夜出，多伏于石下，阴雨时常进入室内。其尾端呈囊状，有毒腺而成钩形毒刺，螫伤人时毒液可沿伤口进入人体引起局部和全身症状。其毒液无色透明，内含大量毒性蛋白，主要成分是神经毒素、血液毒素及心脏毒素等。毒蝎毒力不次于眼镜毒蛇。不慎被螫伤后，如抢救不及时，常在几天内死亡。

二、主要表现

（一）局部症状

螫伤局部可见伤痕，伴有红肿、灼痛、麻木或出血。

（二）全身症状

一般幼儿病情比成人为重。主要表现为呼吸中枢麻痹、心血管先兴奋后麻痹；继而引起肠道、膀胱、骨骼肌兴奋。还可引起头痛、流涎、流泪、嗜睡、畏光、恶心、呕吐、大汗、体温下降、脉细、呼吸急促，甚者引起胰腺炎、蛋白尿、血尿等。

三、现场急救

（一）局部处理

（1）用布带在伤口上部 3～4 厘米处扎紧，每隔 10～15 分钟放松 1～2 分钟。

（2）用肥皂水或 3%氨水或 3%碳酸氢钠溶液、盐水冲洗伤处，或切开伤口用 1∶5000 高锰酸钾溶液冲洗伤处。

（3）用明矾研细，醋调外敷。

（4）薄荷叶、大青叶捣烂外敷。

（二）送医治疗

初步处理螯伤局部后尽快送医院尽早用抗蝎子毒血清、脱敏、镇静、抗休克治疗。

第十七节　蜈蚣咬伤

一、概述

蜈蚣又称百肢、天龙。多生活于腐木、石隙或荒芜阴湿地方，昼伏夜出，我国南方较多。蜈蚣咬伤多在炎热天气，主要见于野外作业、郊游露宿、值勤等情况，偶尔可见于居家休息时睡眠中被潜入蜈蚣意外咬伤。蜈蚣分泌的毒液主要含有组织胺和溶血蛋白。当人被它咬伤时，其毒汁可通过它的爪尖端，注入人体而中毒。

二、表现

被咬部位可出现红肿、疼痛、水疱、坏死及淋巴结、淋巴管炎，同时可伴有发热、恶心、呕吐、头痛、头晕甚至昏迷、休克等全身症状。

三、现场急救

（1）用清水或肥皂水彻底清洗创面，有条件时可用3%氨水或用5%～10%碳酸氢钠溶液冲洗；

（2）疼痛剧烈者用冷水或冰块敷局部，也可在伤口周围注射吗啡或杜冷丁；

（3）严重者可用镇静剂，同时进行抗休克处理；

（4）急送医院救治。

主要参考文献

1. 孙成榆、张长江:《创伤急救学》，人民卫生出版社 1992 年版。

2. 张鸿祺、周国泰、张愈:《灾难医学》，北京医科大学、中国协和医科大学联合出版社 1993 年版。

3. 李宗浩:《现代急救医学》，浙江科学技术出版社 1993 年版。

4. 何跃忠:《日本东京急救系统的考察》，载《中国急救医学》1995 年第 5 期。

5. 李宗浩:《现代救援医学》，中国科学技术出版社 1999 年版。

6. 王战朝:《现代创伤与急救》，北京科学技术出版社 1997 年版。

7. 高承亚:《交通事故的严重现状与对策》，载《第二届全国急诊创伤学学术交流会论文汇编》，1997 年 5 月。

8. 赵吉光:《自救与互救》，汕头大学出版社 1997 年版。

9. 高士濂、于频:《人体解剖图谱》，上海科学技术出版社 1998 年版。

10. 郭景元:《现代法医学》，科学出版社 2000 年版。

11. 邱厚兴、蒋召伦、王晶:《小儿中毒与急救》，人民卫生出版社 2000 年版。

12. 李蓓苓、李谷饶、张翔:《警务救护技能》，中国人民公安大学出版社 2000 年版。

13. 龚茜玲:《人体解剖生理学》，人民卫生出版社 2001 年版。

14. 赵宇:《德国创伤急救见闻》，载《中国矫形外科杂志》2002 年 6 月。

15. 华积德:《创伤急救中的基本要求》，载《医师进修杂志》2002 年 7 月。

16. 李建华、毕庶琪:《道路交通事故疑难案例评析》，中国人民公安大学出版社 2006 年版。

17. 杨军良:《医疗急救系统的人员和设备配置》，国外医学医院管理分册，2007 年版。

18. 张淑华:《实用警务现场急救》，中国人民大学出版社 2007 年版。

19. 姚岚：《现场急救实训教程》，中国人民公安大学出版社 2010 年版。

20. 交通运输部道路运输司：《国内外城市轨道交通事故案例评析》，人民交通出版社 2011 年版。

21. 罗光华、周飞、宋健文：《警务急救实用教程》，暨南大学出版社 2013 年版。

22. 舒玲华、李葭：《创伤与急救》，长江出版社 2017 年版。